運動健康管理

張妙瑛・呂香珠・盧俊宏・闕月清
黃月嬋・邱靖華・林明宏・黃憲鐘
編　著

全華圖書股份有限公司

推薦序(一)

　　台灣地區近年來科技蓬勃發達，國人生活品質提升，豐衣足食，但另一方面，由於工業取代農業，機械替代人力，身體活動的機會遽減，導致國人體適能明顯下降。多項研究更證實，諸多慢性疾病及癌症的發生皆與缺乏運動息息相關，所以藉由運動確保健康是當今時勢之所趨。

　　體育運動不僅是國家整體力量的指標，更是提昇國民健康不可或缺的一環。今日物質生活的富裕及醫療保健的提升，使國人平均壽命大幅提高，身體發育與成長亦有明顯的增進。但國內全民健康保險實施後，虧損情形日益嚴重，足見文明帶來民眾身體狀況的弱化，使疾病發生率遽增，導致醫療成本的大幅提高，此乃國家經濟莫大的負荷。因應此等改變，運動科學、休閒教育及健康促進的發展，誠需隨之調整。故如何將運動作為手段，有效提昇國人體適能，並預防慢性病的發生，以降低國家醫療負擔，乃刻不容緩的重要課題。

　　鑑此，本書鉅細靡遺針對運動與健康管理作了詳細的介紹，包括國人最缺乏的運動管理概念，最需要的運動管理策略，最容易忽略的心理健康管理，以及特殊族群的運動健康管理。內容豐富且實用，實不失為一本值得研讀並收藏的參考書籍，本人樂予為序。

校長　　　　　敬撰

國立中興大學
民國 93 年 11 月 30 日

　　一個成功導向的人都要做好健康管理、情緒管理與時間管理，而運動是健康管理很重要的方法，能夠規律運動也有助於情緒管理與時間管理，因為可以紓解壓力、減低焦慮與增加自信，同時會提升工作與學習效率、改善睡眠品質與體能狀況，此外也可減少感冒生病機會。因此花在規律運動的時間，相信會在工作、生活與學習當中，加倍的彌補回來，這也是時間管理很聰明的方法。

　　運動是世界上最好的醫療（Exercise is the best medicine in the world），能夠適度規律的運動可以改善幾乎所有的疾病與症狀，而不會有任何的副作用，同時會提升生命的品質。因此大部分國家皆把提升國民身體活動與體適能作為健康促進優先要項，而投入大量的人力與經費在推展這些工作，面臨民眾體能與健康逐漸趨於靜態的社會，如何藉著運動來提升健康也是很重要的議題。

　　運動與健康管理這本書是由國內著名的學者專家，張妙瑛、黃月嬋、黃憲鐘、盧俊宏、呂香珠、闕月清、邱靖華與林明宏等教授共同完成。內容係針對重要與相關的議題加以撰寫，相信對關心或興趣運動健康與管理者，必可提供許多建設性的理念、策略與知能，對於個人的運動保健，國民的健康促進，國家的運動推廣等層面皆會有正面的助益。

　　本書能夠順利的出版，要感謝張妙瑛教授熱心規劃和各位教授用心撰選，個人受邀寫序，覺得非常榮幸，也樂見其成，希望這本書的出版能夠讓民眾更喜愛運動，社會也因此而更健康。

方建隆　謹上

國立台灣師範大學
運動與休閒學院院長
民國 93 年 12 月 1 日

　　隨著科技文明的進步，生活形態改變，大量的機械替代了人力，導致人們因活動減少，而容易產生身體退化性的疾病。健康的身體是每個現代人努力維護的目標，因為一旦失去健康，個人努力所得的一切，都會變得毫無意義，所以「全適能」的健康概念應該積極推廣。所謂「全適能」是藉由人體生理功能、心理及精神層面的強化與改變，以擁有身心協調的全面健康。全民重視「全適能」，能使人民享受生命的高度品質，並減低目前沈重的國民醫療保健費用。

　　「全適能」的概念尤其強調當人們處於健康狀況時，就應該尋求能維持及增進健康的生活方式，達到生理、心理及社會行為的全面健康。平時儲備良好的體適能，不僅能勝任日常生活的必要負荷，還能有餘力應付偶發事件、減少疾病危害、從事休閒活動，進而能減緩老化，享受優質的生活。然而多項實驗證實，運動是促進體適能的最佳途徑，因此，如何運用各種健康資源、如何養成規律的運動習慣、如何達到健康體適能，以期做好自我的健康管理，成為每個人都應該積極開發的領域。

　　「運動健康管理」涵蓋多重領域的主題，與Ｅ世代的生活息息相關。因為主題範疇廣泛，加上參與對象的個別差異頗大，所以在傳播運動與健康訊息時，很難給予一個統一而完整的規劃。面對這個現象，本書針對運動健康管理概念、運動身心健康促進、特殊族群健身運動、運動健康管理與評量、適應體育、運動健康管理與科技以及全民運動促進健康的策略與展望等範疇，特別邀集八位學術領域專長皆不同的教師共同編著，希望能從運動與健康科學相關的文獻探討，以及各個作者不同專長的論述，表達多重領域的內涵，以期滿足多數讀者的需求。更希望能激發社會大眾，對運動健康管理自我責任的重視，並藉由正確認知進而身體力行。

　　本書得以順利出版，除感謝全華圖書公司支持與協助出版之外，亦應感謝商管編輯部顧問黃廷合教授的熱誠相邀，和編輯部張惠蘭小姐的整理與校對。尤其更要感謝國立中興大學蕭介夫校長及國立臺灣師範大學運動與休閒學院方進隆院長的賜序與鼓勵。整個編著過程中，各位作者雖已盡最大努力，但疏漏之處，恐仍在所難免，尚乞諸位先進予以批評、賜正。

張妙瑛　謹識

民國 93 年 11 月 30 日

目錄
CONTENTS

Sport and Health

運動與健康管理概論

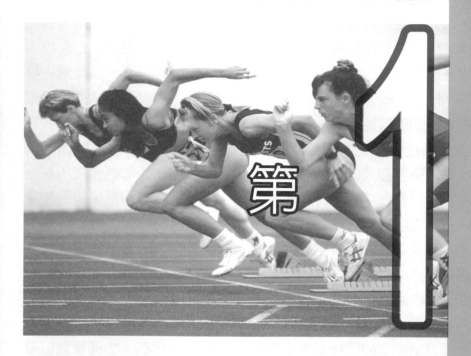

第 **1** 章

 學習目標

讀完本章,你應該能夠:

1. 認識現代人正確的「全適能」健康概念。
2. 體認威脅人類生命健康的疾病類型,已經由傳統傳染性疾病改變為身體機能退化性疾病。
3. 了解威脅健康的社會行為,尤其以坐姿生活型態及運動不足最為嚴重。
4. 明白運動與疾病預防的關係,包括運動對糖尿病、高血壓、血脂肪、氣喘、癌症、骨質疏鬆症、骨關節疾病及內分泌等的生理效果。
5. 肯定運動對身體健康的好處,了解缺乏運動對人體健康的影響,藉由運動提升體適能之正確認知。

第一節　現代個人健康觀

一、全適能（wellness）的健康概念

　　傳統上，人們對健康的評估，大都著重於死亡、罹病，以及降低影響健康的負項因素，但隨著多元化社會的變遷，現代人對健康的認知，已經導入「全適能」的健康概念，也就是考量個體適應生活型態的程度，以及個人機能有效運作的狀態。一般來看，「全適能」的本質除了改變傳統健康僅侷限於醫療系統對抗疾病的觀點之外，更強調人們的健康狀態除了和醫療體系有相關之外，還包括社會行為、教育理念、運動認知以及營養體系等諸多因素，皆應該被納入營造個人健康的體系中。其具體目標在於增進人體所有生理機能、心理狀態以及各項社會行為的全面健康，使其具備相當足夠的體適能，除能勝任日常生活所需之必要負荷外，還能具備足夠的體能從事遊憩與休閒活動，才能享受美好的優質生活，並有餘力應付突發的緊急狀況，以減少身體機能退化疾病之危害，進而能減緩老化。此外，更應建立正確的人生觀，維持良好的人際關係，以及培養積極、樂觀、進取的態度，方能勇於接受生活中的各項挑戰。

　　換言之，「全適能」的目標就是希望藉由人體生理功能、心理層面以及精神層面的強化與改變，以擁有身心協調的全面健康，並能享受生命的高度品質。任何一種正向健康因素的水準或層次的提升，將使其他健康因素產生正面交互作用，這些健康因素將涵蓋個體的生理、心理、社會以及精神等層次，若加以細分則為體能、禁菸、安全性生活、安全知識、壓力管理、定期健康醫療檢查、心血管危險因子的預防、健康教育、飲食營養、精神愉悅、癌症預防、毒品濫用之控制等（蘇俊賢，2002）。其實早在 1958 年聯合國世界衛生組織便把健康定義為：「健康不僅是沒病或不虛弱，它是指一個人在生理、心理及社會三方面都處於一種完全安寧的狀態」。大部分的人都會把自己的健康視為人生最重要的指標，因為失去健康，個人努力求得的財富、聲望和地位等有形與無形之物，將會變得毫無意義（謝錦城，1998）。台灣經營之神──王永慶先生擁有健康的身體，就是其事業成功最強的助

力，而前行政院長孫運璿先生，因健康因素而中斷其政治生命，也是有目共睹的例證。因此，個人應如何擺脫疾病威脅，遠離健康危險區塊，以及如何接受有效率的教育宣導，利用涵蓋生理、心理及社會性的各種健康資源，以建立個人正確觀念，並能確實執行，導引自己朝向正面健康適能邁進，已是每個人刻不容緩的重要課題。於是，自我健康管理已蔚為時尚，且成為每個人都應努力開發的領域，希望能藉此促進人們的身體健康，並且管理自己的健康生活（鄭雅文、王顯智，2003）。尤其，如何養成規律運動習慣以促進健康，更已經成為人們生活中不可或缺的一環。

二、個人健康的社會性價值

眾所皆知，各國國民總體經濟所得花費在疾病醫療服務方面，已經占有相當高的比例，而且有逐年升高的趨勢。有鑑於「全適能」觀念的備受重視，加上疾病醫療嚴重影響整體經濟問題，健康、預防醫學與社會價值等主題，已經廣泛引起國內外各界重視與討論。科學證明養成規律運動和正向的生活型態習慣，可使人類獲得更良好的健康，以及擁有較高的生活品質。此外，預防醫學領域普遍認知，個人身體健康大部分可經由個人自我調控而獲得，而疾病及意外死亡亦可藉由正向生活習慣之養成，以達到預防的效果。由此可知健康的價值不但可幫助現代人達到健康生活的目標，亦可降低社會醫療服務的成本（蘇俊賢，2002）。何況現代社會網路資訊的普及，導致辦公族待在辦公室的時間增加，青少年長期留戀網咖，甚至熬夜及作習晨昏顛倒，生活型態偏向靜態休閒為主，國人活動機會亦普遍減少，隨著科技不斷進步，因運動不足所引起之疾病遽增，發生的年齡層亦有逐漸年輕化的趨勢，如此對健康的忽視，不但影響個人生活品質，增加社會醫療保健負擔，更會影響國家整體經濟潛在的發展力，根據國內醫療保健支出統計表來看（如表 1-1），國民醫療保健的支出，已造成國家經濟上相當沉重的負擔。

三、促進健康的生活型態

影響人類健康的因素應可包括醫療體系、遺傳、環境及生活型態等四個因素，其中生活型態大都取決於個人之行為和意志，最能夠自主掌握，但卻對健康的影響最大。研究調查發現，死亡與個人生活型態之相關占有相當高

表 1-1　臺灣地區國民醫療保健支出統計表（1995～2013）

項目 年度	金額（百萬元）	每人每年支出（元）	占國民生產毛額 （GNP）比例（%）	年成長率（%）
1995	358,047	18,105	5.40	18.04
1996	428,557	19,987	5.32	11.30
1997	465,050	21,496	5.35	8.52
1998	506,291	23,186	5.44	8.87
1999	546,820	24,844	5.62	8.01
2000	569,236	25,659	5.60	4.10
2001	589,170	26,372	5.86	3.50
2002	612,103	27,249	5.86	3.89
2003	639,675	28,351	6.01	4.50
2004	664,698	29,351	5.96	3.91
2005	687,119	30,230	6.01	3.37
2006	722,603	31,661	5.93	5.07
2007	771,435	33,661	5.96	5.76
2008	788,515	34,287	6.22	3.22
2009	859,075	37,224	6.64	4.94
2010	896,299	38,246	6.33	－ 5.37
2011	935,44	39,141	6.44	1.73
2012	975,526	40,086	6.42	－ 0.32
2013	1016.768	41,242	6.43	0.12

資料來源：各級政府決算書，中央健保局，行政院主計處。

之比例（蕭世平等，2003；鄭雅文、王顯智，2003）。根據統計，具有規律生活及運動習慣者較為長壽，其老年時身體各部位功能也比較正常，並對生活品質的提升更有莫大幫助。因此身體規律的運動、營養均衡的攝取、不抽菸、不酗酒、不吸毒等，這些生活型態不僅影響個人健康，更進一步顯示其對增進經濟及治安有間接的效應（蘇俊賢，2002）。總括來說，這些影響健康促進的相關生活型態，應涵蓋個體的生理、心理、社會及精神等各個層面，包括建立規律運動習慣以增進體適能、避免過長時間使用電腦、禁菸、避免酗酒、安全性生活、充實安全知識、正確壓力管理、定期健康醫療檢查、癌症與心血管危險因子的預防、健康教育、營養、精神以及毒品濫用之控制等，均為個人有效健康管理之範疇。

第二節　威脅生命健康的疾病

　　威脅人類生命健康的疾病一般可分為兩大類。一類是傳染性疾病，另一類為身體機能退化性疾病。根據國外研究發現傳染性疾病在現代已愈來愈少，對生命健康的威脅也逐漸降低，但身體機能退化性的疾病卻成為現代人生命健康的主要威脅（余玉眉，1995）。以美國 1910 至 1970 年間的資料為例，可看出上述兩大類疾病的消長變化情形（如圖 1-1），應可作為國人關心健康之借鏡；因為國人向來慣於移植美國的生活方式與文化，健康上的威脅也可能會產生相類似的原因與結果（卓俊辰，1996）。

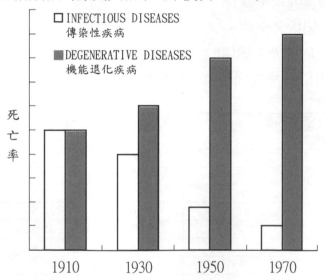

圖 1-1　1910 年至 1970 年之死亡原因類型

資料來源：David E. Cundiff and Paul Brynteson: Health Fitness-Guide
　　　　　to a life-style, Iowa: Kendall/Hunt Publishing Company,
　　　　　1979, p.2.

　　早期臺灣的醫療設備落後，衛生環境較差，國人健康觀念亦有偏差，因此當時的十大死因多屬於傳染性疾病，例如肺結核、腸胃炎等；但到了六十年代，經濟逐步發展，促使飲食習慣大幅度改變，所謂的文明病（慢性病）即開始茁壯；七十年代起，醫學的進步促使許多傳染性疾病退出十大死因的排行榜，取而代之的是許多難以醫療的慢性疾病；到了八十年代，十大死因

中幾乎都是慢性疾病，包括腦血管疾病、心臟疾病、糖尿病、慢性肝病及肝硬化、腎炎、腎徵候群及腎變性病、高血壓性疾病等（黃文俊，2002）。九十年代後，惡性腫瘤尤其肆虐，高居十大死因之冠，從圖 1-2 便可看出各種死亡率的變化。

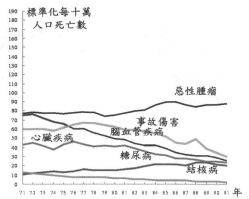

圖 1-2　臺灣地區主要死因死亡率趨勢圖

資料來源：中華民國行政院衛生署，http://www.doh.gov.tw/statistic/data/死因摘要/92 年/表 28.xls

事實上，根據近年來臺灣地區國民死亡原因排名來看，的確可以發現，威脅國人健康的主要病因，已經由過去傳染性疾病轉型爲與生活型態關係密切的慢性疾病及身體機能退化性疾病（如表 1-2～1-5）。

表 1-2　民國 99 年臺灣地區主要死亡原因表

順位	死亡原因	死亡人數	每十萬人口死亡率	死亡百分比%
	所有死亡原因	144,709	625.3	100.00
1	惡性腫瘤	41,046	177.4	28.36
2	心臟疾病（高血壓性疾病除外）	15,675	67.7	10.83
3	腦血管疾病	10,134	43.8	7.00
4	肺炎	8,909	38.5	6.16
5	糖尿病	8,211	35.5	5.67
6	事故傷害	6,669	28.8	4.61
7	慢性下呼吸道疾病	5,197	22.5	3.59
8	慢性肝病及肝硬化	4,912	21.2	3.39
9	高血壓性疾病	4,174	18.0	2.88
10	腎炎、腎病症候群及腎病變	4,105	17.7	2.84
11	蓄意自我傷害（自殺）	3,889	16.8	2.69
12	敗血症	3,784	16.4	2.61
13	骨骼肌肉系統及結締組織之疾病	1,534	6.6	1.06
14	衰老/老邁	1,518	6.6	1.05
15	原位與良性腫瘤（惡性腫瘤除外）	968	4.2	0.67
	其他	23,984	103.6	16.59

資料來源：中華民國行政院衛生署，http://www.doh.gov.tw/CHT2006/DM/DM2_2_p02.aspx?class_no=440&now_fod_list_no=11962&level_no=4&doc_no=81298　2011.10.30 檢索

表 1-3　民國 100 年臺灣地區主要死亡原因表

順位	死亡原因	死亡人數	每十萬人口死亡率	死亡百分比%
	所有死亡原因	152,030	655.5	100.0
1	惡性腫瘤	42,559	183.5	28.0
2	心臟疾病（高血壓性疾病除外）	16,513	71.2	10.9
3	腦血管疾病	10,823	46.7	7.1
4	糖尿病	9,081	39.2	6.0
5	肺炎	9,047	39.0	6.0
6	事故傷害	6,726	29.0	4.4
7	慢性下呼吸道疾病	5,984	25.8	3.9
8	慢性肝病及肝硬化	5,153	22.2	3.4
9	高血壓性疾病	4,631	20.0	3.0
10	腎炎、腎病症候群及腎病變	4,368	18.8	2.9
11	敗血症	3,886	16.8	2.6
12	蓄意自我傷害（自殺）	3,507	15.1	2.3
13	衰老/老邁	1,504	6.5	1.0
14	骨骼肌肉系統及結締組織之疾病	1,280	5.5	0.8
15	原位與良性腫瘤(惡性腫瘤除外)	1,067	4.6	0.7

資料來源：中華民國行政院衛生署，http://www.mohw.gov.tw/cht/DOS/Statistic.aspx? f_list_no=312 &fod_list_no=1610　2012.5.25 檢索

表 1-4　民國 101 年臺灣地區主要死亡原因表

順位	死亡原因	死亡人數	每十萬人口死亡率	死亡百分比%
	所有死亡原因	153,823	661.0	100.0
1	惡性腫瘤	43,665	187.6	28.4
2	心臟疾病（高血壓性疾病除外）	17,121	73.6	11.1
3	腦血管疾病	11,061	47.5	7.2
4	肺炎	9,314	40.0	6.1
5	糖尿病	9,281	39.9	6.0
6	事故傷害	6,873	29.5	4.5
7	慢性下呼吸道疾病	6,326	27.2	4.1
8	高血壓性疾病	4,986	21.4	3.2
9	慢性肝病及肝硬化	4,975	21.4	3.2
10	腎炎、腎病症候群及腎病變	4,327	18.6	2.8
11	蓄意自我傷害（自殺）	3,766	16.2	2.4
12	敗血症	3,671	15.8	2.4
13	衰老/老邁	1,359	5.8	0.9
14	骨骼肌肉系統及結締組織之疾病	1,244	5.3	0.8
15	原位與良性腫瘤（惡性腫瘤除外）	1,091	4.7	0.7

資料來源：中華民國行政院衛生署，http://www.mohw.gov.tw/cht/DOS/Statistic.aspx? f_list_no=312 &fod_list_no=1610　2013.6.6 檢索

表 1-5　民國 102 年臺灣地區主要死亡原因表

順位	死亡原因	死亡人數	每十萬人口死亡率	死亡百分比%
	所有死亡原因	154,374	661.3	100.0
1	惡性腫瘤	44,791	191.9	29.0
2	心臟疾病（高血壓性疾病除外）	17,694	75.8	11.5
3	腦血管疾病	11,313	48.5	7.3
4	糖尿病	9,438	40.4	6.1
5	肺炎	9,042	38.7	5.9
6	事故傷害	6,619	28.4	4.3
7	慢性下呼吸道疾病	5,959	25.5	3.9
8	高血壓性疾病	5,033	21.6	3.3
9	慢性肝病及肝硬化	4,843	20.7	3.1
10	腎炎、腎病症候群及腎病變	4,489	19.2	2.9
11	蓄意自我傷害（自殺）	3,565	15.3	2.3
12	敗血症	3,446	14.8	2.2
13	衰老/老邁	1,308	5.6	0.8
14	骨骼肌肉系統及結締組織之疾病	1,266	5.4	0.8
15	原位與良性腫瘤（惡性腫瘤除外）	1,191	5.1	0.8

資料來源：中華民國行政院衛生署，http://www.mohw.gov.tw/cht/DOS/Statistic.aspx? f_list_no=312 &fod_list_no=5150　2014.6.25 檢索

第三節　威脅人類健康的社會行為

　　現代生活中，威脅人類健康的社會行為很多，包括不健康的靜態休閒活動、吸菸、喝酒、毒品氾濫等比比皆是，其中以危害健康的坐式生活型態最為嚴重，尤其坐式生活型態所引起的運動不足症更值得我們關注。身體生理機能退化性疾病的發生，最主要原因是生活型態的改變；在早期的鄉村生活中有充分的身體活動，而現代人生活裡充斥著代替我們身體運動的自動化機械，因此大家過著缺乏身體活動的坐式生活方式，身體機能當然十分明顯的衰退。試問目前國人休閒生活以什麼方式最多？答案應該是看電視或線上遊戲居冠，如此長時間坐式生活必然加速身體機能退化，所以當我們關注自己健康時，一定要多思考如何克服坐式生活型態缺失的方法。

　　尤其在高科技所導致的電腦化與機械化時代，靜態生活方式已成為一種趨勢，看電視玩電腦的時間繼續增加，身體活動的機會卻相對的愈來愈少，

加上經濟寬裕、生活水準的提升，無限制食物能量的攝取，往往超過基本消耗量，再加上工作與生活壓力也相對增多，在這樣的時代環境生活下，體適能與健康狀況無形中就會逐漸退化（吳慧君，1998；方進隆 1991）。

現今愈來愈多的研究證實，像冠狀心臟病、糖尿病、高血壓、骨質疏鬆症、肥胖症、下背疼痛，甚至癌症等，都與身體活動量不足有關（陳玉英，1998），很多都被歸類屬於運動不足症（Hypokinetic Disease）；這些疾病正在威脅現代人的健康，所以，透過運動的方式來促進身體的健康，已經被現今運動科學領域不斷強調，醫學界更視其為預防科學的重要領域，積極宣導以運動維護健康，力求透過適當的運動，使身體機能維持於正常狀態，減緩衰竭程度，讓身體保持良好的機能。

從 1992 年世界衛生組織（World Health Organization, WHO）和國際心臟學會與總會（International Society and Federation of Cardiology）所發表「缺乏身體運動是造成冠狀心臟病的危險因素」的共同聲明中，即可充分印證各界已重視坐式生活型態對健康造成嚴重威脅的問題。該聲明呼籲：由於缺乏身體活動是屬於可以改變的危險因素（Modifiable Risk Factor），必須立即加以改善，因此鼓勵國民重視身體活動，不僅醫療花費最經濟，又沒有年齡、性別、文化及社經背景之限制，所以，推廣重視身體活動的生活型態，已是全世界性的普遍需求。1994 年世界衛生組織與國際運動醫學總會（The International Federation of Sports Medicine, FIMS）進一步聯合發表「為健康而運動」（Exercise for Health）的共同聲明，更強調運動對健康維護的重要性，呼籲各國政府應該慎重考慮身體活動與健康促進的關係，並將之列為國家重要公共政策來推動。

綜觀國內各級學校，由小學至大專院校的課程中雖都設有體育課，但因升學主義作祟、課業壓力沉重，運動風氣仍未興盛，為了協助在學學生養成規律運動的習慣，有必要再強化體育課的教學，使每個人在求學階段即能對運動健康有正確認知，並獲得正確的運動知能，養成終生運動習慣，以避免步入社會後，因為工作繁忙或礙於運動場地與時間不易取得，而難以獲得足夠與適當的運動，進而導致潛在的健康危機（余玉眉，1995），這是值得我們特別關注的問題。

第四節　規律運動與疾病預防

一、運動與糖尿病

㈠規律運動能增加肝臟與脂肪等細胞對胰島素之敏感性（蘇俊賢，2002；林世澤，1995），理由有下列三項：1.規律之運動會減少體內多餘的脂肪並減輕體重，而過多的脂肪與體重會妨礙身體細胞對胰島素之敏感性。2.增加胰島素細胞之接受部位，或者增強細胞被接受部位之功能。3.規律的運動會增加胰島素在細胞表面或內部對肝醣的氧化速度及交互作用（Cantu, 1982）。長期中等強度運動，對糖尿病患者血糖濃度的穩定與胰島素敏感性的提升相當有幫助（黃永任，1998；戴良全，2003；Lampman, 1987; Yamanouchi, 1995; King, 1987; Rodnick, 1987; Eriksson, 1999）。

㈡規律之有氧運動會增加肌肉和肝臟的肝醣含量，改善因活動而造成血糖過低的現象，肌肉肝醣在運動時會被消耗，當肌肉肝醣被耗盡至某種程度時會導致血糖下降，因此會刺激肝臟釋放葡萄糖進入血液中，以維持血糖濃度（劉立宇，1995）。如果能長期規律運動並配合飲食管理，便能發揮控制血糖之效果（戴良全，2003；林作慶，1996；鄭　綺，1999；陳嫣芬、李玟玲，2001；Barnard 等, 1994；Eriksson, 1999）。

㈢規律的運動可增進心臟和血管的循環和代謝功能，並可穩定心理情緒及降低心臟冠狀動脈症狀。在血脂肪方面，規律運動會降低膽固醇、三酸甘油脂和低密度蛋白膽固醇而增加高密度脂蛋白膽固醇。

二、運動與高血壓

造成現代人罹患高血壓人數眾多的原因之一，就是身體活動量普遍不足（宋宏偉，2003；Rankinen & Bounchard, 2002; Stanton & Lowenthal, 2000）。Tipton 博士（1984）曾將以往有關比較研究和訓練研究的結果加以綜合整理，並將經常運動者與不運動者之血壓比較，大約有 60% 之研究表示常運動的、瘦的和體能較好的人，他們的血壓通常比較低。在高血壓之受測者中，常運動患者之血壓比不運動患者為低（黃永任，1998）。一般血壓正常

者在訓練前後血壓之比較，如利用間接血壓測量法，大約有 70% 研究顯示運動訓練後血壓會降低；若為直接血壓測量法，則大約有 40% 之研究表示安靜血壓於訓練後會降低，血壓在訓練前後之差異範圍為 4～21 mmHg。高血壓者在訓練前後血壓之比較，大約有 75% 之研究指出血壓會因運動訓練而下降。而年紀愈大的受試者，其血壓會因運動而下降的更多；血壓之改善範圍可在 4～33 mmHg 之間。此外國內外學者均指出，規律運動可以減少心血液輸出量，而產生降壓（蔡櫻蘭，1995），參與耐力性有氧運動亦有降血壓的效果（林瑞興，2000；Clerous，1987）。

三、運動與血脂肪

㈠低密度脂蛋白

大部分的研究結果指出，從事耐力訓練者的低密度脂蛋白濃度要比同年齡不運動者為低。

㈡高密度脂蛋白

大部分的研究報告指出，從事耐力訓練者的高密度脂蛋白濃度要比同年齡不運動者為高。根據研究，提升高密度脂蛋白的值，可以減少罹患心血管疾病的機率，有氧性運動可增加高密度脂蛋白 13% 及降低總膽固醇 8%（林瑞興，2000；Vaccaro & Mahon, 1989; Leon, 1987; Hardman, 1996; Hurley, 1988）。

㈢三酸甘油脂

大部分的研究指出，長跑者的三酸甘油脂濃度要比同年齡不運動者為低。

㈣最低閾值（threshold）

耐力訓練要達到某種最低閾值，才能顯著的改善血脂肪。William 等人（1982）指出想要增加高密度脂蛋白和減低低密度脂蛋白濃度，最少每星期要跑 10 英哩（每英哩約 1,600 公尺）且持續 9 個月。

㈤運動、食物與血脂肪的關係

食物的攝取會影響平常不運動者的高密度脂蛋白的濃度，但食物的改變對於長跑者的高密度脂蛋白並沒有影響。而運動對血脂肪有明顯的改善效果。幾乎任何強度的持續性運動，從馬拉松、越野滑雪到休閒性的慢跑，都有降低血脂肪的效果（劉立宇，1995）。

㈥氣喘與運動能力

　　氣喘者可藉適當的運動方式，會同醫藥來避免其症狀發作，同時也可因適當的運動或訓練來達到更強的體能水準。

四、運動與癌症

　　目前運動也被認為是預防癌症的方法之一。多年來癌症一直是臺灣地區十大死因之榜首，經常從事身體活動或維持規律運動的習慣，可降低罹患結腸癌、肺癌、攝護腺癌及乳癌等多種癌症的危險（Kinningham, 1998）。臺灣地區女性乳癌的死亡率有年年上升的趨勢，以身體活動或運動來預防乳癌的可能機制包括：運動改變女性荷爾蒙濃度、運動減少體脂肪、運動增強免疫系統功能、運動增強抗氧化能力、運動者基因傾向、運動者健康的生活行為、運動降低鐵質、運動消耗多餘能量及運動加速受傷或不正常細胞凋亡等（黃森芳，2003）。

五、運動與骨質疏鬆症

　　要避免骨質疏鬆症除有賴於平日多攝取鈣質外，多做運動亦可預防。若能在較年輕時及早參與運動，則骨頭內會儲存較多的骨質，發生骨質不夠的情況自然較少。若老年才參與活動，則可以減緩骨質的流失，甚至停止骨質流失（黃永任，1998）。身體活動的情形對骨骼的強度有很大的影響，骨骼的使用量愈大或承受的壓力愈大，愈能增加骨細胞的建造能力（張豐麟，2002；侯勝茂，1991；黃建蘭，1997；楊再興，1998；Legwold & Greg, 1997）。隨著年齡的增長，骨骼和骨中礦物質無可避免的都會流失，而規律的運動具有減緩其流失速率的效果，因此，運動對於預防骨質的流失，的確有很大的功效（張豐麟，2002；陳韋達，1996）。此外，運動可以作為不同年齡層骨質疏鬆症的預防和治療，除了幫助停經前婦女達到最高的巔峰骨量，也可以幫助維持增加的骨量。老年人從事漸進式運動除了幫助維持骨質密度外，亦可增加肌力和改善敏捷性及平衡感，可以有效的減少跌倒的危險性，降低骨質疏鬆性骨折的意外（李水碧，2003）。

六、運動與骨關節疾病

　　適當運動除了可減少骨關節的僵硬與疼痛外，也可增進肌力，避免作用肌與拮抗肌的肌力不平衡現象，並在規律的運動後，增加關節部位的氧氣與營養素的補充，以促進關節部位組織的再生。同時患者的心理也會因為適當的運動而避免沮喪現象的產生，對生活品質的提升有相當大的助益（黃永任，1998）。

七、運動與內分泌

　　運動對腎上腺、胰腺、性賀爾蒙及腦下垂腺等的變化，已普遍受到重視。至於長期運動對焦兒茶酚賀爾蒙的影響，在 Karki 的研究報告指出：經過訓練後血漿內腎上腺皮質賀爾蒙皆有增加的現象。運動後血漿內胰島素下降，有助於肌肉對血糖的攝取並有利於大腦使用。運動中血漿內胰島素下降，在生理上有助於肝臟產生的葡萄糖輸出量增加。昇糖激素在運動中對肝醣的產生有著鉅大任務。運動中類皮質糖有調節肝臟內的肝醣及末梢葡萄糖的功能。一般相信運動後睪固酮會改變，有研究指出訓練有素的女性，其睪固酮含量比沒有訓練的女性來的高些。一般專家學者認為運動中動情激素與妊娠激素會有增加的情形。腦垂體分泌生長賀爾蒙，研究發現運動中血漿內生長賀爾蒙有上升的情形（黃榮松，1995）。

第五節　規律運動與健康促進

一、運動對健康的好處

㈠運動在生理上的好處

　　運動可以明顯增強心臟機能（劉立宇，1995）、提升氧氣攝取量、舒緩高血壓症狀，並改善血液成分，對體重控制有重要影響。其他好處還包括體適能的增強、減緩骨質疏鬆症（顏政通，1998；黃永任，1998；黃森芳，2003）、促進免疫系統之防禦疾病功能（黃森芳，1995）、維持血糖質之正常化，以及減少心血管循環系統疾病，確實有助於減緩心血管循環系統之機

能退化性疾病的威脅。Caspersen & Christenson（1985）綜合了多篇文獻的研究結果，發現將近有三分之二的報告認為，身體活動量與心臟疾病成反比關係，此外，長期的運動亦可預防心血管疾病的發生（黃永任，1998）。在體適能的研究上發現，具有較佳體適能者的死亡率較低，發生心血管疾病的比率也較體適能差者低了7～8倍（Blair & Gibbons, 1989；黃永任，1998）。

　　另外，孕婦在懷孕過程中，生理會出現一定程度的改變，因此，透過適度的產前運動，可以達到下列的改善：1.減少腰酸背痛現象。2.促進全身性血液循環、腸道蠕動、增進骨盆底肌張力預防便祕、改善頻尿及痔瘡現象。3.減輕腿部水腫與麻痺感。4.增強背部肌肉與腹部肌肉張力，以減輕姿勢性骨骼肌肉不適現象及保護胎兒。5.增強骨盆底、陰道與會陰等產道的肌肉張力，有助縮短產程順利分娩（洪雅琦、洪一全，2004）。

㈡運動在心理上的好處

　　運動在心理方面能增加自己的自信心及自我期許，對工作有較良好的態度，減少憂鬱與焦慮，感覺清醒及較有能力管理壓力（黃偉揚，2003），尚可消除緊張、降低焦慮（洪崇喜，2003）、平衡情緒且有治療憂慮症之效果（張宏亮，1997）。人在持續一段時間運動後，心情沮喪及焦慮都會獲得改善，對自我形象、自尊、自信、自我滿足、自我接受、自我觀念，以及社會之交互活動，也有明顯的正面作用或改變（周文祥，1995）。在生活或工作中所產生之壓力，需要有一個正當之途徑或方式加以轉移，進而將它淡化減輕，否則長期抑制便會導致心理上之困擾，最後導致生理上之健康問題（諸如高血壓、下背痛等）。從事有氧運動或自己喜好的運動，是一種良好解除壓力的方法，許多治療心理或精神困擾之醫療機構也將運動列為重要的治療方式之一（方進隆，1991）。至於運動是如何影響情緒？從生理的觀點，運動後人體會產生腦啡（endorphins），腦啡是一種在腦部與腦下垂體合成的類似嗎啡的化學物質，學者認為運動後情緒得以紓解，主要就是由於腦啡能讓人覺得心情放鬆、愉快、忘記痛苦。運動亦會造成膽固醇的儲藏增加，使身體能夠對抗壓力，而膽固醇是一種由腎上腺素釋放出的賀爾蒙。另外經常運動的人與他人接觸的機會增加，人際的互動對改善情緒有相當的幫助。由於社會的急速變遷，人類所面臨高度競爭與複雜的環境，致使人類易產生壓力感、無力感、失落感等，如果能在忙碌的生活中抽空運動，當可紓解情緒

上的不適應症（張宏亮，1995）。此外，許多文獻也都支持運動對降低狀態性焦慮有實際效果的論點（李麗晶，2000；Brandon & Loftin, 1991; Crocker & Grozelle, 1991）。

　　國際運動心理學會對運動與心理健康的研究發現：1.運動與狀態性的焦慮減低有關。2.運動與輕度到中度抑鬱的降低水準有關。3.長時間的運動通常和一些負面人格特質的減低有關，如神經質和焦慮。4.運動可以應用在極度抑鬱的專業治療上。5.運動讓許多的壓力指標減低。6.運動對所有年齡及兩性都有益於改善情緒的效果（黃耀宗，2000）。很多醫生和心理專業人員也習慣建議他們的病人運動（Rooney, 1993），運動用於心臟病患者的復健上，可減低忿怒、敵意、抑鬱、焦慮和情緒的干擾。運動用於心理疾病的預防與治療的研究，主要集中在以下幾個項目：心理的安康、情緒、人格、自我觀念、自尊、認知的功能、抑鬱、焦慮、精神疾病如精神分裂症、身體症狀性疾病、酗酒和其他物質的濫用（黃耀宗，2000）。

㈢運動在社會上的好處

　　經由運動社會化的正面價值，運動對人們社會行為的影響，可將其具體分成建立品格、養成紀律觀念、培養競爭性、提升體適能及心智適能、宗教信仰及國家主義等七大類（洪嘉文，2002）。運動普遍有助於建立人格、道德發展、競爭與團隊精神、培養好公民、提升領導能力、增進社會適應、影響自我形象、創造等正面的人格特質（Frey & Eitzen, 1991）。

二、缺乏運動對人體健康的影響

㈠規律性的運動可使 VO₂max 增加 6～20%，甚至可達 50%，而不運動則會使 VO₂max 減少 5～26%，且減少的幅度與不運動的時間長短有關（吳慧君，1995）。

㈡劇烈運動時，經常運動者其心跳率可達 200 bpm 以上，而一般缺乏運動者，當心跳率達 180 bpm 時便會產生嘔吐、噁心、臉色發白等不良反應（McArdle, 1994）。此外，適當的運動還可以改善心血管活動的協調功能、保護血管彈性及延緩血管硬化等。反之，如果長期缺乏運動，則會對血循環系統的功能產生許多不利的影響（吳慧君，1995）。

㈢經常運動可預防或延緩因骨質流失所造成的骨質疏鬆症（顏政通，1998），亦可使骨脆性增加，以減少畸形及發生骨折的危險（吳慧君，1995）。

㈣研究指出，不運動會使糖、脂肪代謝功能減弱（Yanagibori, 1994）。

㈤運動是影響肌力的最主要因素。許多研究顯示，運動可使肌肉質量增加、肌纖維增粗、橫斷面積增大、肌糖及肌紅蛋白含量增加，進而使肌肉發達、強壯有力（吳慧君，1995）。

　　以上各研究顯示，運動和不運動對人體機能的影響顯而易見。所謂「用進廢退」正是最佳寫照。在人類不斷的努力下，隨著社會福利的改善、醫療的進步、營養的重視及衛生觀念的加強，使高齡化的社會成為全球的現象，但也由於經濟型態的轉變、科技自動化的來臨，使得人類活動機會大大減少。因此，如何在享受因文明進步所帶來長壽的同時，也能活得健康、快樂及充滿活力，是我們每一個人都應該及早注意的問題。

三、運動、體適能與健康

　　建立個人運動習慣，培養每個人正確的健康認知態度，進而提升每個人的體適能，是每個人刻不容緩的第一要務，如何透過運動強化體適能各項要素，以增進身體健康，是所有國民刻不容緩的重要課題（龍田種，1995）。

㈠心肺適能與健康

1. 強化心肌：其具體的表現會使心臟輸血能力增強，每分鐘的心跳次數減少。

2. 有益於血管系統：心肺適能好，是要以良好的血管彈性及通暢無阻的血管口徑為基礎。

3. 強化呼吸系統：心肺適能好，肺呼吸量大，肺泡與微血管進行氣體的交換，可使呼吸系統效率較高。

4. 改善血液成分：心肺適能好的人，血液中的血紅素含量較多，有利於氧氣的輸送，亦可增加血液中高密度脂蛋白與低密度脂蛋白之比值，以降低心臟病的罹患率。

5. 有氧能量的供應較為充裕：心肺適能好，長時間的身體活動比較不會出現提早疲勞的情形。

㈡肌肉適能與健康

1. 適當的肌力使肌肉變得比較結實而有張力，避免肌肉萎縮鬆弛。
2. 有助維持比較勻稱的身材。
3. 身體的動作效率較佳。
4. 有較好的保護，有減緩受傷的防護功效。
5. 維持好的身體姿勢。
6. 腹部與背部的肌肉適能不佳，與下背痛的產生有密切的關係。
7. 有助於提升身體運動能力，具備基本的身體運動能力，比較能夠享受運動的成就感與樂趣。

㈢柔軟度與健康

1. 避免關節僵硬及肌肉縮短。
2. 身體動作比較優美。
3. 柔軟性不佳者易造成需要矯正的外科毛病。
4. 好的柔軟度有助於減少運動傷害發生。
5. 柔軟度好有助於運動能力的提升。

㈣身體組成（體脂肪）與健康

肥胖漸漸成為現代社會之副產品，也形成現代健康的重大威脅。造成肥胖的主要原因有二：一是飲食過量，熱量的收支不平衡所造成的，若攝取熱量多於消耗熱量，過剩的熱量即轉變成脂肪儲存於脂肪組織內，體重即逐漸的增加（黃永任，1998）。另外一個原因則是缺乏身體運動。其中「缺乏身體運動」遠比飲食過量影響更大。運動可以消耗體內儲藏之能量，也有抑制食慾的效果，在減肥效果上還可以擴大脂肪的消耗，而減少非脂肪成分的流失，有助於預防成年前脂肪細胞數的擴增，也可以促成脂肪細胞尺寸的縮小（卓俊辰，2003）。為了促進健康，擁有幸福、美滿及快樂的生活，每個人都應積極地去關心健康體能，以科學理論基礎去實行健康體能的計畫，以獲得事半功倍的效果。值得探討的是，減重不宜只看體重之降低，應以降低過多的體脂肪儲存率為目標而進行減重計畫。節食療法雖有立竿見影的體重減輕效果，但不當的節食減重法可能消耗體蛋白質而有礙健康。減重為目的之運動強度以個人最大體力之 50 ㄧ 60% 為適宜。減重的運動時間需持續 20 分鐘以上，每週的運動次數至少要三次以上（黃彬彬，1995）。運動介入減

重過程能有效的預防安靜代謝率下降與保持瘦體組織量，能提供減重者一種長期有效的體重控制方式（張弘文、包怡芬，2003）。

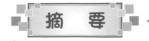

本章分五大部分敘述性說明運動與健康管理基本概念：

1. 現代個人應有「全適能」的健康觀，其具體目標在於增進人體所有生理、心理以及社會行為的健康，個人健康可減低醫療的龐大社會經濟負擔。

2. 簡介威脅人類生命健康的疾病類型，由傳統傳染性疾病改變為身體機能退化性疾病。

3. 威脅健康的一些社會性行為，尤其坐姿生活型態及運動不足症最為嚴重。

4. 明白運動與疾病預防的關係，包括運動對糖尿病、高血壓、血脂肪、氣喘、癌症、骨質疏鬆症、骨關節疾病及內分泌等的生理效果。

5. 肯定運動對身體健康的好處，了解缺乏運動對人體健康的影響，培養運動提升體適能之正確認知。

關 鍵 詞

全適能	坐姿生活型態
傳染性疾病	機能退化性疾病
健康管理	規律運動
十大死因	疾病預防
健康促進	體適能

複習問題

1.何謂「全適能」？其具體目標為何？
2.影響健康促進的生活型態有哪些？
3.威脅生命健康疾病類別有何變化？
4.簡述國內近年十大死因之趨勢。
5.威脅健康的社會行為有哪些？
6.簡述運動對健康的好處。
7.規律運動對增進體適能要素的好處。

參考文獻

中華民國行政院衛生署網站/死因摘要/91～102 年。

方進隆（1991）。運動與健康——減肥健身與疾病的運動處方，頁 55～101，臺北：漢文書店。

方進隆（1991）。運動與健康，體育運動推廣叢書㈠運動、健康與保健，頁 1～5。臺北市立體育場編印。

余玉眉（1995）。健康體能與國民保健計畫。國民體育季刊，第 24 卷第 1 期，頁 45～49。

吳慧君（1995）。缺乏運動對人體健康的影響。國民體育季刊，第 24 卷第 4 期，頁 91～98。

吳慧君（1998）。我國中小學及大專生體適能常模之建立。國民體育季刊，第 27 卷第 2 期，頁 45～50。

宋宏偉（2003）。運動對高血壓之相關性探討。中華體育季刊，第 17 卷第 2 期，頁 117～118。

李水碧（2003）。重量訓練與骨質密度之探討。大專體育，第 64 期，頁 134～140。

李麗晶（2000）。體適能與狀態性焦慮。中華體育季刊，第 14 卷第 1 期，頁 88。

卓俊辰（1996）。運動與健康，頁 1～15。國立空中大學出版。

卓俊辰（2003）。運動、體適能與健康，頁 66～75。教育部 92 年度體適能教學策略研討會，教育部。

周文祥（1995）。從自我效能的觀點談運動信心的建立。國民體育季刊，第 24 卷第 4 期，頁 68～69。

林世澤（1995）。糖尿病與運動處方。國民體育季刊，第 24 卷第 4 期，頁 71～73。

林作慶（1996）。十週運動介入計畫對糖尿病患者健康狀況影響之研究。國立臺灣師範大學研究所碩士論文。

林瑞興（2000）。運動訓練對高血壓患者的效果討論。中華體育季刊，第 13 卷第 4 期，頁 114～115。

侯勝茂（1991）。再談骨質疏鬆症。健康世界，65，頁 35～38。

洪崇喜（2003）。健身運動對改善焦慮之探討。大專體育，第 66 期，頁 129～135。)

洪雅琦、洪一全（2004）。軀幹穩定肌群訓練對孕婦骨骼肌肉系統之影響。大專體育，第 70 期，頁 185～193。

洪嘉文（2000）。社會化與運動關係初探。中華體育季刊，第 14 卷第 2 期，頁 1～6。

張弘文、包怡芬（2003）。運動與體重控制。大專體育，第 69 期，頁 165。

張宏亮（1995）。運動與情緒。國民體育季刊，第 24 卷第 4 期，頁 46～48。

張宏亮（1997）。運動與健康，頁 113～149。全壘打文化出版。

張豐麟（2002）。運動與骨質疏鬆症相關之探討。中華體育季刊，第 16 卷第 1 期，頁 11～12。

陳玉英（1998）。社區介入策略在學校體適能促進計畫的應用，國民體育季刊，第 27 卷第 2 期，頁 51～57。

陳韋達譯（1996）。預防骨質疏鬆症的基本常識。<u>牛頓雜誌</u>，161，頁112～117。

陳嫣芬、李玟玲（2001）。規律性的有氧運動對老年第二型糖尿病患者之影響。<u>大專體育</u>，第 53 期，頁 153～159。）

黃文俊（2002）。十大死因與健康體適能。<u>中華體育季刊</u>，第 16 卷第 2 期，頁 9。

黃永任（1998）。運動、體適能與疾病預防。<u>國民體育季刊</u>，第 27 卷第 2 期，頁 5～11。

黃建蘭（1997）。骨質疏鬆症面面觀。<u>父母親月刊</u>，148，頁 57～65。

黃偉揚（2003）。運動與生活壓力之探討。<u>大專體育</u>，第 67 期，頁 134～138。

黃彬彬（1995）。從健康體能談體重控制。<u>國民體育季刊</u>，第 24 卷第 1 期，頁 27～28。

黃森芳（1995）。運動對人體免疫功能之影響。<u>國民體育季刊</u>，第 27 卷第 2 期，頁 81～87。

黃森芳（2003）。身體活動對乳癌之預防效果及其可能機制。<u>大專體育</u>，第 69 期，頁 167～171。

黃榮松（1995）。內分泌系統與運動。<u>國民體育季刊</u>，第 24 卷第 4 期，頁 79～82。

黃耀宗（2000）。運動在臨床上應用於心理疾病的治療。<u>中華體育季刊</u>，第 14 卷第 3 期，頁 87～88。

楊再興（1998）。漫談骨質疏鬆症。<u>健康世界</u>，149，頁 85～89。

劉立宇（1995）。運動對改善慢性疾病的效果。<u>國民體育季刊</u>，第 24 卷第 4 期，頁 99～101。

蔡櫻蘭（1995）。高血壓的運動療法。<u>國民體育季刊</u>，第 24 卷第 4 期，頁 87～90。

鄭　綺（1999）。第二型糖尿病患者執行有氧運動之血糖立即反應和長期成效──前驅研究。<u>護理研究</u>，4，頁 729～740。

鄭雅文、王顯智（2003）。美國職場健康管理的發展與應用。<u>大專體育</u>，第69期，頁107。

蕭世平、王顯智（2003）。美國健康管理之健康風險評估介紹，<u>大專體育</u>，第64期，頁96～102。

龍田種（1995）。體適能的教育意義。<u>國民體育季刊</u>，第24卷第1期，頁29～33。

戴良全（2003）。運動與糖尿病。<u>中華體育季刊</u>，第13卷第3期，頁64～67。

謝錦城（1998）。運動、體適能與健康的認知。<u>國民體育季刊</u>，第27卷第2期，頁20～26。

顏政通（1998）。骨質疏鬆症與運動之關係。<u>國民體育季刊</u>，第27卷第2期，頁96～102。

蘇俊賢（2002）。<u>運動與健康</u>。運動與體育叢書 1，頁 34～37；頁122～128。品度圖書公司。

Barnard, R. J., Jung, T., & Inkeles, S. B. (1994). Diet and exercise in treatment of NIDDM. *Diabetes Care*, 17, pp. 1469-1472.

Blair, S. N., Cooper, K. H., & Gibbons, L. W. (1989). Physical fitness and all-cause mortality: A prospective study of healthy men and women. *Journal of American Medical Association*, 262, pp. 2395-2401.

Brandon, J. E., & Loftin, J. M. (1991). Relationship of fitness to depression, state and trait anxiety, internal health locus of control, and self-control. *Perceptual and Motor Skills*, 73, pp. 563-568.

Cantu, Robert C.(1982). *Diabetes and Exercise, Movement Publications*.

Caspersen, C. J., Powell, K. E., & Christenson, G. M. (1985). Physical activity, exercise, and physical fitness: Definition and distinctions for healthrelated research. *Public Health Reports*, 100, pp. 126-131.

Tipton, C.H. (1984). *Exercise training and hypertension*. Exercise and sports Science Reviews, 12, pp. 245-360.

Clerous, J., Peronnet, F., & Champlain, J. (1987). Effect of exercise training on plasma catecholamines and blood pressure in labile hypertensive subjects. *Europwan Journal of Applied Physiology*, 56, pp. 550-554.

Crocke, P. R., & Grozelle, C. (1991). Reducing induced stats anxiety: Effects of acute aerobic exercise and autogenic relaxation. *Journal of Sports Medicine and Physical Fitness*, 31 (2), pp. 277-282.

David, E. *Cundiff and Paul Brynteson (1979): health Fitness-Guide to a life-style*, Iowa: Kendall/Hunt Publishing Company, pp.2.

Eriksson, J. G. (1999). Exercise and the treatment of type 2 diabetes mellitus. *Sports Medicine*, 27, pp. 381-391.

Frey, J. H. and Eitzen, D. S. (1991). Sport and Society. *Annual Review of Sociology*, 17, pp. 503-522。

Hardman, A. E. (1996). Exercise in the prevention of atherosclerotic, metabolic and hypertensive diseases: A review. *Journal of Sport Science*, 14, pp. 201-218.

Hurley, B. F., Hagberg, J. M., Goldberg, A. P., Seals, D. R., & Ehsani. A. A. (1988). Resistive training can reduce coronary risk factors without altering VO_2max or percent body fat. *Medicine and Science in Sports and Exercise*, 20, pp. 150-154.

King, D. S., Dalsky, G. P., Staten, M. A., Clutter, W. E., Van Houten, D. R., & Holloszy, J. O. (1987). Insulin action and secretion in endurance-train and untrained humans. *Journal of Applied Physiology*, 63 (6), pp. 2247-2252.

Kinningham, R. B. (1998). Physical activity and the primary prevention of cancer. Oncology, 25 (2), pp. 515-536.

Lampman, R. M., Schteingart, D. E., Santinga, J. T., Savage, P. J., & Hydrick, C. R. (1987). The influence of physical training on glucose tolerance, insulin sensitivity, and lipid and liporotein concentration in middle-aged hypertriglyceridaemic, carbohydrate in tolerant men. *Diabetologia*, 30, pp. 380-385.

Legwold & Greg (1997). Girl + sports = stronger bones. *Better homes & Gardens*, 75 (6), pp. 110。

Leon, A. S. (1987). Age and other predictors of coronary heart disease. *Medicine and Science in Sports and Exercise*, 19 (2), pp.159-167.

Rankinen, T., & Bouchard, C. (2002). Genetics and blood pressure response to exercise, and its interactions with adiposity. *Preventive Cardiology*, 5 (3), pp. 138-144.

Rodnick, K. J., Haskell, W. L., Swislocki, A. L., Foley, J. E., & Reaven, J. (1987). Improved insulin action in muscle, liver, and adipose tissue in Physically trained human subject. *American Journal of Physiolofy*, 253, E. 489-E. pp. 495.

Rooney, E. M. (1993). Exercise for old patients: Why it's worth your effort. *Geriatrics*, 48, pp. 68-77。

Stanton, J. A., & Lowenthal, D. T. (2000). The evidence for lifestyle modification in lowering blood pressure in the elderly. *Amateur Journal of Cardiology*, 9 (1), pp. 27-33.

Vaccaro, P., & Mahon, A. (1989). The Effect of exercise on coronary heart discase risk factors in children. *Sports Medicine*, 8 (3), pp. 139-153.

Yanagibori, R. (1994). Carbohydrate and lipid metabolism affer 20 days of bed rest. Acta Physiol Scand 150, suppl 616, pp. 517.

Yamanouchi, K., Shinozaki, T., & Chikaba, K. (1995). Daily walking combined with diet therapy is a useful means for obese NIDDM patients not only to reduce body weight but also to improve insulin sensitivity. *Diabetes Care*, 18, pp. 775-778.

全民運動與健康

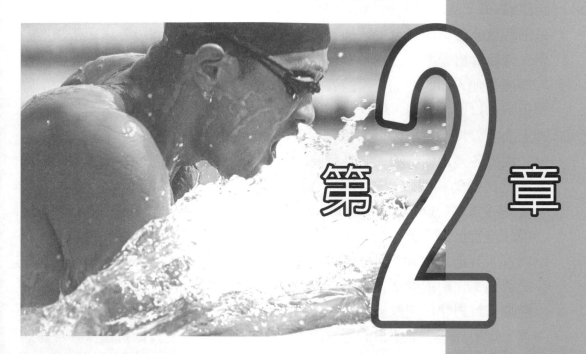

第2章

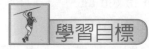
學習目標

讀完本章,你應該能夠:
1. 了解全民運動和全人健康的意義。
2. 了解推展全民運動的具體策略。

第一節　全民運動的重要性

　　許多國家推動全民運動（Sport for all）的過程是先由政府主動規劃，加入社會各界的資源及人力的配合，自社區出發，以達全面的實施效果。我國自民國 78 年始，即有明確的全民運動計畫，同時呈現未來的推展方向，先是由教育部體育司作全民運動政策的主導，再由行政院體育委員會帶頭推動陽光健身計畫等案，已逐漸提升運動風氣。觀察政府推動計畫的主要目標在於規律運動人口的增加，對個人而言，則在體能效果的提升及疾病率的下降與預防，以增進健康，使全體國民共同對抗文明病、袪病強身，對整體社會的正面意義極大，同時能降低健保資源，節省國家財源。

　　世界各國為促進國人的身體健康，改善日漸趨於靜態的生活方式，紛紛加強全民運動相關政策的訂定，其中不乏成功的範例。芬蘭全民運動計畫「活動芬蘭」（Finland on the move）及「終身體適能」（Fitness for life），二項計畫皆已邁入第二個五年，由政府支助此項身體活動計畫，且以衛生單位為首，其他單位如交通、教育、勞工等協助配合（Kirsten, 2000）。而後芬蘭透過文化與運動部，分別針對兒童與青年運動計畫，資助運動俱樂部加以推動；針對學校運動繼續執行「活動芬蘭」，並結合新的活動及不同學科內容，以增加學生上學日的體育活動時間。針對一般成人則持續「終身體適能」計畫，針對高齡者的方案如「強力老年」（Strength in old age），以促進高齡者自主行動、獨立生活及提高品質為目標（張少熙，2011）。重視運動政策使芬蘭成人的運動參與率高達六成（教育部體育署，2013）。澳洲「活得更有活力」（Active Living）的全民運動計畫也是成功的策略之一，參與的部門有運動、休閒娛樂、教育及地區政府，提升人民的健康水準外，亦具有經濟利益。其主要目標有三：促進終身活動、提升社會健康及生產力，以及提供人民更好的活動服務與建設（Kirsten, 2000）。澳洲的昆士蘭及北領地有發行運動券的政策，有效提昇全民運動（教育部，2013）。

　　美國在 1991 年提出「2000 健康人類」（Healthy People, 2000）新主張，結合人類服務部門及健康部門立下目標（Virgilio, 1997），提供必要的預防性措施及設施，在 2000 年時改善美國人的健康水準。以個人興趣為主，視

工作時間、居處地點等選擇運動方式，主動積極投入運動的行列，除調劑生活休閒功能之外，亦能增進全人健康（Total well-being）。

第二節　各級學校體育發展與健康促進

學校是推動全民運動重要的一環，各項辦法及課程綱要中皆具健康促進及重視體適能的文字，實務運作上亦十分強調積極促進健康為重要的方向。

一、各級學校體育實施辦法（附錄一）中，以基本運動能力及體能之提升為目標，透過許多活動的規劃與辦理，達成學校體育的終極目標。現階段我國推動全民運動已規劃具體之策略，如「運動人口倍增計畫」和「打造運動島」已有部分成效,使規律運動人口提昇至 30 ％（教育部，2013）。民國 102 年之體育運動白皮書中亦提出「建構優質運動文化」等發展策略（如附錄三），以達到運動健身快樂人生的目標。

二、教育部推動幼稚園運動遊戲方案（教育部，2003）五年（民國 93 年至 97 年）計畫，以建立推動的機制，強化師資培訓，改善教學環境，加強幼兒運動活動的推廣，推展幼兒運動遊戲的理念等五大策略，教育部結合大專院校、民間團體及各縣市政府為執行單位，期待向下紮根，自幼稚園開始培養國民的運動素養，並在課程中強調幼兒體能遊戲及幼兒足球比賽等活動。

三、九年一貫課程健康與體育學習領域的理念，以及高中職課程之修改方向及內容，皆認為體育課可作為最有效發展身體機能的健康計畫之籌備階段，發展以學校為本位的體育課程，以學生為中心的運動項目作為主要方向，是教育及課程改革的重大改變。九年一貫課程健康與體育領域之每一條分段能力指標都同時與「健康」與「體育」有關。政府成立「提升學生健康體能促進委員會」，發展並倡導新式健身操，規劃多元、樂趣化的體育活動，活絡校園運動風氣。建立學生體能常模，增進學生參與體能活動之動機，建立體能獎章制度，發展學生健康體能社區介入計畫，增進學生體能認知與行為。

四、校園開放制度（夜間與假日），以社區為中心舉辦各項活動，使社區居民皆有參與運動的機會。訂定國立高級中等以下學校運動設施開放及管理辦法（附錄二）。

五、大學體育課程選修制度，課程休閒化，生涯發展化，配合終身運動之推展。學校體育與終身運動之規劃，若以運動教育模式為例，讓學生依興趣選擇運動項目學習，教學者不忽略基礎體能訓練，同樣可以達成全民運動的目標。

六、教育部及體育委員會推展之各項體能專案，如三三三專案、體能護照及獎章發放等各項措施，以學生之健康體能為核心，重視體適能的發展是課外活動的重要參考方針。

第三節　推展全民運動之相關問題

我國推展全民運動亦不遺餘力，唯在成效上仍有努力的空間，在各項政策推展之際，相關問題逐漸浮現，惟有掌握正確的問題根源，才能對症下藥，選擇適當的方案加以執行。

目前我國推展全民運動之相關背景問題，如高齡化社會、青少年群體意識淡薄、運動需求受忽略、社區意識缺乏、特殊族群關懷不足、婦女體育受忽視（行政院體育委員會，1999）等，具體的狀況描述如下：

一、國民運動意識不足與運動態度消極

運動是自身權益，應主動提出，國人態度卻是消極被動，不易推展。國人休閒方式以靜態居多，青少年尤以打電動及看電視比例最高。對動態方式及運動意識消極，有待改善。

二、全民運動與競技運動資源分配不均

全民運動資源缺乏，主政者受施政績效壓力影響，將大量資源投入競技運動。全民運動的指導人力及志工制度之相關訓練與活動不足，官方及民間運動團體組織整合及互動、俱樂部及學校職場團隊活動支援配合不佳，各種設施（場地、設備器材、公共設施、民間設施）缺乏，經費及資訊不足，故應建立相關的補助制度，經費自籌機制及相關配套作法。

三、全民運動績效指標的迷思

通常全民運動績效的數字會依活動人次、場次及參與單位為指標之依據，皆為量的陳述。而有關規律且長期的參與運動的人口，才是與健康息息相關的重要指標，更應加入質的評估，除了解養成規律運動習慣的人數之

外，評估國民體能的提升程度及設計有關運動需求的滿意程度問卷，以了解是否整體質量提升的眞實情形，若能包含運動資源的配合，則其完整性更高。

四、弱勢族群的關懷不足

　　針對原住民、身心障礙者、老人及小孩等弱勢者的關照及相關措施不足（劉照金，2002）。

第四節　推展全民運動的具體作法

　　了解推展全民運動的問題之後，建立全民的健康生活型態是需努力的最高目標，訂定之目標如：1.良好的健康體能狀態，二十歲以上國民體重過重者降到百分之二十以下，2.六歲以上的規律運動人口在百分之三十以上。並自學校、公司及社區開始調查，了解達成此目標的可行性。並且開始規劃具體的作法，表 2-1 爲作法之一：

表 2-1　推廣全民休閒運動的作法

	觀　念　上	時　空　上	活　動　上
原則	肯定價值	創造餘暇的活動機會	個別化、多樣性及興趣取向
作法	利用學校與傳播媒體宣導休閒運動的必要性	善用適當之時間辦理活動，增建場館	運動能力之提升及各類活動之辦理

（修改自黃月嬋，1993）

一、全民運動推動模式

全民運動目標（人人運動、時時運動及處處運動）

↓

永續發展

↓

具體的措施
（資源整合、教育措施、志工制度、績效指標、經費籌措、充實設施）

↓

實施對象及場域（弱勢族群、學校、社區、工作職場）

圖 2-1　全民運動推動模式圖
（劉照金，2002）

二、推展全民運動的具體作法

(一)營造全民運動的環境

運動生活職業化、職業運動生活化、職業生活運動化（行政院體育委員會，2002）；是營造全民運動環境的方向：

1. 體育界、產業界、市場環境的資源整合：企業履行社會責任，關心員工福祉，提倡員工運動風氣，成立或贊助運動團隊（黃金柱，1995）。

2. 良好的法律環境：贊助稅額、產業分類，運動俱樂部減稅，鼓勵投資健康事業的法律措施的訂定。

3. 安全的場地設備、器材、服裝及用具：以社區為單位，鼓勵如體能步道、自行車道、游泳池等投資與興建。

4. 人才培育、終身學習的環境：加強運動諮詢人力的普及與提升。

5. 視訊宣導運動教育網絡：媒體宣導及網絡的建立。

6. 民間團體自我成長環境：訂定相關考核辦法自我激勵與考評。

(二)健全全民運動組織

政府與民間，中央到地方，學校到社區，都能具備完善的全民運動組織與機制，先做組織的診斷，再做結構性的變革或調整。

(三)建立永續發展的全民運動政策

政策是不因人而異，應建立具鼓勵永續經營的長期政策，這些政策本身與主事者無關，而績效獎勵制度能落實到各單項協會（劉照金，2002）。

(四)建立全民運動志工制度

運用大專志工（附錄四）及體育專業人員，協助指導推廣社區休閒運動（行政院體育委員會，1999），如退休者、教練、行政人員等人力，皆可有效利用以協助負責規劃、指導及執行與評估。

(五)設施

強化運動場館功能，提供民眾多元、便利的休閒運動諮詢與服務（行政院體育委員會，1999），建築多功能的場館，加強場館的經營與管理。於公園或綠地上建立健身徑，健身徑之設計可從一跑步標記處開始，每隔 50 公尺就有一個活動站，要求不同的動作及次數，以提高各項健康體能為目標。

```
健身徑各站實例
1. 伸展牆
2. 跳呼啦圈
3. 拉單槓
4. 梅花樁
5. 雲梯
6. 仰臥起坐
7. 平衡木
8. 攀岩
```

㈥運動中心

　　讓社區及學校成為運動中心，並設置運動輔導站，成為推展的核心單元，保障人民的運動權，在社區推展各項運動，加入家庭的配合及協助，以服務社會為宗旨，以社區全體居民為運動團隊的對象，考量不同的需求，政府應在人力、經費、場地與資源各方面予以協助。政策亦應鼓勵學校多為學生辦理體育活動相關的育樂營，增加學生參與肢體活動的各項機會，有助於動態生活態度的培養及各項運動技能的學習。

㈦教育民眾正確的運動知識、態度及行為

　　利用宣導媒體，透過學校教育，印製親子手冊等具體作法，將正確的運動概念傳播開來。

1. 鼓勵兒童、婦女參與運動休閒，推動輕鬆活潑的家庭休閒運動，增進家人的互動關係。
2. 豐富青少年的運動項目與環境，滿足青少年運動需求，降低不良偏差行為產生的機會。
3. 發展適合銀髮族的運動，培養社區意識，提供居民安全、舒適、近便的運動環境與機會，促進老人健康及生命素質（行政院體育委員會，1999）。各機構則利用「機關團體企業機構推展員工體育休閒活動獎勵辦法」（附錄五）加強員工參與體育休閒活動機會，活化肢體運動，提升生活品質。

㈧整合社區學校及職場推展全民運動的網絡

　　長期而具效益，提供職場運動休閒服務，滿足職工休閒運動需要（行政院體育委員會，1999）。制度化推動鄉際休閒運動聯誼活動，塑造國民休閒

運動文化。促進運動融入城鄉活動，以充實國民休閒生活之內涵（行政院體育委員會，1999）。

㈨建立適當的全民運動績效指標

應兼顧實施對象的廣泛性，主動投入及時間的持久性，規律正常發展及健康成長的健身性活動及活動項目與內容的多樣性。

㈩重視弱勢族群運動人口的開發與指導

　　1. 發展身心障礙國民休閒運動，提升其生活品質。

　　2. 推展原住民運動，充實多元運動文化內涵（行政院體育委員會，1999）。

㈠定期調查及研究國民休閒運動意願，全面研發並推展各類休閒活動，針對不同族群發展活動，以婦女為例：

職業婦女休閒運動俱樂部
1.項目：太極拳、有氧舞蹈及羽球。
2.時間：早、午、晚三時段。
3.政府派員指導至可自行帶領為止（固定場地或至公司位址）。
4.績效評估。

（黃月嬋，1993）

第五節　全民運動的落實與國民健康

全民運動相關法令：如 88 年陽光健身計畫——厝邊相招來運動，實施成效相當良好。可朝以下方向努力，以求政策之落實。

一、加強學校體育，使運動生活化（蘇俊賢，2002）。百分之五十死亡起因於不健康的行為及生活型態（行政院人事行政局編，2001），學生時代開始養成健康的生活型態，十分重要。

二、健康的生活型態，可延長壽命及提升生活品質，包括：㈠均衡的營養、㈡規律的運動、㈢充足的休息。在加強健康行為方面，如定時健康檢查（含牙齒）、騎乘機車必戴安全帽等。保健是全民的責任，可保障全民健康，其步驟一為有病求醫，二是重視預防策略，降低各項危險因子，三是維護健康且安全的環境，四為主動積極的增進健康，從事運動（蘇俊賢，2002）。

三、豐富國人的休閒生活

　　不同背景的國民，如性別、年齡、職業、收入及支配金額不同，其參與休閒的動機及行為即有差異（蘇俊賢，2002），可以透過健保卡統計看病次數，了解國人行為及需求後，安排適當的休閒活動，以豐富國人的休閒生活。

四、全民運動趨勢與展望

　　推展全民運動要營造運動環境、擴充相關人力、各年齡層分流規劃，並重視各級學校體育的發展，同時考慮將身體適能的評估結果，作為健康指數的依據，以及收取健保費用的參考標準，使國人正視體能的重要性。

摘　要

　　　世界各國都十分重視其國人健康情形，為改善國人健康情形，紛紛推動全民運動的相關措施，我國也不例外，尤其學校在推動過程中扮演著十分重要的角色。我國在推展全民運動上雖不遺餘力，但也產生許多問題，為了解決這些問題，有許多具體的策略可以規劃及執行，在未來營造良好的運動環境，擴充全民運動各環節相關人力，以及將各年齡層分流規劃，並重視各級學校體育課程的實施等方案，應積極規劃並投入實地執行，方能奏效。

關鍵詞

全民運動　　　　　　　全人健康

複習問題

1. 說明全民運動及全人健康的意義。
2. 我國及世界各國推展全民運動的具體策略為何？
3. 我國推展全民運動的問題為何？如何改善？

參考文獻

行政院體育委員會（1999）。第五章推展全民運動。作者主編：中華民國體育白皮書，頁 45～55。臺北：作者。

行政院體育委員會（2002）。政府如何營造全民運動的環境。國民體育季刊，31 (2)，頁 4～11。

行政院人事行政局編（1998）。公務人員健康管理手冊。臺北：編者。

黃月嬋（1993）。推廣職業婦女休閒運動應有的作法。國民體育季刊，22 (4)，頁 46～53。

黃金柱（1995）。現代化國家體育發展可採行的有效策略。大專體育雙月刊，17，頁 45～48。

劉照金（2002）。我國當前推展全民運動的問題及解決之道。國民體育季刊，31 (2)，頁 38～47。

蘇俊賢（2002）。運動與健康，頁 214～224。臺北：品度股份有限公司。

Kirsten, W.（2000）。國際健康促進協會——計畫與展望。收錄於中華民國體育學會主編，迎接千禧年——運動與生活品質學術研討會報告書，頁 63～73。臺北：編者。

Virgilio, S. (1997). *Fitness Education for Children-A Team Approach*. Champaign: Human Kinetics.

張少熙（2011）。高齡者運動創新服務模式之個案研究—以芬蘭佑華斯克拉（Jyväskylä）為例。行政院體育委員會運動發展基金補助運動產業專題研究計畫成果報告。

教育部體育署（2013）。102 年運動城市調查報告。臺北市：作者。

教育部（2013）。體育運動政策白皮書。臺北市：作者。

附錄一 各級學校體育實施辦法

中華民國 95 年 04 月 04 日修正

第 1 條 教育部為切實督導各級學校體育教學及活動之實施，特依國民體育法第六條規定，訂定各級學校體育實施辦法（以下簡稱本辦法）。

第 2 條 公私立各級學校（以下簡稱各校）體育之實施，依本辦法之規定。

第 3 條 各校實施體育之目標如下：

一、發展基本動作能力，學習運動技能，培養參與體育活動之必備技能。

二、增進體育知識，建立正確體育觀念，培養參與運動之積極態度與知能。

三、提昇體能，增進運動持續能力，促進身心均衡發展。

四、啟發運動興趣，體驗運動樂趣與效益，建立規律運動習慣。

五、培養運動道德，促進和諧人際關係，發展良好社會行為。

第 4 條 各校依有關規定設體育主管單位者，應聘請合格體育教師兼任主管職務，辦理全校體育行政業務；未設體育主管單位者，應指定專人負責辦理。

第 5 條 各校為策進及協調全校體育工作及行政業務，得依相關法令設學校體育委員會或相關委員會，審議下列事項：

一、全學年度體育實施計畫。

二、校內重要體育教學及活動之規劃、輔導及推動事宜。

前項委員會由學校有關單位主管、教師代表、職工代表及學生代表等組成之，校長為主任委員，體育單位主管兼任執行秘書。

第 6 條 各校應聘任合格體育教師擔任體育教學及協助推動全校體育活動。

第 7 條 各校應於每學年開學前訂定全學年度體育實施計畫，並應切實執行。

第 8 條 各校體育經費應依據學年度體育實施計畫編列預算。

第 9 條 各校應定期舉辦體育教學研究活動，並規定體育教師定期參加專業進修活動。

第 10 條 各校體育課之編班與排課應依下列規定辦理：

一、體育課之教學除原班授課外，為考慮學生之個別差異或運動興趣，得採另行編班（組）方式，每班（組）人數以四十人為原則。

二、身心障礙或經醫師證明身體狀況不適宜與一般學生同時上課者，應另成立體育特殊教育班，每班人數以十五人為原則。

三、各班（組）每週之體育課以隔日編排為原則。

第 11 條 各校體育課之實施，應依相關規定辦理，並應加強下列措施：

一、各校之體育課應依既定課表時間及進度實施教學。

二、遇天雨地濕或氣候不適合室外教學時，應充分利用室內場地，實施體育教學，不得停課或改授其他課程。

三、具有優異運動潛能之學生，宜輔導其選修體育或加入運動代表隊，加強訓練指導。

四、各校應充分利用體育設備實施體育教學；設有游泳池者，應教授游泳課程。

五、體育特殊教育班之授課，應依學生既有能力及特殊需求，訂定教材內容及實施個別化教學。

第 12 條 各校應依學生成績考查辦法等相關規定，辦理體育成績考查。

第 13 條 各校每學年應至少實施學生體能檢測一次，並依檢測結果，落實提升學生體能措施。

第 14 條 各校之體育活動，除依有關規定實施外，應加強下列措施：

一、中、小學每週應至少實施晨間或課間健身運動三次。

二、中、小學之課外運動可列入彈性課程，必要時得與綜合（社團）活動配合實施。

三、各校應輔導成立各種運動社團，做為推展課外運動之基礎單位，並提供學生參與課外運動之機會。

四、各校每學年應至少舉辦全校運動會一次，各類運動競賽三次，並酌辦體育表演會，設有游泳池者，應舉辦全校水上運動競賽一次。

五、各校應運用課餘時間或假期，定期舉辦體育育樂營，充分提供學生參與休閒運動之機會。

前項措施應由各校體育主管單位與相關單位共同策劃辦理。

第 15 條 各校應訂定校際體育活動參與計畫，輔導學生參與校際體育活動。

第 16 條 各校應選擇具有特色之運動種類，加強培育優秀運動人才，並得組成運動代表隊，聘請具有專長之教練擔任訓練工作。

各校運動代表隊之組訓、教練之聘請、優秀運動員、教練及有關人員之獎勵等規定，由各校定之。

第 16-1 條 中等以下學校為培育優秀運動人才，得提出計畫報經該主管教育行政機關核定後成立體育班。

第 17 條 各校應依各級學校設備標（基）準之規定，設置體育設備。

各校體育設備之使用、維護及管理措施，應依下列規定加強辦理：

一、各校應訂定體育設備使用、維護及管理之規定，並指定專人負責。

二、實施夜間教學者，其運動場所應設置良好之照明設備。

三、各校體育設備應優先用於體育教學，於不影響學校教學及生活管理原則下，應訂定規定，開放社區民眾體育活動使用。

第 18 條 各校應加強下列運動安全措施：

一、體育設備應標示明顯之安全注意事項或使用須知。

二、指定專人定期檢修體育設備；體育教師、教練及有關人員於授課前或活動前應檢視體育設備。

三、訂定運動意外傷害處理程序，遇發生意外傷害時，依程序緊急處理。

四、備有運動意外傷害急救器材及用品，並隨時補足。

五、定期辦理運動傷害防護研習，並指導學生預防及處理運動傷害之發生。

六、定期辦理水上活動安全教育宣導，指導學生預防戲水意外事件之發生。

第 19 條 各校應就學年度體育實施計畫內容，定期評鑑實施成效，研訂具體改進措施。各級主管教育行政機關應依教育部規定就各校體育實施情形進行訪視及評鑑。

第 20 條 本辦法自發布日施行。

附錄二 國立高級中等以下學校運動設施開放及管理辦法

中華民國 93 年 10 月 11 日修正

第 1 條 本辦法依國民體育法第七條第二項規定訂定之。

第 2 條 本辦法適用於教育部（以下簡稱本部）所屬高級中等以下學校（以下簡稱學校）。

第 3 條 本辦法所稱學校運動設施，其範圍如下：

一、體育館。

二、田徑場。

三、游泳池。

四、其他室內外運動場館及設施。

第 4 條 學校運動設施在不影響教學及生活管理為原則下，應配合開放，提供社區民眾體育活動使用，並予適當之輔導。

前項教學包含運動代表隊訓練；生活管理包含校園安全。

第 5 條 學校應訂定學校運動設施開放及管理規定，並於學校適當場所公告，其內容應包含下列事項：

一、開放範圍

二、開放時間

三、開放對象

四、使用方式及內容

五、申請程序及及借用期限

六、收費標準及優待事項

七、使用限制

八、損害賠償

九、設施使用契約書及平安保險事項

一〇、安全及注意事項

一一、其他與學校運動設施開放及管理有關之事項

第 6 條　學校運動設施開放之管理方式，得由學校自行或與社區共同成立管理委員會，或依促進民間參與公共建設法及其相關規定由民間參與經營；其參與經營之實施細節，由本部定之。

前項管理委員會置委員五人至七人，委員爲無給職，並得由校長擔任召集人。

第 7 條　申請借用學校運動設施，應於學校規定期限內，填具申請表，並附企劃書、主管機關核准活動之文件及相關資料像學校提出申請，經學校核准後，應繳交保證金完成借用申請手續。

前項申請表格，由學校定之。

第 8 條　學校運動設施開放，得酌收場地使用費及保證金，其應收費額如附表。

前項場地使用費，以支付相關人員人事費、清潔費、水電費、設備維護費、平安保險費及其他相關設施維護與輔導人員所需費用。

第 9 條　學校運動設施開放所收取之場地使用費應設立專帳，以代收代付方式辦理，其賸餘款並得滾存作爲改善學校運動設施或充實體育教學設備之用；會計帳冊應妥善管理，以備相關機關或單位查帳。

第 10 條　社區民眾使用學校運動設施，應依學校規定妥善使用，善盡保護之責，如有損壞，應負賠償責任。學校運動設施借用期間，使用者應負責維持場內外秩序，並維護公共安全及環境衛生，用畢應即回復原狀；如有損壞應予賠償，未即時回復原狀者，學校得僱工清潔或修復，所需費用由預收保證金項下扣除，如有不足應予追償。

第 11 條　學校開放運動設施施供社區民眾體育活動使用，其績優學校及相關人員得由本部依規定予以獎勵。

第 12 條　本準則自發布日施行。

附錄三　102年教育部體育運動政策百皮書（節錄）

全民運動發展策略

全民運動發展策略共有「完善全民體育運動組織與法規」、「普及國人運動參與並推展體育運動志工」、「擴增規律運動人口」、「結合運動與健康資訊，提升國民體能」、「推展傳統與新興運動」、「建構優質運動文化」等六大項，各項發展策略如下：

(一)完善全民體育運動組織與法規

1. 完善各級民間體育運動團體之輔導與獎勵辦法

   訂定各級民間體育運動團體之輔導與獎勵辦法，定期辦理績效評鑑，依據評鑑結果獎勵績效良好之體育運動團體，並積極輔導績效欠佳之體育運動團體，發揮推動體育運動功能。

2. 持續訂定體育專業人員之培養相關規範

   「國民體育法」授權中央體育主管機關應建立體育專業人員進修及檢定制度，包含各體育專業人員資格檢定、證照核發、校正、換發、檢定費與證照費之費額、證照之撤銷、廢止及其他應遵行事項，皆由中央主管機關訂定辦法辦理之，本項工作已進行部分訂定體育專業人員培養相關規範，教育部將持續訂定體育專業人員之培養相關規範。

3. 周延「新興運動」各項法規

   以國民體育法為基礎，對於各項「新興運動」的輔導管理，督導各直轄市及縣市政府依「地方制度法」，制定相關管理法規，明定新興運動之定義、類別、分級及其應具備技能範圍，建構專業人力的認證與培育，及設定運動場地設施標準與用地管理規範等。為考量法規的管理規範權責，並與內政部、交通部等相關部會及實際執行之地方主管單位、相關業者共同研議制定與推動，確保民眾權益。

(二)普及國人運動參與並推展體育運動志工

1. 發展銀髮族運動，促進身心健康與生活品質

   透過研發適合於銀髮族運動，及輔導大學校院相關系所、社團與學生運用服務學習或實習等課程分赴各地區協助推廣，並協調各直轄市及縣市

政府設置適宜銀髮族運動之安全簡易運動設施。其次訂定獎勵計畫，鼓勵各地方政府、公私立機構、各級學校體育運動組織辦理銀髮族運動課程，提供其規律運動機會。各地國民運動中心亦應提供更多的活動區域與優待時段，推展銀髮族運動。

2. 提供幼兒、青少年及職工豐富的運動項目與方便的運動環境

鼓勵學校、社區與運動社團辦理多元化競賽活動與親子休閒運動，編訂青少年運動護照，內容包含運動知識，簡易運動方法及運動紀錄，並規劃其獎勵制度及列為升學參考資料，並協調學校、社區與民間團體，提供青少年平價優質的運動環境。研究適合各類職場之休閒運動種類、項目與方法，推動企業及產業工會團體成立內部運動社團，以推展職工與上班族的全民運動。

3. 鼓勵婦女參與休閒運動

加強宣導運動的好處與必要性，鼓勵婦女參與運動，透過國民中小學運動會規劃親子活動項目，鼓勵親子共同參與運動。針對不同地區需求，規劃與提供適宜的休閒運動內容及機會。

4. 推展身心障礙國民體育活動，豐富其生活內涵

鼓勵身心障礙團體及大學校院培養推展身心障礙體育專業人員，規劃適合身心障礙人士之運動，加強運動場所無障礙設施之普及化、推展各種不同類型身障者之運動、提供運動機會，使身障者充分享有運動權。

5. 提升與擴增巡迴運動指導員與體育運動志工質量

培訓優秀運動選手成為巡迴運動指導員，建置多項目及多人數之運動巡迴指導團隊，分派各地協助推廣運動與訓練，並提供優秀運動選手就業管道。同時落實並擴增大學校院體育運動志工團隊，擴展體育運動志工服務範圍與對象，持續經營體育署體育運動志工網路平台，並加強宣導提高平台點擊率，提升平台之效益。修訂相關法規，落實證照制度，使培訓、發照及應用皆有法令依據。依據志工服務相關法規，分別培訓運動指導志工、體育與運動賽會活動指導志工，並依照運動與服務內容類別分別登錄，期使志工質量均能逐漸提升與增加，統整各項運動證照，並依其特性區隔執業、指導、服務等志工及證照等級。

6. 各級體育會人員體育專業訓練與時俱進

為使體育會人員能夠充分發揮工作成效，配合計畫與專案，定期實施體育專業知能在職訓練，充實本職學能。同時積極提供各直轄市及縣市體育會人員進修資訊與管道。

7. 實施國民運動卡

仿效澳洲昆士蘭與北領地（Northern Territory）與法國等地實施發行運動券之政策，法國強調國民運動參與，認為藉由運動參與就可以提升人民體力，所以在提升體適能相關計畫上，將重點放在提高運動參與的計畫上。同時為了讓青少年能有更多的機會接觸各種運動，從 1998 年開始推行「運動票券（sport voucher）」系統，讓青少年在學年內使用運動票券，選擇加入地區的運動俱樂部，希望青少年能藉由運動俱樂部的參與提高身體活動量。因此，未來臺灣地區，亦將規劃實施國民運動卡，針對青少年、銀髮族、身心障礙者與婦女等特定族群推行全民運動，普及國人之運動參與，並培養成為規律運動人口。

(三) 擴增規律運動人口

1. 推廣社區休閒運動

培養專業且在地化的全民運動推廣人才，透過招募在地體育運動志工，辦理專業培訓，投入全民運動推廣，並透過志工協助上班族、婦女、社會弱勢族群投入運動，提升其生活品質，結合社區、學校、民間單位，推展運動社團與賽會活動。推動登山健行、自行車、游泳等特色活動，表揚推行與投入臺灣特色大型活動之民眾與團體。各直轄市及縣市政府建立運動資訊平台，公布運動即時資訊，提供民眾運動新知。

2. 鼓勵機關團體提供職工運動機會

為開啟我國全民運動新頁，以人人運動、處處運動、時時運動為目標，其中很重要的理念就是要使潛在性運動人口成為自發性運動人口，使個別型運動人口成為團體型運動人口，冀望以團體同儕的力量加速運動人口質與量的提升。因此，需透過鼓勵公部門與民間企業，籌組職工運動社團並提供職工運動時間，讓員工每週有固定的運動時間與機會，培養員工運動技能與興趣，透過運動提高職工向心力與健康體能，一方面提升產能與工作效率，一方面養成規律運動習慣。

3. 落實國人運動習慣調查

資訊發展與交通便利帶動國人運動模式的改變，為充分掌握國人參與規律運動情形、運動參與動機與需求，每年定期調查，以做為推展全民運動的參考。

(四) **整合運動與健康資訊，提升國民體能**

1. 建置運動與健康資訊平台

建置運動與健康相關資訊專屬網頁，強化與即時更新國民運動環境資訊，提供全民運動與健康即時資訊。例如：公告國民體能檢測情形及活動，提供國人及企業進行體能檢測個人體能等級查詢，激發國人養成運動習慣的動力，提供運動科學效益為基礎的心肺耐力運動及肌力運動原則，增進國人對運動資訊的了解及有效提升個人體適能，提供高血壓、高血脂、退化性關節炎等慢性疾病患者及各族群運動處方建議資訊，全方位提升國人體適能與促進健康，提供預防運動傷害資訊，減少因不適當運動方式，造成長期性的慢性運動傷害。

2. 社區導向之學習

社區導向之學習包括企業機構、健康照護機構及社區發展（里民活動）中心等，結合直轄市及縣市政府衛生局與衛生所等醫療衛生單位，在國人接觸互動頻繁的地點，提供相關的運動健康資訊與運動對健康效益的資訊，以達到最大的推廣運動效率。同時結合運動專業師資、各級學校、各直轄市及縣市政府衛生局、各職場機構、健康照護機構及社區發展中心，辦理規律體適能活動及運動健康資訊學習營。

3. 整合與推廣國民體能檢測及學生體適能檢測

提升體能檢測站的服務品質，增加體能檢測資訊的服務與推廣，以養成運動習慣及改善體適能與健康。具體而言，於各直轄市及縣市輔導大學校院或其他機構，成立長期性的檢測站，全年皆可進行國民體能檢測及學生體適能檢測的服務，增加民眾檢測的方便性及提高檢測站的服務效益。檢測站除了持續定期辦理學生體適能檢測之外，並不定期於國民運動中心、都會區、社區公園及與地方政府活動配合辦理國民體能檢測，提供民眾便利的檢測環境，協助其了解個人體適能情形、國民體能常模長期建立及追蹤國民體能變化。

(五)推展傳統與新興運動

1. 傳承發揚臺灣傳統體育

   持續強化臺灣傳統體育之學術研究，建構其歷史脈絡與理論基礎，並推動傳統體育，列為十二年國教學校鄉土教材或體育課程之一。

   在推展學校民俗體育方面，賡續推動「發展學校民俗體育中程發展計畫」，組成專家小組修訂計畫推動之項目與內涵，除因地制宜外，並兼顧傳統體育的多元性。

   建構與扎根各鄉鎮具有特色之運動比賽，舉辦適合家庭親子的體育活動，並廣為宣傳適合全家參與之運動賽會，結合地方節慶及特有文化風情，發揚與維護臺灣鄉土與傳統體育活動。

2. 傳承與發展臺灣原住民運動文化

   規劃成立原住民體育運動研議小組，對於原住民休閒運動及體育等運動文化之傳承、維護與發揚，賦予任務及使命，發揮教育與文化功能。

3. 建立「新興運動」項目輔導機制。

   輔導各「新興運動」單項協會進行會員登記，檢視技能認證標準，導入訪視、考核與輔導，強化協會自主管理，確切掌握運動人口，提升戶外運動安全與保障。

(六)建構優質運動文化

1. 提升國民運動素養

   結合資訊平台、辦理活動場合與宣導品，優質運動節目與平面媒體，宣導休閒運動在身、心、靈、家庭與社會等方面的效益，並透過志工與各種機會教導運動技能，提升國民運動知能。建立使用者付費的觀念，引導國人願意付費參與各類休閒運動，成為規律運動參與者。

2. 鼓勵轉播國際精彩運動賽會與製作優質運動節目

   配合普及國人運動參與，規劃獎勵電視台轉播國際精彩運動賽會或節目，持續補助學生觀賞運動比賽及媒體賽會活動，擬定鼓勵電視媒體轉播國際大型運動賽會計畫，據以實施。

   透過製作優質運動節目，營造運動氣氛，帶動運動風氣，具體提升臺灣優質運動文化特色，促進族群參與運動之樂趣，建立富而好動之社會。

3. 推展觀賞重要運動賽會,提升運動風氣

2009 年我國曾於高雄舉辦世界運動會及臺北舉辦聽障達福林匹克運動會(以下簡稱臺北聽障奧運),2017 年更將於臺北舉辦世界大學運動會,上述比賽之精彩畫面及奧、亞運、棒球經典賽與世界盃足球賽等國際重要運動賽事,均有推展給全體國民觀賞之價值,以激發民眾參與運動之熱誠,尤其提供學校做為運動欣賞之教材,將能有效啟發學生之學習興趣,奠定全民運動之基礎。

4. 彙整臺灣本土各項運動發展文獻

建置我國身心障礙、世界運動會、原住民及傳統體育運動等參與國內外重要賽會歷程與歷年成績資料。同時,彙整國內各單項運動發展及運動賽會的歷史文獻,一面提供國人運動文化常識,引起從事運動之動機,奠定全民運動之基礎,一面充實運動文化之內涵。

附錄四　教育部體育署學校體育志工實施要點

中華民國 101 年 12 月 11 日

一、教育部體育署（以下簡稱本署）為執行志願服務法第四條規定，整合學校及社會資源，鼓勵熱心服務之各級學校師生，支援辦理學校運動指導、運動賽會服務、課後照顧及體育相關活動，特訂定本要點。

二、學校體育志工支援及服務範圍：教育部或本署輔導之社會團體、法人所辦理之學校運動指導、運動賽會、課後照顧及體育等相關活動。

三、學校體育志工之分類及其應具備之資格如下：

（一）學校體育指導志工：大專校院學生或大專校院畢業，具下列資格之一，並通過學校運動志工訓練且完成實習者：

1. 體育相關科系學生。
2. 體育相關科系畢業。
3. 退休體育老師。
4. 具有運動技術指導之能力。
5. 其他具有體育運動相關之知能。

（二）學校體育服務志工：通過學校體育志工基礎訓練之高級中等以上學校學生。

四、學校體育志工服務項目如下：

（一）學校體育指導志工：支援各級學校辦理體育活動、運動賽會、課後照顧，或擔任運動團隊及課餘活動之運動指導等事項。

（二）學校體育服務志工：協助辦理體育相關活動、行政及推廣等相關事項。

五、學校體育志工運用單位（以下簡稱運用單位），得視實際需要，擬訂學校體育志工培訓計畫，送各主管機關核定後，依下列程序辦理志工培訓：

（一）報名：符合資格者，得自由報名或由運用單位推薦。

（二）遴選：由運用單位審查申請資料，必要時得聘請相關人員進行面談。

㈢訓練：
　　1. 基礎訓練：依志願服務法相關規定之課程內容辦理。
　　2. 特殊訓練：依運用單位所需項目個別訂定之。
㈣實習：體育指導志工，完成訓練課程後，由運用單位安排實習服務；
　　其不得併計學校實習課程之時數。
㈤發給證書：由運用單位對學校體育志工發給志願服務證及服務紀錄
　　冊。
六、受學校體育志工服務之單位（以下簡稱受服務單位），於媒合服務得與
　　運用單位共同訂定志願服務計畫，送主管機關備查，並執行之。
七、本署或其委託單位得依下列規定媒介運用單位之志工至受服務單位進行
　　服務：
㈠本署或其委託單位：研擬年度實施計畫，定期進行輔導。
㈡直轄市、縣（市）政府：調查受服務單位需求，協助受委託單位之媒
　　介及審核志願服務計畫。
㈢運用單位：建立志工資料庫，依媒介結果與志工意願安排服務、與受
　　服務單位共同研訂及執行志願服務計畫。
八、運用單位應指派專責人員，負責辦理學校體育志工之招募、訓練、管理
　　及輔導等各項行政事務。
九、運用單位應組織志工並採自治方法運作，每十人至十五人得成立志工小
　　隊，每小隊置小隊長一人；每五小隊至十小隊成立志工大隊，置大隊長
　　一人，副大隊長一人至三人，總幹事一人。
十、受聘為學校運動志工者，享有下列權益：
㈠服勤期間由運用單位辦理新臺幣一百萬元以上之意外保險。
㈡得由本署及運用單位贈送所發行之刊物。
㈢得受本署及運用單位邀請參與各項體育講座及學術研討會。
㈣參加運用單位舉辦之收費性體育活動或使用運用單位收費性之體育設
　　施，得憑學校體育志工服務證享折數優待。
㈤運用單位得依學校體育志工服務性質與時間，酌予補助交通費及餐
　　費。

(六)學校體育志工服務年資滿三年，服務時數達三百小時者，得檢具一吋半身照片二張、服務紀錄冊影本及相關證明文件，向直轄市、縣（市）政府申請核發志願服務榮譽卡。

(七)運用單位得另定其他保障措施，加強所屬志工之照顧。

十一、學校體育志工服勤義務除志願服務法第十五條所定義務外，尚包括下列事項：

(一)依排定時間及地點準時到達值勤。

(二)值勤期間應配戴學校體育志工服務證，並遵守運用單位各項規定，不得有怠忽職責或損及體育志工榮譽之行為。

(三)請假應依規定並事先知會運用單位。

十二、學校體育志工應參加運用單位舉辦之相關訓練活動，加強充實專業知能，以增進服務效能。

十三、運用單位應指派專責人員輔導下列事務：

(一)協助學校體育志工瞭解相關組織及功能，遵守各項規定。

(二)適時提供學校體育志工專業知能，以維持服務品質。

(三)協助學校體育志工克服困難，達成所分派之任務。

(四)配合教育部及本署各項體育政策，協助支援國內外各大型運動賽會。

十四、運用單位應定期舉辦學校體育志工例行會議、成長課程研習，以加強學校體育志工聯繫，並得舉辦聯誼活動及發行學校體育志工簡訊。

十五、學校體育志工績效獎勵作業，得由本署或委託單位辦理。

十六、運用單位辦理體育志工招募、訓練及服務所需經費，除由運用單位編列預算或結合社會資源支應外，本署得酌予補助。申請補助之運用單位，應於辦理二個月前，擬訂實施計畫報本署核定。

附錄五　機關團體企業機構推展員工體育休閒活動獎勵辦法

中華民國八十九年三月十日台八十九體委全字第○○三三二五號

中華民國九十一年一月十六日體委全字第○九一○○○一一六七號

第 一 條　本辦法依國民體育法（以下簡稱本法）第十條第二項規定訂定之。

第 二 條　本辦法獎勵對象如下：

一、各級政府機關。

二、依法設立之各級人民團體及公益法人。

三、依法設立之公民營企業機構。

第 三 條　前條獎勵對象符合下列各款規定且績效優良者，行政院體育委員會（以下簡稱本會）得予獎勵：

一、成立運動團隊且定期舉辦活動者。

二、每年舉辦員工運動會或體育休閒活動者。

三、每年編列相關經費推展員工體育休閒活動者。

四、配合體育政策，經常響應參加政府或民間舉辦之體育研習或活動者。

員工人數在五百人以上者，除前項規定外，並應符合本法第十條第一項規定，聘有體育專業人員，辦理員工體育休閒活動之設計與輔導。

第 四 條　符合前條規定者除由本會自行遴選者外，依下列方式向本會推薦：

一、中央各機關：彙總推薦其所屬機關及事業機構。

二、直轄市、縣（市）政府：彙總推薦其所屬機關及事業機構。

三、各級人民團體、公益法人及民營企業機構，得逕向本會申請。

前項各款之推薦機關或團體，符合前條規定者，由本會遴選獎勵。

第 五 條　前條第一項申請獎勵者，應於每年四月底前，向推薦機關或本會提出書面申請。推薦機關應於每年六月底前，將推薦名單及相關證明文件，檢送本會審查。

第 六 條　本會為評選績優獎勵對象，應成立審查小組，經審查通過者，以公開方式予以獎勵。

第 七 條　本辦法自發布日施行。

Note

運動與生理健康

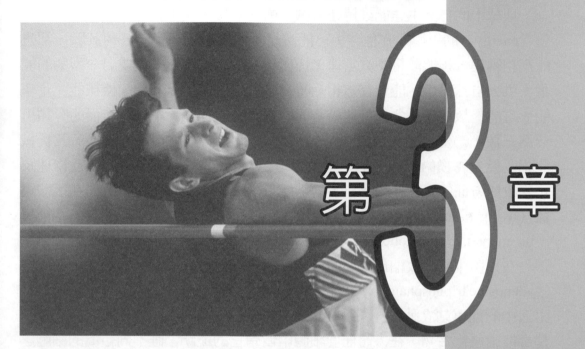

第**3**章

 學習目標

讀完本章,你應該能夠:

1. 了解運動能量代謝系統中,主要提供體內 ATP 的三個管道。
2. 說明運動時肌肉所扮演的角色,以及ACSM所建議提升或維持肌肉適能的處方。
3. 說明運動時循環系統所扮演的角色。
4. 說明運動時呼吸系統所扮演的角色,以及ACSM所建議提升或維持心肺耐力的處方。
5. 說明評量有氧能力的方法。
6. 說明評量無氧能力的方法。

第一節　運動能量系統

一、生物能量學

　　地球上的自然生態能維持在一個平衡的狀態，其中最重要的一環即是能量（energy）的平衡，在地球上，能量以不同的形式存在，各司其職，卻也能互相轉換，根據能量不滅定律，任何型態的能量，能轉換成另一型態的能量，供大自然使用。能量在這相互轉換的過程中，可以熱能、機械能、化學能、電能、核能或是多種型態結合的能量等方式存在。在學科方面的分類可分為三類，㈠生化（physiochemical）科學分支，討論有關熱（heat）及機械能相互能量轉換的學科，稱為熱動力學（thermodynamics）；㈡涉及物理及化學改變方面能量轉換的學科，稱為能量學（energetics）；以及㈢在活體組織（living tissue）內所有化學反應的能量轉換之學科，則稱為生物能量學（bioenergetics）（Robergs & Roberts, 1997）。

　　在人體中肌肉收縮最重要的能量來源，即腺嘌呤核苷三磷酸，簡稱ATP（adenosine triphosphate），它是維持人體生命不可或缺的物質，不論是日常生活中的簡單站立動作，甚至從事激烈的運動，都需要 ATP 來執行。ATP是高能磷酸化合物，在人體任何細胞中皆有它的蹤跡，唯不同組織的細胞之 ATP 相互間並不能共用，因此，內部不同組織的細胞皆需產生屬於自己的 ATP，供自己使用（謝伸裕，1997）。ATP主要結構為一個腺嘌呤核苷、核糖（ribose）及三個磷酸基群所組成，當 ATP 末端的磷酸基被水解後能產生大量的能量（energy），而這些能量就是提供人體活動最重要的燃料，ATP被水解產生能量的反應式如下：

$$ATP \underset{ATPase}{\rightleftharpoons} ADP + Pi + Energy$$

二、運動能量系統

　　主要提供體內ATP，以維持運動的管道共為三種：㈠磷化物系統；㈡乳酸系統及㈢有氧系統。以下就針對這三項來進行說明：

(一)磷化物系統

　　人體內現有的 ATP 最主要是用於應付日常生活中突發狀況，而在運動中，則主要是應用在無氧爆發性的動作，人體內約有 80～100 公克的 ATP 含量，僅能進行幾秒鐘的最大運動即告衰竭。而一個莫耳（mole）的 ATP 水解後約能產生 7.3 大卡的能量供生物活動（biologic work）使用，反應式如下。

$$ATP + H_2O \longrightarrow ADP + Pi + 7.3\ Kcal \times mole^{-1}$$

　　為確保體內 ATP 量能源源不絕，磷酸肌酸（CP; creatine phosphate）提供了最重要的功能，當 CP 偵測出體內 ATP 被使用轉變成 ADP 後，會立即由肌酸激酶（CK; creatine kinase）催化分解成肌酸（creatine）、磷酸（phosphate）及足以還原 ATP 的能量，確保體內 ATP 及 CP 維持一定的比例（Wilmore & Costill, 1994, p.97）。

$$CP \xrightarrow{\text{CK}} \begin{matrix} C \\ \\ Pi \end{matrix} \longrightarrow energy \xrightarrow{\begin{matrix} ADP \\ \\ Pi \end{matrix}} ATP$$

　　一般人體內 CP 量約有 120～125 mmole*KG^{-1}（dry muscle），而在肌細胞中，CP 的含量約為 ATP 量的 2～4 倍，體內 CP 及 ATP 的相互變化情形可由圖 3-1 清楚得知（Wilmore & Costill, 1994）。

(二)乳酸系統

　　大部分的 ATP 是由碳水化合物所提供，而碳水化合物轉化成 ATP 的管道主要可分為無氧路徑及有氧路徑，而乳酸系統即是碳水化合物以無氧路徑提供 ATP 的重要系統。此系統係指醣類在無氧介入時，可分解成乳酸，同時產生少量的 ATP 提供生物體使用，又稱為糖解作用

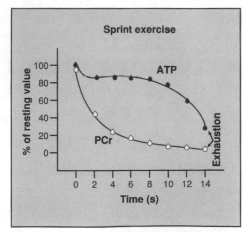

圖 3-1　肌肉作最大運動時，CP 及 ATP 的變化情形
（Wilmore & Costill, 1994, p.98）

（Glycolysis；圖 3-2）。另外，在醣類分解的過程中，亦會產生氫離子導致體內 PH 值下降，引起磷酸化酶及磷酸果糖激酶活性下降，而產生疲勞感。

一般而言，乳酸系統主要是在應付數秒至一、二分鐘的激烈運動，本系統由於不需要氧的參與，因此，能很快的產生少量 ATP 供急用，在緊急狀況時也能迅速產生 ATP 供生物體使用。但由於其急速的緣故，造成原本每一分子的葡萄糖能產生 38 分子的 ATP，因為無氧的供給，只能產生 2 分子的 ATP，就經濟利益來看，不是很理想。在糖解過程中，每一分子的葡萄糖能產生兩分子的丙酮酸（pyruvate）及兩分子的 ATP。當有氧

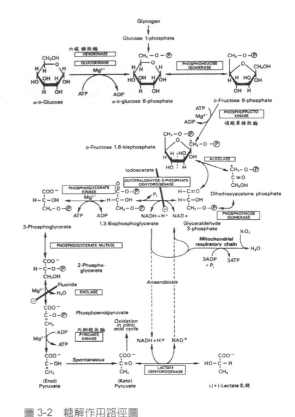

圖 3-2　糖解作用路徑圖

（Murray, Granner, Mayes & Rodwell, 1993）

供給時，NADH（菸鹼醯胺腺嘌呤二核苷酸）的氫離子可於電子傳遞鏈中幫助 ADP 產生更多的 ATP，但當氧不足時，丙酮酸就會接過氫離子來產生乳酸。乳酸在此系統雖然是造成疲勞的主要原因，卻也是糖解作用能延續下去的最主要關鍵。乳酸的產生，需接受 NADH 的氫離子，使得 NAD⁺能接收糖解作用的第六步驟，甘油醛-3-磷酸（Glyceraldehyde-3-phosphate dehydrogenase）代謝成 1,3-雙磷酸甘油酸（1,3-Biphosphoglycerate）所產生的氫離子，讓糖解作用能持續的進行下去。

㈢有氧系統

短而激烈的運動，僅需要磷化物系統及乳酸系統提供及時的 ATP 即可應付，但絕大部分的運動，或日常生活中所做的勞動，花費時間動則以小時論，單單使用磷化物系統及乳酸系統所供給的 ATP 是不夠的，此時就需要有氧系統不斷提供綿延不絕的能量——ATP。有氧系統產生 ATP 最主要需

經過兩個代謝路徑：1.克勞伯環（Krebs cycle；又稱爲檸檬酸循環，citric acid cycle）及 2.電子傳遞鏈（Electron transport chain）。每一分子的葡萄糖經過糖解作用代謝成丙酮酸後，若無氧氣參與則會接著代謝成乳酸；但當有氧介入後，丙酮酸會接著代謝成乙醯輔? A（Acetyl CoA），而進入克勞伯環，再進入電子傳遞鏈，獲取共 38 分子的 ATP，足足比無氧系統獲取高達 19 倍的能源。

　　當乙醯輔酶 A 進入克勞伯環後，主要功能爲完成利用 FADH 及 NADH 的氧化作用，藉由脫氫產生氫氣，進入電子傳遞鏈，而在電子傳遞鏈中，主要功能是利用氫本身含有的能量，將 Pi 加入 ADP 合成 ATP，而氫離子則接受氧氣形成水，此作用又稱爲氧化磷酸化反應（oxidative phosphorylation），經過克勞伯環及電子傳遞鏈的過程（如圖 3-3）後，共可獲得 36 個ATP，再加上原本無氧糖酵解作用所產生的 2 個 ATP，共可獲得 38 個 ATP。

　　而上述所介紹的是以醣類爲例，在有氧系統中提供原料的並非僅有醣類而已，還有蛋白質及最大宗的脂肪。而在這三類中要產生 ATP 之最主要的步驟都是轉變成乙醯輔酶 A，而後進入克勞伯環，往後產生 ATP 的過程則是完全相同，而醣類、脂肪及蛋白質代謝之間的相互關係如圖 3-4 所示。

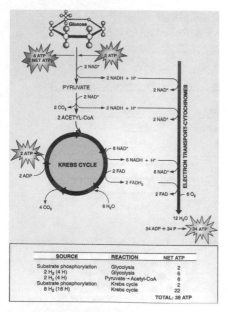

圖 3-3　有氧系統產生 ATP 的過程
（McArdle, Katch & Katch, 1996, p.114）

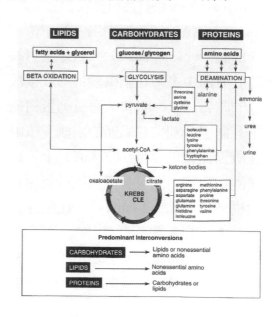

圖 3-4　醣類等代謝關係圖
（McArdle, Katch & Katch, 1996, p.118）

第二節　運動與肌肉

　　人體中的肌肉包括骨骼肌、心肌及平滑肌，而以運動的相關性而言，骨骼肌當然是不遑多讓。一個正常人體內約有 400 條骨骼肌，約占體重的40～50%。以下將針對骨骼肌的構造等細節加以說明。

一、骨骼肌的構造

　　肌肉在光學顯微鏡下有明顯的明暗之分，因此它與心肌一樣都為橫紋肌。骨骼肌是無數個肌纖維（muscle fiber）所構成，而肌纖維的數量視肌肉大小有所不同，每一條肌纖維都可視為單一細胞，肌纖維的長度約與該肌肉長度相同。肌纖維上有無數個粗絲及細絲所構成的圓形構造，稱為肌原纖維（myofibrils），如圖 3-5。

　　粗細絲在肌原纖維有規律的重複，其中粗絲為肌球（凝）蛋白絲（myosin），細絲為肌動蛋白絲（actin），而每一個重複則為一個單位，稱為肌節（sarcomere），肌球蛋白絲位於肌節中央，在顯微鏡下形成橫紋肌的暗帶（A band），而肌動蛋白絲則有兩組分別位於肌節的兩側，依附在肌節兩端的 Z 盤（Z line）上。而在兩個暗帶中間會有僅由肌動蛋白絲所構成的明帶（I band）。在肌球蛋白絲上有許多球型的突出物，稱為橫橋（cross bridge），主要功能在於與肌動蛋白接觸，形成肌肉收縮，如圖 3-6 所示。

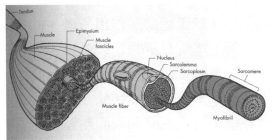

圖 3-5　骨骼肌解剖圖
（Robergs & Roberts, 1997, p.153）

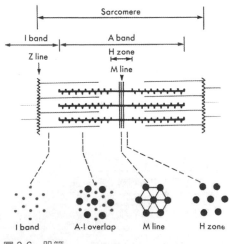

圖 3-6　肌節
（Robergs & Roberts, 1997, p.154）

二、肌纖維滑動學說

肌纖維滑動學說為目前大家比較接受的理論，步驟如表 3-1：

表 3-1　肌纖維滑動學說

步驟	內　　　　　　　　　容
一	神經衝動傳到肌肉神經接合點，釋放 Ach 神經傳導物質至肌肉引發動作電位，而後將衝動傳至 T 管及肌漿網，造成活化（firing）。
二	鈣離子由肌漿網釋放，並與肌動蛋白絲上的肌鈣蛋白結合，露出橫橋接合點。
三	肌球蛋白絲的橫橋與與肌動蛋白橫橋接合點結合，將肌動蛋白絲往中央拉，形成肌肉收縮，同時橫橋上的 ATP 水解產生能量。
四	另一 ATP 與肌動蛋白絲結合，打斷肌球蛋白絲及肌動蛋白絲的結合，回復未結合前蛋白絲位置。若持續有衝動傳來，橫橋週期（cross bridge cycle）則重複二至四的步驟。
五	神經衝動停止後，鈣離子會以主動運輸的方式運回肌漿網，則反應停止，肌肉放鬆。

三、肌纖維的類型

肌纖維中有三種不同種類的肌肉纖維，依功能而言，各有不同的收縮速度及形成ATP的不同路徑，如表 3-2（McArdle, Katch & Katch, 1996; Wilmore & Costill, 1994）。

四、肌肉收縮的形式

肌肉收縮的形式可分為靜性及動性收縮。靜性收縮又可稱為等長收縮（isometric contraction），是指肌肉發生張力時，肌肉長度維持不變（林正常，1997），例如蹲馬步的動作。

動性收縮可分為向心收縮（concentric contraction）及離心收縮（eccen-

表 3-2　不同肌纖維特性

名　　稱	肌　纖　維　形　式		
	慢速氧化纖維 SO Type I	快速氧化纖維 FOG Type II a	糖分解纖維 FG Type II b
顏　　色	紅	紅／白	白
纖維直徑	小	中	大
粒腺體數量	高	中	低
糖解能力	低	高	高
氧化能力	高	中／高	低
收縮速度	慢	快	快
放鬆速度	慢	快	快
疲　勞　度	慢	中／高	快
力量大小	小	中	大

tric contraction）。向心收縮是指當肌肉發生張力時，肌肉長度變短，而離心收縮則是肌肉變長。以仰臥起坐為例，當身體往腳部方向進行時，腹直肌則是進行向心收縮；當身體往後倒，回復到躺的姿勢的過程，則為離心收縮。就訓練的效果而言，離心收縮的效果優於向心收縮。

五、運動的效果

　　肌肉經過有計畫的運動訓練後，會有明顯的增加，肌力的增加不論是對身體或日常生活上都有極佳的優點，舉例來說，當腹部及臀部肌肉增加，便能改善或預防下背部疼痛。而運動使肌肉量增加時，生理上會有以下的變化：

㈠肌肉尺寸的變大：肌肉經過訓練後，肌纖維直徑會隨之變大，肌肉外觀就有變粗的情形，而肌纖維的數量並不會因為訓練而增加，因此，一旦停止訓練，肌肉尺寸又會回到原來的大小。

㈡燃燒較多的脂肪：對於同樣重量的肌肉與脂肪而言，在休息狀態，肌肉就能消耗較多的熱量，提高基礎代謝率，對於每天主要消耗熱量的基礎代謝而言，能較有效防止肥胖。另外，肌肉密度比脂肪來得大，因此，就兩個同樣重量的人而言，肌肉多者，身型會顯得比較修長。

六、運動的建議

　　對於肌肉適能的訓練方式，ACSM（美國運動醫學會，2000）提出聲明：

㈠健康成人

　　1. 強度

　　　⑴強度必須足以提升肌力、肌耐力，以及維持去脂體重。

　　　⑵自然地循序漸進且個別化，並包含所有大肌群。

　　　⑶每組進行 8～10 個動作，每一動作必須進行 8～12 RM；老年人以及體能較差者（約 50～60 歲以上），10～15 RM。

　　2. 持續時間：每次訓練約 3 組，如果時間允許的話，多組數訓練的方法可以提供較大的益處

　　3. 頻率：每週訓練 2～3 天。

　　ACSM（2014）最新的聲明顯示，針對大部分的成人在強度上，仍維持在 8～12 RM；中老年人也維持 10～15 RM 則可增加肌力。若要增加肌耐力，強度僅需 15～20 RM 即可。持續時間則放寬為每次 2～4 組，對於老年

人，1 組便已足夠增加肌力；增加肌耐力則不需超過 2 組。頻率也維持每週 2～3 天。

（二）兒童與青少年

1. 強度
   (1)避免使用最大重量於肌力訓練課程。
   (2)每組宜進行 8 RM 或以上。
   (3)不建議使用阻力訓練至嚴重肌肉疲勞點。
   (4)當訓練效果發生後，欲增加負荷時，宜先增加RM，再增加重量。
   (5)建議每組進行 8～10 個動作，每一動作必須進行 8～12 RM，確認包含所有主要肌群（在訓練之初，建議先進行 1 組，直到技術已成熟後，才能進行 2 組）。
2. 持續時間：建議每次訓練 1～2 組，每個動作間休息 1～2 分鐘。
3. 頻率：每週最多不得超過兩次。

第三節　運動與循環

　　循環系統主要由心臟和血管組成，主要功能在於運送足夠氧氣及養分至身體各部位，以提供足夠的能量供生活活動，並將各部位所產生的廢物蒐集排出體外。

一、心臟的構造

　　心臟是由心肌構成，共分為四個腔室，分別為左、右心室及左、右心房。一個正常人在安靜時，每分鐘心臟搏動約 70 次，經過運動訓練的人，心跳率會隨體能狀況的提升而降低。心臟結構圖如圖 3-7 所示。

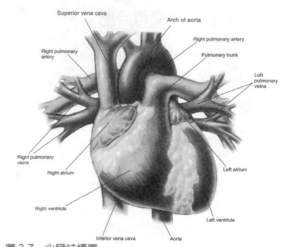

圖 3-7　心臟結構圖

（Vander, Sherman & Luciano, 1998, p.384）

二、血　管

　　心臟內血液是由心房流至心室。心臟外血液從左心室經由主動脈流出，而由大靜脈流入右心室的過程，稱爲體循環；血液由右心室經由肺動脈流至肺部進行氣體交換後，再由肺靜脈流入左心房的過程，稱爲肺循環。

三、心輸出量

　　心輸出量是指每一分鐘由心臟送到全身的血液量，一般人安靜時的心輸出量約 5～8 公升，在最大運動時，一般男性約可達 22 公升，女性可達 18 公升；對於耐力型運動員而言，男性可高達 34 公升，女性可達 24 公升（Powers & Howley, 2001）。心輸出量（$\dot{Q}$）爲心跳率及每跳心輸出量的乘積，心輸出量的好壞可反應出身體代謝的水準（林正常，1997）。

　　每跳心輸出量是指每一次心跳，心臟所送出的血液量。每跳心輸出量主要受到三個因素的影響，分別爲：㈠舒張末期心室容量；㈡平均主動脈血壓；㈢心室收縮力。而在心跳率方面，主要受到骨骼肌氧需求的影響，隨著氧需求量增加而變快。在心臟中，竇房結控制心跳，而決定心跳的兩大因素爲交感神經及副交感神經對竇房結的影響。在運動時，交感神經活絡，副交感神經抑制；在安靜時則反之。

四、運動時血液再分配

　　在運動時，細心的人可能會發現，在運動的過程中，四肢突然變得較爲粗大，原因就是運動時血液的再分配。由圖 3-8 中，在安靜時，心臟、消化道、骨骼、骨骼肌、腎臟及大腦的血液含量比例分別爲 5%、25%、4%、20%、20% 及 15%，而在運動時，血液分配的比例，則有 85% 流向骨骼肌，其餘的部位則有不同比

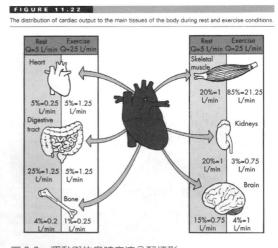

FIGURE 11.22
The distribution of cardiac output to the main tissues of the body during rest and exercise conditions.

圖 3-8　運動與休息時血流分配情形
（Robergs & Roberts, 1997, p.290）

例的下降。這些血液再分配的現象，最主要是爲因應運動時的需要，血液必須攜帶大量的氧氣到四肢，提供組織製造大量的ATP，以供活動足夠使用。

五、運動訓練的效果

在運動訓練後，循環系統會有以下的生理變化：

㈠心臟體積變大

運動者，尤其是運動員，心臟因運動量增加，心跳頻率加快，血壓增加，收縮力變佳。心肌長期受運動訓練的影響而發達肥大，稱爲運動員心臟（athletic heart）。

㈡每跳心輸出量增加

安靜時，一般人的每跳心輸出量約爲 80～100 毫升，而在最大運動量時，一般男性約爲 110 毫升，女性約爲 90 毫升；對於耐力型運動員而言，男性可高達 180 毫升，女性可達 125 毫升（Powers & Howley, 2001）。

㈢最大心跳率下降

一般人於最大運動量時，每分鐘最大心跳率約爲 200 次，經過運動訓練後，心臟功能效率變佳，最大心跳率約爲每分鐘 190 次。

㈣血流量增加

血流量的增加主要原因爲肌肉中單位面積微血管數量增加，以及更多的微血管配合開放，而改善肌肉中血流供給，增強肌耐力水準。

㈤紅血球數量增加

紅血球爲主要的氧攜帶者，爲有效將氧氣攜帶至身體各部位，藉由訓練，會刺激紅血球數量的增加。

第四節　運動與呼吸

細胞進行代謝時，需要消耗氧氣並產生二氧化碳，而呼吸系統的主要功能在於提供人體內、外環境的氣體交換，以將氧供應給組織細胞，並從組織細胞帶走二氧化碳。

外環境的氣體交換是指在肺泡中，氧氣進入肺泡微血管的動脈血中，二氧化碳由靜脈微血管進入肺泡再排出體外，此稱爲肺呼吸，又稱爲外呼吸；

而內環境的氣體交換是指氧氣由動脈血進入組織，而二氧化碳由組織進入靜脈微血管中，稱為組織呼吸，又稱為內循環。

一、呼吸原理

肺臟位於胸腔當中、胸腔由前後左右的肋骨圍成，在肋骨間有內、外肋間肌相連。胸腔下方為橫膈膜，是人體中最重要的吸氣肌，也是唯一的骨骼肌。在吸氣時，橫膈膜會向下拉直，外肋間肌收縮使肋骨向上並向外推，使胸腔體積變大，壓力驟減，氣體得以從體外流入肺臟中；隨後，橫膈膜恢復原狀，胸腔變小壓迫肺泡，將氣體排出體外，稱為呼氣（黃基礎、史金熹和施河，1997）。

二、換氣量

換氣量是指每分鐘呼氣或吸氣的總空氣量，為潮氣量與呼吸頻率的乘積。潮氣量是指一次吸氣或呼氣的體積，成人在安靜時，潮氣量約 $500 \sim 750$ ml（黃基礎、史金熹和施河，1997），而在最大運動量時可達 $3,000 \sim 3,500$ ml（Powers & Howley, 2001）。因此，假使一位成人在安靜時的呼吸頻率為 16 次，潮氣量為 500 ml，那其換氣量就為 8,000 ml（500 ml/次×16 次/分鐘 ＝ 8,000 ml/分鐘），而在最大運動量時，換氣量可超過 120 公升。而換氣量在最大攝氧量的評估，也是一個相當重要，用來判定是否達到最大有氧能力的指標。

三、肺擴散能力

氣體的交換主要是藉由擴散（diffusion），氣體擴散發生在肺泡及微血管之間，在組織呼吸時，細胞與微血管的氣體交換也是藉由擴散作用。影響肺擴散能力的最主要關鍵為分壓，在氣體交換的過程中，主要是藉由氧分壓差及二氧化碳分壓差來進行擴散作用，如圖 3-9，在進入肺泡時，PCO_2（二氧化碳分壓）及 PO_2（氧分壓）分別為 46 和 40 mmHg，而在肺泡的氣壓為 105 及 40 mmHg，因此藉由血液通過氣體接觸面的分壓差結果，讓二氧化碳能由血液進入肺泡。反之，氧氣也因 PO_2 關係，由肺泡進入血液。

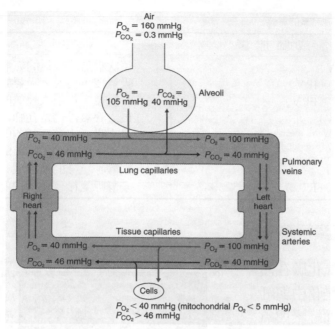

圖 3-9　海平面上身體各部位之氧氣及二氧化碳分壓

（Vander, Sherman & Luciano, 1998, p.478）

四、肺容積

　　人體內肺容積與肺容量的名詞及其意義如表 3-3 所示（林正常，1996）。圖 3-10 為肺量計所量測到的呼吸曲線，可搭配表 3-3 一起對照參考。在肺容積中需特別一書的是肺活量，其長久以來一直被認為是呼吸功能的重要指標。

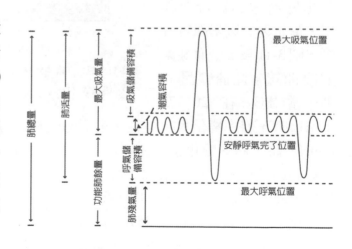

圖 3-10　肺容積

（林正常，1997，p.93）

表 3-3　各種肺容積與肺容量的意義

肺 容 量 或 肺 能 量	定 義
潮氣量（TV）	每次吸氣或呼氣的氣體量
吸氣儲備量（IRV）	吸氣後，再最大吸氣的氣體量
呼氣儲備量（ERV）	呼氣後，再最大呼氣的氣體量
殘氣量（RV）	最大呼氣後仍留在肺內的氣體量
總肺量（TLC）	最大吸氣後存在肺內的氣體量
肺活量（VC）	最大吸氣後最大呼氣的氣體量
吸氣能量（IC）	安靜呼氣後的最大吸氣量
功能儲備量（FRC）	安靜呼氣後留在肺內的氣體量

五、氧合血紅素解離曲線

氧氣及二氧化碳在體內的運輸主要是藉由與紅血球的結合，血紅素與氧結合，並將其運送到身體各部位釋出氧氣，再與二氧化碳結合，將其攜回肺臟排出體外。而氧氣如何藉由紅血球的結合與釋出，最主要的因素即為分壓。圖 3-11 為氧合血紅素解離曲線，此曲線呈 S 型，當 PO_2 在 20～70

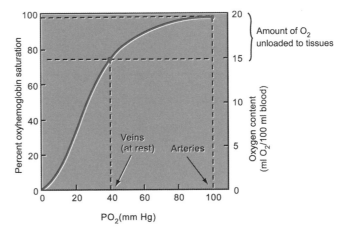

圖 3-11　氧合血紅素解離曲線
（Powers & Howley, 2001, p.196）

mmHg 時，斜率變化大，血紅素對氧的飽和百分比急遽上升；而在 70～100 mmHg 時，斜率變化小，血紅素對氧的飽和百分比緩慢上升。在組織時，PO_2 約為 40 mmHg，血紅素對氧的飽和百分比約為 75%；而在動脈血中，PO_2 接近 100 mmHg，血紅素對氧的飽和百分比約為 100%。因此當血液由左心室流到組織時，會釋放 25% 的氧氣到組織中。

在運動中，由於乳酸增加，會造成 PH 值下降，而 PH 值的下降會使血紅素與氧結合的能力降低，使氧氣在組織釋放的量增加，使氧合血紅素解離曲線向右移，此作用稱為波耳效應。另外，溫度也會影響此曲線的移動，當溫度升高時，曲線也會向右移動。

六、運動訓練的效果

在運動訓練後，呼吸系統會有以下的生理變化：

㈠肺擴散能力增加

經過訓練後，會增加體內的肺容積，增加更多的肺泡及微血管的接觸面積，使肺擴散能力增加。

㈡肺容積增加

經過訓練後，會增加體內的肺容積，提高肺活量及肺總量。

㈢增加有氧能力

經過運動訓練後，組織細胞使用氧氣的能力升高，會提高最大攝氧量，改善有氧能力。

七、運動的建議

ACSM（2000）針對促進與維持心肺適能，提出了建議。

㈠健康成人

1. 強度
   (1)大肌肉群的活動，並有持續性及節奏性。
   (2) 55/65%～90% 的最大心跳率（HRmax）、40/50%～85% 的最大保留攝氧量（$\dot{V}O_2R$）或最大保留心跳率（HRR）。
   (3)體能較差者，強度則為 40～49% $\dot{V}O_2R$ 或 HRR，或 55～64% HRmax。

2. 持續時間
   (1) 20～60 分鐘的持續性或間歇性（每次最少 10 分鐘，累計一天內的總量）有氧活動。
   (2)較低強度的活動，可以持續較長時間（30 分鐘以上）；較高強度活動，則必須訓練至少 20 分鐘以上。
   (3)高強度活動會伴隨著可能的危險以及潛在的問題，所以建議非為運動競技而訓練的成人，使用中強度、較長持續時間的活動。

3. 訓練頻率：每週訓練 3～5 天。

ACSM（2014）最新的聲明顯示，針對強度的部分，對於大部分的成人，中強度（40～59% VO2R 或 HRR）的運動建議增加爲每週至少 5 天；高強度（60～90% VO2R 或 HRR）的運動建議每週至少 3 天；體能較差者強度則降爲保守，建議以低強度（30～39% VO2R 或 HRR）爲主，漸進至中強度。

㈡青少年及兒童

　　1. 強度

　　　⑴目前並無最佳的運動形式及數量建議。

　　　⑵不需太計較心跳率，因爲他們都是心臟疾病低危險群。

　　　⑶對於兒童，建議以玩樂代替運動。

　　　⑷對於青少年，建議進行中等強度的運動。

　　2. 持續時間：20～30 分鐘。

　　3. 頻率：每週至少 3 天。

第五節　運動生理健康評量法

一、有氧能力

　　心肺耐力經常是有氧能力的另一個代名詞，而心肺耐力的好壞，則是普遍以最大攝氧量（maximal oxygen uptake; $\dot{V}O_2max$）來表示。一般而言，最大攝氧量高者，我們可稱其擁有較佳的心肺耐力。最大攝氧量係指一個人在海平面上，從事最激烈的運動下，組織細胞所能消耗或利用之氧的最大值（林正常，1996）；又可稱爲一個人重複有氧合成（aerobic resynthesis）ATP的能力（McArdle, Katch & Katch, 1996）。而當一個人所測得的最大攝氧量愈高，表示此人的心肺耐力愈佳。

　　有氧能力的能量供給主要是以有氧系統提供，當運動持續時間在數分鐘以上時，其能量系統主要就由有氧系統所提供，而心肺耐力的評估方式有許多，以下僅介紹兩種。

㈠電腦能量代謝測量系統

受測者採用 Bruce 法（本法為國內測驗最大攝氧量最常使用的方式，主要針對年輕或是動態生活者）於跑步機上，利用電腦能量代謝系統（Metabolic Measurement Cart）檢測，使用前需先以標準氣體進行校正分析，確定氧和二氧化碳的含量比例，再依操作手冊程序進行氣量之比對和系統之測試。此為目前最準確之測驗方式，但是其缺點為儀器昂貴且測驗麻煩（圖 3-12）。

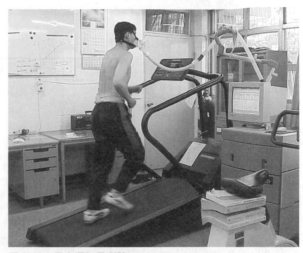

圖 3-12　最大攝氧量測驗

㈡登階測驗

此法為國內最常使用來間接評估心肺耐力的方法。受測者於高度為 35 公分臺階，進行速度每分鐘 24 次，運動時間為 3 分鐘的登階測驗（圖 3-13），脈搏紀錄時間為運動後 1 分至 1 分 30 秒、2 分至 2 分 30 秒和 3 分至 3 分 30 秒，心肺耐力指數計算公式如下所述，指數愈高，表示心肺耐力愈佳。

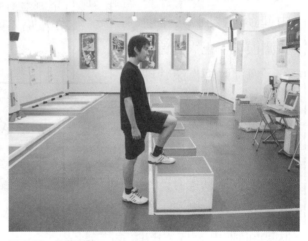

圖 3-13　登階測驗

$$心肺耐力指數＝\frac{運動持續時間（秒）×100}{三次脈搏總和×2}$$

王大個的健身計畫

王大個今年 55 歲，是一名公務人員，在公家機關中擔任文書工作，平常並沒有運動習慣。二十年的生活下來，有一天早上心血來潮，照了鏡子，突然不認得自己，爲何以前 31 腰的標準身材，現在卻變成了鮪魚肚。因此，王大個下定決心要藉由運動來找回 20 年前的瀟灑模樣。王大個首先找到了《運動與健康管理》

星期	訓 練 內 容	效 果
一	慢跑 30 分鐘 強度： 1. 心跳率 115 次／分鐘 2. 自覺有點喘又不會太喘	增進心肺耐力 消耗熱量
二	散步 50 分鐘	消耗熱量
三	慢跑 30 分鐘 強度： 1. 心跳率 115 次／分鐘 2. 自覺有點喘又不會太喘	增進心肺耐力 消耗熱量
四	散步 50 分鐘	消耗熱量
五	慢跑 30 分鐘 強度： 1. 心跳率 115 次／分鐘 2. 自覺有點喘又不會太喘	增進心肺耐力 消耗熱量
六	散步 50 分鐘	消耗熱量
日	無（休息）	無

一書，看到了 ACSM 對於健康成人的建議。另外，爲了能持之以恆，王大個以循序漸進的方式，在兩週後，達到了 ACSM 的要求。以下就是王大個的健身計畫。

王大個在健身的過程中，每兩週訓練後都會利用登階測驗來檢測自己的體能狀態。在經過一年的運動後，王大個成功的甩掉 16 公斤的贅肉，體能狀態回到 40 歲成人的體能狀況。

二、無氧能力

無氧能力（power；又稱 explosive strength）最具代表性的力量則是爆發力，以下就以爆發力爲例來進行說明。其定義爲在單位時間內肌肉所增加力量的比例。單位時間內，肌肉所能增加的力量愈多，爆發力就愈佳。爆發力的計算公式如下：

$$P = （F × D） ÷ T$$

$$爆發力 = （力量 × 距離） ÷ 時間$$

公式當中，將距離除以時間就成爲速度，因此計算公式的表示方法又可以以下述表示：

$$P = F × V$$

$$爆發力 = 力量 × 速度$$

一般而言，當速度快的時候就難以產生較大的力量；相對的，爲了產生較大的力量就無法得到較快的速度。因此，力量及速度的拿捏就能決定爆發力的大小。通常，當力量和速度各爲最大值的 30～40% 左右時能產生最大的爆發力。關於爆發力在日常生活中的影響，對於年輕人而言，可能較不受到注意，沒有好的爆發力也不至於對生活造成多大的影響，但是對於老年人而言，爆發力的好壞可能就會影響生活作息。Malbute-Shennan（1999）認爲，擁有較佳的爆發力，對於老年人在日常生活中有很大的助益，自己可以多做一些事，不必太依賴他人，過比較獨立的生活。另外，在運動競技中，爆發力可就扮演相當重要的角色。例如：某籃球選手的下肢有較佳的爆發力，在比賽當中，就較能搶到更多的籃板球，或者是在過人的時候有較多的成功機會。因此，在許多運動項目的選材測驗，爆發力測驗也是一個相當重要的選秀依據。

爆發力的能量供給主要是以磷化物系統及乳酸系統提供，而至於由哪個能量系統提供的決定與否，則是因運動持續時間的長短而有所不同。當運動持續時間在數秒內時，其能量系統爲磷化物系統，而當運動持續時間爲數十秒乃至兩三分鐘時，則是由磷化物系統及乳酸系統共同提供。因此，運動持續時間的長短所代表的爆發力在意義上也會有些微的不同，以下就針對測驗方式來加以說明。

在測驗方式中，針對測驗運動的持續時間長短，有以下幾種選擇：

(一) Sargent's 垂直跳測驗（圖 3-14）

垂直跳乃一瞬間爆發力的動作，整個動作完成僅僅需要數秒鐘，能量供給屬於磷化物系統，計算公式如下：

$$爆發力（Watt） = 2.67 × 體重（kg） × 垂直跳高度^{0.5}（m）$$

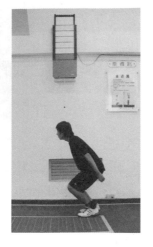
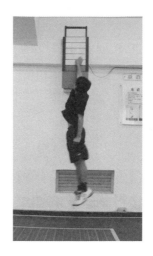

圖 3-14　Sargent's 垂直跳測驗

㈡ Margaria 動力測驗（圖 3-15）

　　此測驗是在六〇年代由 Kalamen 根據 Margaria 的方法修改而成，受試者先助跑 6 公尺，隨即衝上樓梯，三階一步，電動碼錶置於第三階及第九階上，測量第三階到第九階所耗時間，約 0.5 秒左右。計算公式如下：

爆發力(kgm/sec)＝〔體重(kg)　×　第三階至第九階之垂直距離(m)〕÷ 時間（秒）

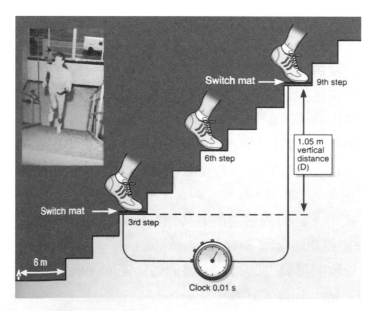

圖 3-15　Margaria 動力測驗

（McArdle, Katch & Katch, 1996, p.191）

(三) Wingate 動力測驗（圖 3-16）

此測驗為一種利用腳踏車測力器作為工具，進行費時 30 秒的無氧動力測驗，能量需由磷化物系統及乳酸系統共同提供。施測者調整腳踏車上的阻力，給予一定負荷，而受試者在腳踏車上盡全力進行 30 秒的運動。記錄每 5 秒的踏車圈數，共記錄 6 次，代入以下公式，找出最大值即是最大無氧動力：

$$爆發力（Watt）＝負荷阻力（kg）\times 圈數 \times 11.765$$
$$（此公式適用於 Monark 型腳踏車）$$

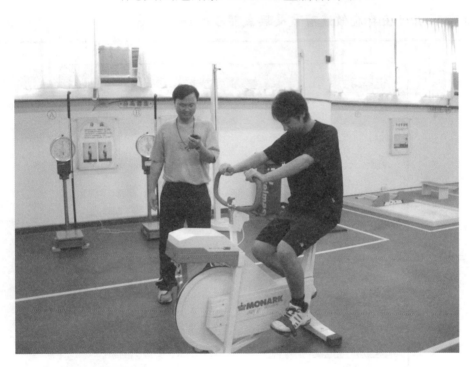

圖 3-16　Wingate 動力測驗

以上三種方法都是測驗爆發力的方法，除了第三種測驗方法需要腳踏車測力器較麻煩外，對於一般人想了解自己的爆發力程度的話，可以採用第一及第二種方法，將可快速算出自己的爆發力指數。

摘　要

　　本章主要分成三大部分進行說明，所有內容皆為概略性說明。如有需要，讀者必須額外蒐集詳細資料作為補強。

1. 第一部分主要在詳述運動中三大提供體內ATP的管道，分別為一、磷化物系統，二、乳酸系統及三、有氧系統。

2. 第二部分主要在描述運動中肌肉、循環系統及呼吸系統的關係及ACSM對民眾的運動建議。

3. 第三部分主要在敘述有氧及無氧能力的評估方法。

關鍵詞

生物能量學	外呼吸
ATP	內呼吸
磷化物系統	肺擴散能力
乳酸系統	肺容積
有氧系統	氧合血紅素解離曲線
肌纖維	心肺耐力
肌纖維滑動學說	最大攝氧量測驗
靜性收縮	登階測驗
動性收縮	Sargent's 垂直跳測驗
心輸出量	Margaria 動力測驗
運動時血液再分配	Wingate 動力測驗

複習問題

1. 何謂磷化物系統？何謂乳酸系統？何謂有氧系統？
2. 詳述肌纖維的類型及肌肉收縮的形式。
3. 詳述休息及運動中血流的分配情形。
4. 試述休息及運動時，氧合血紅素解離曲線的變化情形。
5. 試述 ACSM 對健康成人及青少年建議的運動處方。

參考文獻

林正常（1997）。運動生理學。臺北：師大書苑。

林正常（1996）。運動生理學實驗指引。臺北：師大書苑。

林嘉志譯（2012）。ACSM 運動測試與運動處方指引第八版。新北市：易利圖書有限公司。

黃基礎、史金熹和施河（1997）。人體生理學。臺北：藝軒圖書出版社。

謝伸裕（1997）。基礎運動生物化學。臺北：力大圖書公司。

American College of Sports Medicine (2014). *ACSM's guidelines for exercise testing and prescription* (9th ed.). Media: Williams & Wilkins.

Felder, H. (1994). The effect of electromyostimulation on selected power parameters. *Sportverletz sportchaden*, 8 (3), pp. 122-127.

Kajala, N. M., Viljanan, T., Taimela, S., & Viitasato, J. T. (1994). Physical activity, $\dot{V}O_2$max, and jumping height in an urban population. *Medicine and Science in Sports and Exercise*, 26 (7), pp. 889-895.

Malbute-Shennan, K., & Young, A. (1999). The physiology of physical performance and training in old age. *Coronary Artery Disease*, 10 (1), pp. 37-42.

Mcardle, W. D., Katch, F. I., & Katch, V. L. (1996). *Exercise physiology* (4th ed.). Media: Williams & Wilkins.

Murray, P. K., Granner, D. K., Mayes, P. A., & Rodwell, V. W. (1993). *Harper's Biochemistry* (23rd ed.). London: Prentice Hall International Limited.

Powers, S. K., & Howley, E. T. (2001). *Exercise physiology-theory and application to fitness and performance* (4th ed.). New York: McGraw-Hill.

Robergs, R. A., & Roberts, S. O. (1997). *Exercise physiology- exercise, performance, and clinical application.* St. Louis: Mosby.

Skelton, D. A., Young, A., Greig, C. A., & Malbute, K. A. (1995). Effects of resistance training on strength, power, and selected functional abilities of women aged 75 and older. *Journal of American Geriatric Society*, 43 (10), 1081-7.

Vander, A., Sherman, J., & Luciano, D. (1998). *Human physiology-the mechanisms of body function* (7th ed.). New York: McGraw-Hill..

Wilmore, J. H., & Costill, D. L. (1994). *Physiology of sport and exercise.* Champaign: Human Kinetics.

均衡飲食、體重控制與健康

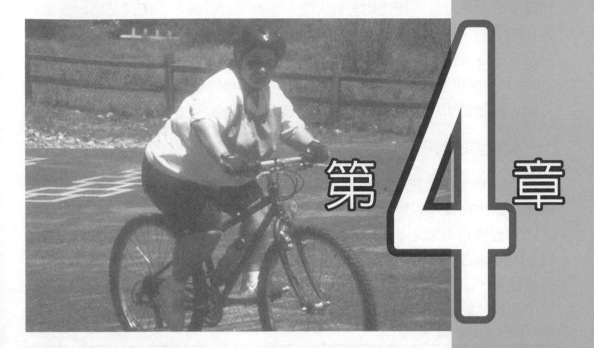

第 **4** 章

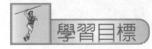

讀完本章，你應該能夠：

1. 了解均衡飲食的必要性及均衡飲食的攝食方法。
2. 認識肥胖及過輕者罹患各種慢性疾病患的可能風險，降低罹患這些慢性疾病風險所應維持的最佳體重。
3. 了解人體的組成及其測量方法，並解讀其測量值在體位分級上所代表的意義。
4. 從能量代謝的觀點，理解體脂肪的堆積來源和消除途徑，以及從中延伸出來的各種減肥方法。
5. 在均衡飲食及能量攝取不超過能量釋放的概念下，能正確攝食醣、脂肪和蛋白質。
6. 設計任何能量釋放的運動計畫。
7. 辨認運動法、節食法和藥物法對生理及健康的影響差異。
8. 肯定運動法在體重控制中具有不可或缺的重要性。

第一節　均衡飲食

　　食物中所含有的化學成分，具有促進生長及修補組織的功能，我們稱之為營養素。人體必須獲得所有必需的營養素及適當的能量食物，才能保持身體健康，由於沒有一種食物含有人體需要的所有營養素，所以必須均衡攝食各類的食物。營養素攝取過多會造成營養過剩（overnutrition），而攝取不足又會導致營養缺乏（under- nutrition），此二者即所謂的營養失調（malnutrition），都會導致疾病而對健康不利。本節首先概略介紹營養素的類別和功能，接著說明均衡飲食的意義及其攝食指南。

一、營養素的類別和功能

　　營養素是指食物中可用來提供身體所需的能量、建造或修補身體的組織、調節生理機能以維持生命現象的化學成分。

　　營養素可分成六大類：㈠醣類（又稱碳水化合物）；㈡脂質；㈢蛋白質；㈣礦物質；㈤維生素；㈥水。其中，醣類、脂質、蛋白質可提供身體所需的能量，而蛋白質、礦物質和水，則可用來建造新組織或修補舊組織，至於生理機能的調節，則由蛋白質、礦物質、維生素和水共同執行。

表 4-1　營養表的類別和功能

營養素類別	醣類	脂質	蛋白質	礦物質	維生素	水
食物類別	五穀類根莖類	油脂類	蛋、豆、魚、肉類	蔬菜類水果類	蔬菜類水果類	水蔬菜類水果類
常見食物來源	米食麵食甜點砂糖果醬	黃豆油豬油肥肉奶油	瘦肉魚肉雞蛋牛奶	蔬菜水果	蔬菜水果	飲用水飲料

功能　　　　　供應能量　　　　組織的建造與修補　　　　調節生理機能

二、均衡飲食的意義及攝食指南

　　均衡飲食是指，可以提供身體每日所需的熱量及各種營養素，並且經過長期食用可以維持個體處於健康狀態的飲食。均衡飲食可讓人健康，偏差的飲食會導致疾病，例如：攝取過量的酒精、脂肪可導致癌症；攝取過多的脂肪、膽固醇可導致心血管疾病、第二型糖尿病；營養不良則與慢性肝炎有關；能量過剩會造成肥胖，而肥胖又會提高罹患慢性疾病的風險。

　　沒有一種食物含有人體需要的所有營養素，為了使身體能夠充分獲得各種營養素，必須均衡攝食各類的食物，不可偏食。為了對均衡飲食有明確的概念，國內營養從業人員對一般健康民眾的飲食指南，或是中、小學生營養知識之推廣均採用「六大類基本食物」分類法，此分類法是根據我國行政院衛生署所訂之「每日營養素建議攝取量（Recommended Daily Nutrition Allowances; RDNA）」表上的所有營養素數據，換算成每天所需攝取的食物種類與數量，如此將更能幫助一般民眾理解與使用。若能再搭配「食物代換表」使用，更能精確估計營養素的攝取量。

　　所謂六大類基本食物，是將食物依其所含的營養價值分成：㈠蛋、豆、魚、肉類；㈡奶類；㈢五穀根莖類；㈣油脂類；㈤蔬菜類；㈥水果類。分述如下：

㈠蛋、豆、魚、肉類

　　此類食物可提供豐富的蛋白質和脂質，每份皆含有 7 公克的蛋白質，不含醣類，但因不同種類的肉、魚、海鮮，甚至同一種肉但是部位不同，脂肪含量差異很大，所含熱量也隨之不同，例如豬之五花肉的脂肪含量較里肌肉高，因而此類食物每份可提供脂肪 30 公克，熱量 55～35 大卡不等。每日應攝取此類食物 4 份，其中，家禽或家畜肉 1 兩、魚肉 1 兩、豆腐 1 塊和蛋 1 個。

㈡奶類

　　此類食物可提供豐富的蛋白質和鈣質，牛奶、發酵乳、乾酪等奶製品皆屬之。每份脫脂奶可提供 8 公克的蛋白質和 12 公克的醣類，熱量為 80 大卡，而每份全脂奶含有 8 公克的脂肪，所以熱量為 150 大卡。每日應喝 1 杯（1 杯為 240 c.c.）。

㈢五穀根莖類

此類食物提供大量的醣類和少許的蛋白質，而醣類則又以澱粉爲主，此類食物每份可提供 2 公克的蛋白質、15 公克的醣類及 150 大卡的熱量。此類食物包括米及米製品、麵粉製品、甘薯和洋芋等，每日應攝食 3 碗的飯（1 碗重量爲 200 公克），至於多少碗則根據各人的能量消耗多寡來決定。

㈣油脂類

此類食物僅提供脂肪，每份可提供脂肪 5 公克，熱量 45 大卡。此類食物除了平日常見的烹調用油，如沙拉油、橄欖油、豬油外，還包含食物中隱形的油脂，如花生、腰果等。每日應用 2 湯匙（1 湯匙爲 15 公克）的油脂來烹調食物，如此即可滿足人體一天的油脂量和必需脂肪酸。

㈤蔬菜類

每份可食部分 100 公克，此類食物主要提供礦物質和維生素，僅 1 公克極少量的蛋白質和 5 公克的醣類，所以熱量僅 25 大卡。每日應攝取至少 3 份，而其中至少有一仍爲深綠色或深黃色蔬菜，因爲這類蔬菜所含的維生素及礦物質較多。

㈥水果類

此類食物提供大量的醣、維生素和礦物質，每份水果類含 15 公克的醣類、60 大卡的熱量。由於每一種水果的含水量差異很大，每份的重量也就不等。每日必須吃 2 份，而其中最好有一份是含維生素 C 較豐富的水果，如番石榴、柳丁、橘子等。

第二節　體重控制

「體重」與健康息息相關，肥胖（obesity）、過重（overweight）及過輕（underweight）等異常體重會增加慢性疾病的罹病率（morbidity）和死亡率（mortality）。理想體重（ideal body weight）或健康體重（healthy body weight）的建構及維持，必須靠運動、健康飲食以及對自己身體建立正面的形象來達成。

本節首先介紹異常體重可能引發的種種慢性疾病，以及針對降低這些慢性疾病罹患風險時，體重應維持在哪裡才算是最理想，以喚起大家對體重控

制的重視。接著從能量代謝的生化學觀點，說明體重控制的原理取決於能量攝取與能量釋放之間的平衡關係，強調運動是唯一可增進健康的能量釋放方法，並介紹正確的運動方法和健康飲食作法。在本節末了，將探討運動法、節食法、藥物法對生理及健康的影響，以突顯運動在體重控制中不可或缺的地位。當然，在述及這些議題之前，必須先對身體組成及其評量有所認識。

一、體重與健康的關係

(一)體重異常對健康的傷害

許多研究證據顯示，肥胖和過重會增加疾病的罹患率（morbidity）和死亡率（mortality）。肥胖者通常都有較高的血膽固醇、血脂肪、高血壓以及對血糖控制較差的現象，因此較易罹患心血管疾病（cardiovascular disease）、第二型糖尿病（type 2 diabetes）、乳癌、子宮內膜癌和骨關節炎（osteoarthritis）；肥胖也會引起妊娠併發症（complications of pregnancy）及睡眠呼吸暫停（sleep apnea）。體重過輕雖然不若肥胖者與疾病有直接的關聯，但是，骨質疏鬆常見於體重過輕者。當然，並非每個肥胖者「絕對」都會罹患這些疾病，也並不是瘦的人一定比肥胖者較健康，還必須考慮下列因素：

1. 人體因素：活動量少、體適能差、抽煙、高脂飲食、用藥、喝酒者罹病風險較高。
2. 過重程度：愈肥胖，罹病風險愈高。
3. 體脂肪堆積部位：脂肪堆積在腹腔者，罹病風險愈高。
4. 肥胖時間：年紀愈輕就已肥胖者，罹病風險愈高。

換句話說，一位經常運動、體適能好、不抽煙、不喝酒的肥胖者，他的健康狀態有可能比那些不運動、抽煙、過度喝酒的瘦子來得好。

那麼，對這些慢性疾病而言，是否存在著「最佳體重」以作為觀察或預防的指標？也就是說，當體重控制在最佳狀態時，是否就可確保把這些慢性疾病的罹患風險降至最低？以下分別說明之。

(二)「罹患慢性疾病最低風險」的最佳 BMI 指標

1. 心血管疾病：心臟和血管的疾病統稱作心血管疾病，例如心肌梗塞（myocardial infarction）、中風（stroke）。根據 Framingham 心臟的

研究（Framingham Heart Study），一個擁有最佳體重的人，可降低罹患心血管疾病及中風的風險分別達 25% 及 35%。在預防這方面的疾病之最佳 BMI，男性為 22.6 Kg/m²，女性則為 21.1 Kg/m²。當 BMI 超過 27.4 Kg/m² 時，罹患心血管疾病的機率最高，而一個人終其一生都很瘦的，罹患心血管疾病的風險最低。

2. 高血壓：成年人之心縮壓／心舒壓超過 140/90 mmHg 時即被判定為高血壓。高血壓易引起腎臟病、中風和心臟的疾病。超過一半以上的高血壓患者都是體重過重，而且也經常發現，當這些高血壓患者其體重減輕時，往往伴隨著高血壓降低，那怕是僅僅減少 3 公斤，這說明體重與高血壓有相當程度的因果關係。目前，專家尚無法提出一個可預防高血壓的明確體脂肪率或 BMI 數據。不過，根據研究，平均而言，受試者當其體重少掉 4.5 公斤時，心縮壓隨之降低 11.6 mmHg，並且比體重減掉不及 2.25 公斤的受試者心縮壓減少 7.0 mmHg。

3. 第二型糖尿病：肥胖被認為是第二型糖尿病的最危險因子，因為，當 BMI 超過 25 Kg/m² 時，罹患第二型糖尿病的機率會突然攀升。幸運的是，當體重減少 5% 時，可降低罹患其他疾病以及早期死亡的風險。其間機制在於當體重降低後：
⑴改善 β 細胞功能，使胰島素分泌獲得部分改善。
⑵使胰島素接受器結合正常化，亦即降低了胰島素阻抗，使肌肉、脂肪組織吸取血糖正常。
⑶胰島素刺激之葡萄糖消耗現象，部分獲得改善，亦即胰島素作用增強。
⑷使增高的升糖素回復至正常範圍，使得肝臟葡萄糖的輸出回復至正常。總而言之，血糖控制獲得改善，血胰島素降低，阻止糖尿病的併發症發生。罹患糖尿病的成人，建議最好將 BMI 保持在 20～25 Kg/m² 之間，可使病情不致快速惡化。

4. 癌症：與賀爾蒙調控有關的癌症，如乳癌和子宮內膜癌，特別好發於肥胖者的身上。這是因為體重、局部脂肪堆積都會影響賀爾蒙的分泌，而賀爾蒙過度分泌又會發展成癌症。當 BMI 超過 28 Kg/m² 的婦女，罹患子宮內膜癌的風險較大，尤其是，體重多出 27 公斤以上的

年輕及中年婦女之中廣型肥胖者。BMI 超過 28 Kg/m²，罹患乳癌的風險有輕微的增加，不過，停經後的婦女，如果屬中廣型肥胖，其罹患乳癌的風險又更高。

5. 骨關節炎：骨關節炎是指關節軟骨退化和發炎，發作時令人疼痛難耐。最易發炎的關節是髖、膝和手部關節。受傷、不活動和體重過重都會增加骨關節炎發生的可能性。年輕時體重就過重的人，將來最易得到膝、髖關節炎，那是因為過多的重量施壓在關節上，會引起軟骨分解。肥胖的人，在更老時甚至手的關節都會發炎。

減少體重不但能降低罹患關節炎的風險，也能減輕關節炎的症狀。BMI 在 25 Kg/m² 以上的女性，當其體重掉了 5 公斤，可以減少膝關節炎發作機率一半左右。一個過重的男性，當其 BMI 控制在 26 Kg/m² 以下時，其膝關節發炎症狀可減輕 1/4。不過，至今尚無法回答可避免骨關節炎的最理想 BMI 值。

6. 睡眠呼吸暫停：睡眠呼吸暫停是因呼吸道變窄或阻塞。由於夜間睡覺時，會超過 100 次以上被呼吸中止而猝然醒來所干擾，使得白天精神不繼，容易發生交通事故。有些人甚至是心血管疾病、猝死的高危險群，大約有一半有睡眠呼吸暫停毛病的人同時是高血壓患者。

肥胖絕對是睡眠呼吸暫停的危險因子，而隨著體重的增加風險愈大，BMI 超過 28 Kg/m² 的人，約有一半的人會得到睡眠呼吸暫停的機率。男性頸圍超過 17 英吋，女性頸圍超過 16 英吋會增加此風險，當體重減掉後，會明顯改善睡眠呼吸狀況。

7. 骨質疏鬆症：骨質疏鬆症，不若前面所提到的疾病，是唯一比較少發生在肥胖者的身上。BMI 在 24 Kg/m² 以下的成年人，其骨質密度較低，而且發生脊椎骨折的風險較大。骨質疏鬆症較常見於女性，這些女性是因為活動量較少、鈣的攝取量較少，以及女性激素分泌減少所引起的。一般建議，預防骨質疏鬆症的最理想 BMI 約為 25 Kg/m²。

二、人體測量及體位分級

實施體重控制前，一定要作身高、體重、體圍和皮脂厚度的人體測量。透過這些測量可以計算出身體質量指數（body mass index, BMI）、體脂肪分

布以及體脂肪率。利用這些數據，才能認定體重是否過重或過輕，體脂肪是否過多，或肌肉量不足，是否需要減脂或增加肌肉量，並作爲開立體重控制的處方及用來檢視體重控制成效的依據。本節首先解釋人體的組成，繼而介紹各種評量肥胖與否的工具及體位分級的標準。

(一)人體組成

　　人體組成可分成脂肪部分（fat mass）和除脂部分（fat-free mass, FFM）。其中脂肪部分包含儲存性脂肪（storage fat）及少量存在於神經系統和細胞膜的必需脂肪（essential fat）。必需脂肪是維持身體健康不可或缺的脂肪，女性爲了生育目的，這一部分脂肪較男性多（12% 對 3%）。儲存性脂肪對生理功能較不重要，除非是處在飢餓狀況下，且儲存性脂肪堆積過多時對健康有害處。

　　儲存性脂肪大部分儲存於皮下的脂肪細胞，稱爲皮下脂肪（subcutaneous fat），或儲存於腹部深處，稱之爲內臟脂肪（visceral fat），或稱腹部內脂肪（intraabdominal fat），有時也稱中間脂肪（central fat）和軀幹脂肪（truncal fat）。

　　除脂部分包含骨骼、結締組織、體液，以及去除脂肪部分的器官、肌肉和免疫系統的細胞，其中絕大部分爲體液，蛋白質約占 16～19%，礦物質約占 5%。FFM 會隨著年齡、基因、種族差異而有所不同，例如，兒童的礦物質較成年人少，而水分則較多。

　　一般而言，正常男性體脂肪含量約占體重的 10～20%，女性則占 15～25%，當男性脂肪含量高於 25%，女性高於 30% 時就稱作肥胖（obesity）。

(二)人體測量方法及體位分級

　　要精確測量人體脂肪和FFM需借重複雜的科技，如水中稱重（underwater weighing）、空氣－置換體積描記法（air-displacement plethysmography）、局部X光線機（computed tomography）、核磁共振造影術（Nuclear magnetic resonance imaging）、雙 X 光吸收計（dual x-ray absorptiometry），由於這些精密儀器所費不貲，且測量也較費時、費事，通常都僅用在研究上，很難普遍推展到日常生活中及廣被採用。所以，本節側重在那些簡易、不需昂貴儀

器的測量方法，如標準體重、BMI、體圍、皮脂厚（skinfolds）、生物電阻分析（bioelectrical impedance analysis），然後套用公式間接換算。

1. 標準體重公式：我國行政院衛生署公布的標準體重計算公式如下：

男子標準體重（Kg）＝〔身高（cm）－ 80〕× 0.7
女子標準體重（Kg）＝〔身高（cm）－ 70〕× 0.6

實際體重在標準體重上下 10% 以內，均算正常。如果超過 20%，就算肥胖了（表 4-2）。超重計算公式如下：

超重％＝（實際體重－標準體重）÷ 標準體重 × 100%

表 4-2　標準體重的體位分級

分　　　級	％標準體重
極度過輕	＜－ 20%
過　　輕	－ 20～－ 10%
理　　想	－ 10～＋ 10%
過　　重	＋ 10～＋ 20%
極度肥胖	＞＋ 20%

此公式的優點是簡便，因為身高和體重的數據容易快速取得。其缺點是無法明確知道體脂肪含量，因為，體重較重並不絕對代表脂肪較多，有可能是肌肉量較多，如此，對那些肌肉含量較多的人，易被誤判成肥胖。所以，此公式並不適合肌肉型的人，例如，運動員，尤其是舉重選手。

由於每一臺體重器都有誤差，因此，最好是固定使用同一部體重器。而一個人的體重在一天中絕不會完全一樣，上下起伏少者 0.5 公斤，多者 2 公斤，因此，也要固定時間量體重。通常早上起床如廁後，尚未進食前最輕，而以晚上睡前最重。而過了青春期的女子，受月經週期的影響，體重也會波動，在經期來臨前一星期，身體會逐漸儲積水分，體重逐漸增加，直至月經來潮時達到最重，之後又逐漸排水，恢復正常。體重受經期的變動可能在 1～3 公斤左右。

2. 身體質量指數（Body Mass Index，簡稱 BMI）：美國運動醫學會（ACSM）、我國行政院衛生署，以及近年來教育部推展的體適能皆採用 BMI 作為體位分級的指標（表 4-3）。其計算公式如下：

$$BMI = 體重（Kg）\div 身高 M（m）^2$$

表 4-3　BMI 的體位分級

分　　級	BMI（kg/m^2）
過　　輕	＜ 18.9
理　　想	19 － 24.9
過　　重	25 － 29.9
肥　　胖	30 － 39.9
極度肥胖	＞ 40

在定位體重過重或肥胖上，BMI 是一項很簡單、方便、花費又不多的方法，適用於兒童、青少年以後成年的男、女性。它雖然無法像水中稱重、電腦斷層掃描、核磁共振等測出脂肪，但是，透過該公式所得的脂肪率，用在預測肥胖者罹患糖尿病、高血壓、心血管疾病風險上卻是一項很好的指標（如前「一」所述）。此外，BMI 在 17.5 以下用來診斷神經性厭食症（anorexia nervosa）時提供了很好的依據。

BMI 的優點除了簡便以外，它比標準體重法更考慮身體的勻稱，身高較高的人稍重一些無妨。身高較高的人利用標準體重法比 BMI 更易被評為肥胖。例如：一位身高 180 cm，體重 80 Kg 的男子，如以標準體重法，則超重 14%，屬體重超重。但是，以 BMI 評量，則指數為 24.7，尚在理想範圍內。

(1) BMI 的限制：和標準體重公式一樣，BMI 所憑據的仍是體重和身高，因此，在解釋時有其限制：

① BMI 會高估瘦的、肌肉型運動員及骨質密度高的人，也就是把他們定位為肥胖。

②水腫者（edema）會被誤判成肥胖。

③停經婦女因骨質疏鬆而致身高變矮時，會有較高的 BMI，而被評估為較多脂肪。

④ BMI 會低估那些體脂肪增加、肌肉減少、骨質流失而身高沒有減少的老年人。

⑤無法從 BMI 知道脂肪的分布狀況。脂肪分布比起體重對健康的預測更準確。

(2) BMI 的解讀：BMI 對成年人過輕、過重、肥胖、極度肥胖的分級如表 4-3。除了作為身材胖瘦的分級外，BMI 在健康指標上深具意義：

①成人健康體重定在 25 Kg/m² 以下。

②如第一節所述，BMI 大於 27 Kg/m² 以上的成年人，會有醫學上的疾病併發症傾向。

③預防心血管疾病的最佳 BMI，男性為 22 Kg/m²，女性為 21 Kg/m²。

以上 BMI 與疾病風險的關係並不適用於兒童和青年。評估 10 至 24 歲兒童及青年是否過重或對疾病的風險則請參照表 4-4。

表 4-4　10～24 歲兒童及青年過重或疾病風險的 BMI 值

年齡	BMI（Kg/m²）		年齡	BMI（Kg/m²）	
	男性	女性		男性	女性
10	20	20	16	24	25
11	20	21	17	25	25
12	21	22	18	26	26
13	22	23	19	26	26
14	23	24	20-24	27	26
15	24	24			

3. 以皮脂厚評估體脂肪：人體脂肪多儲存在皮下脂肪細胞（皮膚下）和腹腔內。利用皮脂夾（skinfold caliper）可測得皮下的儲存性脂肪。專家們都同意，皮脂皺摺厚度是皮下脂肪的很好指標，而皮下脂肪也可用來預測腹部脂肪。

此方法是以皮脂夾測量身體數個特定部位的皮脂厚度，然後將此皮脂厚度套入某特定的公式以求出身體密度，再由身體密度推算出體脂肪率。一般測量的部位有腹部（abdomen）、二頭肌（biceps）、腓腸肌（calf）、胸部（chest）、腋下中點（midaxillary）、肩胛骨下（subscapular）、腰側（suprailiac）、大腿（thigh）、肱三頭肌（tricep），有測量其中三點、五點、七點。原則上，測量的部位愈多，體脂肪的評估就愈準確，相對地，付出的時間也較多。這類公式很多，僅舉二例：

(1)公式一（成年男子適用，國外資料）

身體密度＝ $1.0990750 - 0.0008209（X_1）+ 0.00000（X_1）^2 - 0.0002017（X_2）- 0.005675（X_3）+ 0.018586（X_4）$

體脂肪（%）＝（$4.570 \div$ 身體密度）$- 4.142$）$\times 100$ %

其中 X_1（mm）為肱三頭肌、腹部和大腿皮脂厚總和；X_2 為年齡；X_3 為腰圍（m）；X_4 為前臂圍（m）。

(2)公式二（國內女性適用）

身體密度＝ $109090 - 0.000687287（X_1）+ 0.000000942976（X_1）^2 - 0.000170349（X_2）$

其中 X_1（mm）為肱三頭肌、腹部和腸骨頂皮脂厚總和；X_2 為年齡。

(3)皮脂厚之解讀：脂肪率可用來預測健康風險。男性低於 5% 或高於 25%，女性低於 8% 或高於 32% 對健康較不利（表 4-5）。在兒童方面，男孩體脂肪率在 25% 以上，女孩在 30 以上% 則增加罹患高血壓和高血脂的風險（表 4-6）。

表 4-5　成人體脂肪率之解讀

風險分級	男　性	女　性
臨界風險	＜　5%	＜　8%
低於平均值	6% － 14%	9% － 22%
平均值	15%	23%
高於平值均	16% － 24%	24% － 31%
臨界風險	＞ 25%	＞ 32%

表 4-6　未成年（6-17 歲）體脂肪率之解讀

風險分級	男　孩	女　孩
非常低	＜ 6%	＜ 12%
低	7% ＋ 10%	12% － 15%
理　想	10% ＋ 19%	15% － 25%
稍　高	20% － 25%	25% － 30%
高	25% － 31%	30% － 35%
非常高	＞ 31%	＞ 35%

4. 生物電阻分析法：生物電阻分析法（bioelectrical impedance analysis, BIA）是一項安全、簡易、沒有侵入性、可快速評估 FFM 的較新科技。BIA 分析儀是以 50 khz 頻率、微弱電流（500～800 uA），傳送至人體。此種電流很容易穿過含有高水分及電解質的組織，如肌肉，但是不容易穿過像骨骼、脂肪這類含低水分的組織。藉著水、電解質、蛋白質、脂肪對電流傳導速率不同的原理，以導出人體的體積，進而計算出密度，再藉由密度推估FFM，進而利用FFM推估體脂肪。由於 BIA 是藉由水分推估 FFM，因此，任何影響人體水分的事情，例如生病、運動、皮膚溫、進食、飲料、利尿劑、月經週期……，都會改變測量結果。使用 BIA 測量身體組成的最理想時間，是在早晨如廁之後、進食早餐之前，而且兩小時前不要去運動，測量前也不可洗澡。因為水分如果在膀胱中，會被測定為脂肪，如果水分進入血液，就會被測定成肌肉。運動後，水分會跑進肌肉，會被測定成肌肉，使 FFM 增加。洗澡後，皮膚血流增加，會被測定成脂肪，使得 FFM 減少。

5. 體圍測量：體圍也可用來評估 FFM、脂肪量及脂肪分布。體圍測量比皮脂夾更簡易，而且當體重減輕時，它比皮脂夾或 BIA 方法對身體組成的改變更敏感，它可以明確指出是哪一個部位的脂肪減少了。體圍大小不僅反應皮下脂肪，也反應肌肉、骨骼、血管、神經和內部脂肪，因此，肌肉型的人會被判定為肥胖。另外，有水腫的人也會使體圍增加，造成測量上的誤差，這是體圍測量不足之處。

   體圍測量部位有：小腿圍（量膝與踝之間最粗的部位）、大腿圍（雙腿微分開，量大腿最粗的部位，在臀皺襞之下）、臀部圍（量臀部最粗的部位）、腹部圍（腹部最粗的部位）、腰圍（量軀幹最小的部位，大約在肚臍之上，劍突之下）、上臂圍（量上臂最粗的部位）。

   體圍測量要點：(1)一律測量右邊。(2)受測者要站直、放鬆。(3)量尺與人體縱軸垂直。(4)適度拉緊量尺，但又不夾到肉。(5)每部位測量兩次，兩次間誤差在 7 mm 以內。

6. 體脂肪分布的測量：BMI 和脂肪率都相同的兩個人，其脂肪儲存的部位，亦即體脂肪分布（fat distribution）可能會完全不同，由於腹腔內脂肪與健康問題息息相關，有必要了解體脂肪分布的情形。

(1)腰臀圍比（waist-to-hip ratio, WHR）：作為體脂肪分布的指標已行之多年，當腰臀圍比接近 1.00 時，即可確認脂肪堆積在上半身。然而，近年來專家們以雙能量 X 光吸收光譜（dual-energy X-ray absorptiometry）測量腹部脂肪量，發現腰圍比 WHR 在評估腹部脂肪上更精準。在評估成人及兒童罹患心血管疾病和糖尿病的風險上，腰圍也比 WHR 相關性更高。

(2)腰圍的限制：利用腰圍解釋體脂肪及健康評估仍有一些限制，例如：腰圍無法區分皮下脂肪及內臟腹部脂肪（visceral abdominal fat）。成年人利用腰圍評估腹腔脂肪較兒童及青少年準確。利用腰圍來評估健康風險時，必須是 BMI 在 35 以下才適用。身高不及 5 英尺的人，亦不適用腰圍來評估健康風險。

(3)腰圍的解讀：身高 5 英尺以上、BMI 在 25～34.9 的成年人，可以利用表 4-7 的腰圍來評估疾病風險。當男性腰圍超過 102 cm（40 in），女性超過 88 cm（35 in），增加罹患 NIDDM、高血脂、高血壓、心血管疾病的風險。對老年人而言，腰圍比 BMI 在評估健康風險上更有價值。有家族糖尿病史者，當其肥胖的部位在軀幹時，更有可能發展成 NIDDM。

表 4-7　罹患 NIDDM、高血壓、高血脂風險與 BMI 和腰圍關係

	BMI（Kg/m²）	男性 ≦102cm（40in） 女性 ≦ 88cm（35in）	> 102cm（> 40in） > 88cm（> 35in）
過輕	< 18.5	—	—
正常	18.5 － 24.9	—	會增加風險
過重	25.0 － 29.9	增加	高
肥胖	30.0 － 34.9	高	非常高
	35.0 － 39.9	非常高	非常高
極度肥胖	≧ 40	極高	極高

三、能量代謝與體重控制原理

從「能量」的角度來看，體重控制的問題無非是「能量攝取」（energy intake）與「能量釋放」（energy expenditure）之間的數學關係：「能量攝取＝能量釋放±能量儲存」。當人體長期處在「能量攝取」多於「能量釋放」的正平衡狀態下，能量就以脂肪的形式一點一滴、無聲無息的堆積，肥胖就這麼在不知不覺中逐漸形成。相反的，當人體長期處在「能量攝取」少於「能量釋放」的負平衡狀態下，體脂肪就以能量的形式不停的被釋放出去，人體遂逐漸消瘦下來。當能量攝取等於能量釋放時，體重即能長年保持不變。

本節主要從能量代謝生化觀點闡述人體儲存性脂肪是如何的堆積，體脂肪又如何消除，以及從中延伸出來的各種減肥方法。

㈠體脂肪的堆積來源～能量攝取

所謂能量攝取，即是指吃進任何含有醣、脂肪、蛋白質營養素的食物。由於醣、脂肪、蛋白質營養素在人體能量代謝的過程中都可形成乙醯輔酶A（acetyl CoA）（部分胺基酸則形成克氏循環（Krebs cycle）的中間產物並進入循環），而每一分子乙醯輔酶 A 進入克氏循環被氧化掉，可釋放出 8 個 H^+，H^+ 則分別由 NAD^+ 和 FAD 攜帶進入電子傳遞鏈，最後傳遞給氧以形成水，並合成 ATP，所以，醣、脂肪、蛋白質是具有能量的營養素。

乙醯輔酶 A 除了可以氧化以合成 ATP 之外，它也是合成脂肪酸（fatty acid）的基本材料。由於醣、部分蛋白質在代謝降解（degradation）的過程中，都可以形成乙醯輔酶A，所以，這兩種營養素透過脂質新生作用（lipogenesis）也可以轉變成脂肪。這一點指出，當醣、脂肪、蛋白質的攝取超過人體的需要時，過剩的醣、脂肪、蛋白質一律以脂肪的形式儲存。這充分說明一點，不僅是脂肪的食物令人發胖，醣類、蛋白質的食物吃多了照樣會令人發胖。

一公克醣、一公克蛋白質含有 4 千卡的能量，一公克脂肪則含有 9 千卡的能量。當人體累積過剩的能量大約達 7,700 千卡時，就可形成相當於一公斤的體脂肪。脂肪細胞可以無限制的儲存脂肪，當原有的脂肪細胞裝滿了脂肪而脹大之後，脂肪細胞就再增生以便裝填更多的脂肪，這就是肥胖的緣

由。由此可知，控制能量攝取，不僅在節制脂肪食物，同時也要節制對醣和蛋白質食物的攝取。

㈡體脂肪的消除～能量釋放

所謂能量釋放是指人體執行其生理機能時所消耗的能量。人體之生理機能舉凡：1.肌肉組織進行收縮作用，以維持姿勢或造成運動。2.胃腸蠕動進行食物消化及吸收作用。3.神經細胞傳遞神經衝動，以形成感覺，或造成腺體分泌或讓肌肉收縮。4.心臟跳動以搏出血液維持血流，以運送養分、氧氣至細胞，並從細胞運走二氧化碳。5.進行合成作用，如蛋白質合成等等，都需要依賴 ATP 水解所釋放出來的能量來驅動完成。

$$ATP + 水 \rightarrow ADP + Pi + 能量 \rightarrow 驅動生理機能$$

然而，人體細胞的 ATP 數量有限，當 ATP 水解釋出能量後，本身形成 ADP 和 Pi。就在釋放能量的當時，細胞的粒腺體內亦同時進行葡萄糖、脂肪的異化作用，異化作用所產生的能量用來驅動 ADP 和 Pi 合成 ATP。換句話說，用來驅動組織、器官的種種生理機能的能量，可推溯爲醣、脂肪、蛋白質，甚至，追根究底就是體脂肪。

由此可知，體脂肪絕對不可能藉由搓揉、流汗，就可從脂肪細胞輕易的流出體外。體脂肪只能在人體執行上述生理機能時，如呼吸、消化、思考、感覺、運動……，經由能量代謝路徑（energy metabolism pathway），化作二氧化碳的方式去除掉，這個過程也就是俗稱的燃燒能量（burning energy）。

上述人體能量釋放，基本上可以劃分成三部分：基礎或休息代謝率（basal or resting metabolic rate，簡稱BMR or RMR）、食物引起的產熱作用（diet-induced thermogenesis）和非休息性的能量釋放（nonresting energy expenditure），即身體活動（physical activity）。

1. 休息代謝率或基礎代謝率：RMR 或 BMR 是指人體活組織在休息但不睡著時的活動，即人體執行不自主的生理、生化反應，以及維持生命所需的最少能量。通常，RMR 的能量會稍多於 BMR，乃因爲 RMR 的測量是在一天的任何時間都可以，只要是距離進食及身體活動量小時皆可，而 RMR 也較普遍被作爲能量釋放。RMR 約占全部能量釋放的65～75%。通常一位正常的男性，其基礎代謝率約爲 1 千卡／公

斤／小時，而一位正常的女性則約爲 0.9 千卡／公斤／小時。影響
RMR 的因素有：身材大小、甲狀腺素、營養狀況、性別、年齡、種
族、遺傳等，進一步說明如下：

⑴身材大小、性別、年齡的影響：身材高大者，因其肌肉量較多、心
　臟較大、血液容量較多，因此 RMR 會較高，當體重減少後，RMR
　隨之降低。男性因肌肉量較女性多，所以 RMR 較高，男性 RMR
　大約比女性每天多出 50 Kcal。RMR 也會隨著年齡的增加而減少，
　20 歲之後大約每 10 年下降 1～3%，所以年輕人比老年人高。

⑵甲狀腺素的影響：甲狀腺素影響全身每一個細胞、器官和生理功
　能，使細胞氧氣消耗及能量釋放增加。甲狀腺機能亢進（hyper-
　thyroidism）雖然讓人增加食慾，然而由於代謝速率大大提高，所
　以仍使體重下降。相反的，甲狀腺機能低落（hypothyroidism），
　使 RMR 降低，如果又不活動，很容易造成肥胖。

⑶營養狀況：飢餓、絕食或低熱量飲食會使肌肉量減少，因而造成
　RMR 下降。另外，大腦探測到能量攝取不足，會企圖以儲存能量
　方式以因應之。相對的，進食過多，尤其是醣類食物，會使代謝率
　升高，縱然體重沒有增加。

⑷遺傳及種族的影響：約有 1/4 到 1/2 的人的代謝率受遺傳的影響。
　有研究指出，某些家庭，父母之一肥胖者，其子女代謝率較低。種
　族間也有差異，例如非裔美國人（African American）女孩的 RMR
　就比白種人（Caucasian）低 4～14%。

2. 食物引起的產熱（diet-induced thermogeneis, DIT）：DIT 也稱作食物
熱效應（thermic effect of food），是指進食含有醣類、脂質、蛋白質
的食物後，身體代謝率比進食前高，即熱量消耗較高的現象。引起
DIT 的機制是爲了執行進食、消化、吸收及運送食物的生理機能，而
熱的產生則是因爲交感神經興奮刺激棕色脂肪組織（brown adipose tis-
sue）代謝。DIT 約占一天能量總釋放的 3～10%。

3. 非休息性的能量釋放（nonresting energy expenditur, NEE）：非休息性
的能量釋放，也稱作活動熱效應（activity thermogeneis），是指「休
息」以外的任何時間裏活動所釋放的能量，也就是超過休息代謝率的

能量都歸在此，約占總能量釋放的 15～30 ％。此部分主要是由肌肉收縮產生張力時所釋放的能量，動與不動間個別差異很大，有些人一天可能只消耗 400 Kcal，有些人可以高到 1,500 Kcal。個別差異如此大的原因在於身材大小、活動形式及活動量。身材愈高大，肌肉量相對就愈多，NEE 就愈大；活動愈劇烈，參與收縮的肌肉量愈多，NEE 愈大，例如，跑步絕對比散步在單位時間內消耗更多能量；活動愈久，活動量當然愈大，NEE 自然愈多，例如散步 30 分鐘絕對比 10 分鐘來得多。

㈢解析各種減肥法的原理

　　體重控制的方法雖然琳瑯滿目，無奇不有，但是從能量代謝觀點來看，其所憑藉的原理總不脫「減少能量攝取」或「增加能量釋放」。

1. 減少能量攝取的減肥法：嚴格來說，所謂減少能量攝取，應該是指減少小腸對能量營養素的吸收，而不僅僅只是指在口腔上對含能量食物的阻斷（例如節食）。因此，任何可以降低食慾的方法或藥物，及影響小腸吸收能量營養素的方法都可歸類為「減少能量攝取」。

   ⑴阻斷含能量食物進入人體的方法：例如節食、低卡營養餐包、低卡飲食法（low-calorie diets）、極低卡飲食法（very-low-calorie diets）。無論如何吃，吃些什麼，只要一天的總能量攝取少於能量釋放，都具有減脂的效果。

   ⑵降低食慾的方法：食慾減退，減少進食含能量的食物，自然可達到減脂的目的。食慾很難用意志來控制，遂有藥物的研發，例如兒茶芬胺性的藥（catecholaminergic drugs），這類藥是藉著升高中樞神經系統的正腎上腺素（norepinephrine）和多巴胺（dopamine）的分泌，而達到抑制食慾的效果；另一類是 5-羥色胺性的藥（serotonergic drugs），這類藥的研發是藉著增加中樞神經的 5-羥色胺（serotonin）來達到抑制食慾的目的。

   ⑶阻斷小腸吸收的方法：催吐、瀉藥、羅氏鮮（Xenical）減肥藥等是屬於阻斷小腸吸收的方法，與降低食慾方法所不同的是，食物已吃進肚子，但是並未被小腸吸收，等同於沒有吃進食物一樣。羅氏鮮是藉著抑制腸道的脂肪分解酶（lipolypase）使脂肪無法被分解成脂肪酸和甘油，而無法進入血液循環以達到抑制吸收的效果。

2. 增加能量釋放的減肥法

　(1)提高基礎代謝率：甲狀腺機能亢進會使全身細胞的代謝率提升，因而增加能量釋放。生病發燒時，使細胞的溫度提高，促使代謝率提升，增加能量釋放。麻黃（ephedra/ma huang）、咖啡會加速代謝作用，燃燒脂肪。在藥物方面，如泰國減肥藥（含芬他命成分），可興奮中樞神經，因而提高身體代謝率。另外，運動停止後也可提高基礎代謝率。

　(2)提高非休息性能量釋放的方法：運動是提高非休息性能量釋放的最重要、且最具代表性的方法。

四、體重控制的攝食原則

　　體重過重或肥胖者是因長久以來攝取過多的能量，因此，體重控制首要在節制醣、脂肪的能量營養素，此外，考慮健康，也應注重其他營養素的攝取。爲此，體重控制的攝食應建立在均衡飲食的基礎上，然後再依照需要以增減能量。如何吃出健康又能保持理想體重，是本節的重點。

(一)均衡攝食各類食物

　　對體重過重或肥胖者而言，每日飲食仍應遵守均衡飲食的原則，除了五穀根莖類和油脂類可酌量減少外，其他四大類食物切勿缺少，如此才能健康的瘦下來。具體的作法是，飲食盡可能多樣化、餐餐有變化、天天不一樣，切勿長期採用單一食物節食，例如：三餐都吃蘋果；三餐都吃肉（例如蛋白質減肥法），長期下來，營養絕對失調。

(二)能量營養素的正確攝食

1. 醣類的正確攝食

　(1)量方面：醣類攝取過多會抑制脂肪代謝，增加脂肪儲存，以及本身合成爲脂肪。攝取過少，會迫使肌肉蛋白質分解以進行糖質新生作用，將合成的葡萄糖提供給大腦、神經系統、腎髓質、睪丸、紅血球等這些只能以葡萄糖作爲能源的細胞使用，結果將導致肌肉量流失，及酮體產生。爲了兼顧代謝最大的脂肪量，並避免代謝肌肉蛋白質及產生酮體，建議體重控制者一天的醣類攝取量至少要有 120

公克（大腦一天的消耗量），這大約是 3/5 碗飯、或一個大饅頭、或 5 小片土司。

(2)醣類的來源：身體葡萄糖來源盡可能來自多醣，即五穀根莖類，而簡單醣的攝取量一天不要超過總能量攝取的 10%。雖然任何醣類經消化吸收後都一律形成葡萄糖，且任何醣類所含的熱量大致相同，但是由於消耗吸收速率不同，以及營養價值有差異，就體重控制而言，其意義就不同了。由於胰島素的功能除了促進葡萄糖的吸收外，也促進脂肪、蛋白質的吸收，以及促進脂質的新生作用；而簡單醣消化吸收較多醣快，血糖容易上升，導致胰島素快速分泌，使得簡單醣較多醣類更易使人體肥胖。

(3)簡單糖的來源：儘量從水果、蔬菜中獲取，而避免從食品中所添加的蔗糖中取得，例如含糖飲料、糖果、蛋糕、冰淇淋、布丁以及三合一咖啡等。因為，水果、蔬菜除了含醣，還有豐富的維生素、礦物學和纖維素，這是飲料、糖果、蛋糕、冰淇淋、布丁、三合一咖啡等含糖食品所欠缺的。

2. 脂肪的正確攝食

(1)量方面：油脂類每天應減少到 1 湯匙。為了能做到減少油脂類攝取，烹調食物時儘量以蒸、煮的方式，而避免油炸或油炒。例如，以燙青菜取代炒青菜；蒸魚取代煎魚。

(2)不飽和脂肪酸、單元不飽和脂肪酸和多元不飽和脂肪酸的攝取比率宜 1：1：1，具體作法是炒菜以橄欖油、黃豆油等含多元不飽和脂肪酸的油交替使用。

(3)避免高油脂食物：高脂食物會活化脂蛋白脂解酶（lipoprotein lipase），易促進脂肪吸收，又因油脂經過高溫處理，容易變質致癌，加速心血管疾病與癌症的誘發機會。例如：乳酪、肥肉、雞翅、蟹黃、油豆腐、花生等都是屬於高脂食物。

(4)食物之所以好吃，多因含有脂肪之故，例如蛋糕就比饅頭香，炒青菜比燙青菜爽口，荷包蛋比水煮蛋好吃……，這些都是因為添加脂肪之故，所以當面對「好吃」的食物時必須提高戒心。

3. 蛋白質的正確攝食
  (1)量方面：蛋白質雖屬於能量營養素，但因為蛋白質尚肩負調節機能及建構組成的重要功能，所以在體重控制過程中，絕不可減少蛋白質的攝取，仍應維持每日不得低於每公斤體重 1 公克的量，亦即維持蛋、豆、魚、肉類每日 4 份，奶類 1 杯。
  (2)蛋白質雖然很重要，但是人體組織細胞無法儲存過多的蛋白質，多餘的蛋白質都會被代謝掉，無論是被代謝作為能源，或以脂肪的型式儲存，在代謝過程中，過多的氮會傷害腎臟。
  (3)動物性蛋白質是屬於完全蛋白質（complete protein），含有人體所需的所有胺基酸，植物性蛋白質則是不完全蛋白質（imcomplete protein），欠缺部分胺基酸，所以動物性蛋白質的品質一般而言都較植物性蛋白質好，尤其是牛奶、蛋、魚。唯攝取動物性蛋白質會同時吃進較多的飽和脂肪酸及膽固醇，對體重控制及心血管疾病較不利。較正確的作法是，挑選脂肪較少的瘦肉吃，例如魚肉、家禽肉較豬肉、牛肉的脂肪含量低；而同樣是豬肉，里肌肉的脂肪含量就較五花肉、三層肉來得低。
  (4)植物性蛋白質大多來自豆類及種子，雖然蛋白質品質較動物性遜色，但是含有不錯的澱粉、纖維、鈣、鐵及較少的脂肪，而所含的脂肪酸為多元不飽和脂肪酸。所以，較理想的作法是以動物性蛋白質為主，再搭配植物性蛋白質。

㈢避免能量攝取過多的具體作法
1. 除了三餐外，其他時間若非絕對需要，儘量不要吃含有能量的物質，例如：消夜、零食、含糖飲料（以白開水取代）等。
2. 時常翻閱食物熱量表，認識食物的熱量，並養成購物時瞄一眼食物成分的習慣。
3. 學會辨認容易發胖及危害健康的高脂、高糖、紅燈、黃燈、口味重及含酒精成分的食物，並有勇氣向這些食物說「不」，這些都有助於減少能量攝入於無形中。容易發胖及危害健康的食物如下：
  (1)高油脂的食物：此類高脂食物含大量熱量，且因烹調過程中，油脂經過高溫處理，容易變質致癌，加速心血管疾病與癌症的誘發機

會。例如：乳酪、肥肉、雞翅、蟹黃、油豆腐、花生、動植物油……。

(2)高糖的食物：糖分（簡單醣）是空熱量食物，沒有營養素。糖又會刺激胰島素的分泌，促進身體脂肪的合成，造成肥胖及動脈硬化。而含有精製糖的食物，更會促使胰島素激增，導致血糖急劇下降，容易造成頭昏、疲勞、飢餓等現象，讓人想吃更多的食物。例如：可樂、布丁、冰淇淋、三合一咖啡、甜甜圈、巧克力蛋糕……。

(3)紅燈食物：這類食物含高熱量、糖、油脂和鹽分，不但調味、加工複雜，所含的營養素也很稀少，用紅燈表示這類的食物，在平時應該別吃。例如：香腸、培根、洋芋片、運動飲料……。

(4)黃燈食物：這類食物的糖、油或鹽含量高，以黃燈示警，平時應限量而且少量食用。例如：炸雞、鍋貼、披薩、炒麵……。

(5)口味重的食物：味道重的食物，會造成胃口大開、食慾不容易滿足，引起過食的情形，而且調味的油分或糖分，都會額外增加食物的熱量。例如：沙拉、沙茶醬、番茄醬、豆瓣醬、蔥爆牛肉、糖醋排骨、梅干扣肉……。

(6)含酒精成分的食品：酒精是具有能量的飲料，酒精濃度愈高，能量愈高。

㈣適度減少能量又較不損及健康的作法

1. 如果必須採用降低「能量攝取」來控制體重時，較理想的作法是每天減少 300～500 千卡，切勿少於基礎代謝率，或低於 1,200 千卡。每日能量攝取少於基礎代謝率，或低於 1,200 千卡，除了會引起休息代謝下降、肌肉量流失的現象外，還可能產生虛弱、疲倦、昏沉、便祕、經期失調、怕冷、水腫。

2. 減少的 300～500 千卡能量應儘量從減少脂肪及醣類著手，切勿減少蛋白質。每日飲食要從脂肪和醣類上減少 300～500 千卡其實是很容易做到的，例如，減少高油脂、紅燈、黃燈、口味重的食物就可輕易地把脂肪食物降低到 20～25% 以下，大概每天可以從脂肪上節省 100～150 千卡。事實上有研究指出，只要將脂肪降低到 20～25% 就能瘦下來。另外，對高糖飲食也應提高警覺，例如，對有喝可樂嗜好

的人而言，只要少喝一罐，就能輕鬆減少 150 千卡，其它飲料、甜點類推。

3. 還有一種作法是，根據個人進食習慣，將午餐或晚餐的分量減半，或以水果、蔬菜取代一餐，即可輕而易舉、毫無痛苦下減少 300～500 千卡。例如午餐如果吃蘋果、橘子、香蕉、番石榴各一個，能量大約有350～400 千卡，不但飽足，還能攝取多種維生素、礦物質和纖維素及降低油脂的攝取。

五、體重控制的運動設計原則

就能量代謝的觀點來區分，運動的類型基本上可分為以有氧代謝為主的有氧運動（aerobic exercise）及以無氧代謝為主的無氧運動（anaerobic exercise）兩種。有氧運動的運動強度較弱、能量釋放速率較慢、可以運動較持久、可改善心肺功能及降低心血管疾病風險；相對的，無氧運動之強度較強、能量釋放速率較快、運動後過氧耗量較大、較能增加體適能，而其中的抗阻力性運動又可建構肌肉以增加淨體重、提高基礎代謝率。

消除體脂肪之運動設計，通常都以有氧運動為主，再輔以無氧運動，若能再搭配抗阻力性運動以增加淨體重就更完美。本節主要在傳達一個如何能使個人釋放最大能量的運動觀念，以及設計一個除了消除體脂肪又兼具預防慢性疾病、促進健康效果的運動。

㈠針對釋放最大能量的運動設計原則

1. 運動項目的選擇原則：能量釋放的多寡取決於參與肌肉收縮的肌纖維數量、收縮強度及收縮持續時間，所以任何一項運動都可以被當作能量釋放、消除體脂肪的工具。選擇自己最拿手、最感興趣的運動是考慮作為能量釋放工具的最高準則，唯有如此，才有可能運動持久，並釋放較多的能量。

就消除體脂肪的效果而言，沒有任何一項運動是絕對優於另一項運動的，例如，不是游泳一定最好，亦非有氧舞蹈莫屬；也沒有要瘦那一部位就非得運動那一部位之局部減肥的說法（例如強調仰臥起坐、搖呼啦圈才能瘦腹部），這是因為，提供任何運動肌群收縮的脂肪酸（fatty acid）能源是來自儲存於全身脂肪細胞的脂肪進行脂解作用

（lipolysis）而來，而其中又以腹部、臀部、大腿送來的脂肪酸居多。例如，當我們從事走路運動時（屬於腿部運動），脂肪酸即源源不絕從腹部、臀部、大腿的脂肪細胞送到腿部肌肉細胞來燃燒，運動的結果是腹部、臀部、大腿的脂肪減少，也就是這些部位瘦了。

因為每一項運動的運動肌群都不盡相同，為了能鍛鍊到更多的肌群，不妨交替從事多種運動，例如：一天步行、慢跑，另一天游泳，有時打打桌球、羽球或網球，跳跳有氧舞蹈……，不一而足。但必須注意的是，對一位不常運動的人，初始投入運動最好是選擇低撞擊性的運動，以避免運動傷害。

2. 總運動量的設計原則：體重控制強調的是總運動量而不是運動強度，能量消耗具有累積的效果，只要累積達到 7,700 千卡即可減少一公斤的體脂肪，累積愈多，減脂效果就愈顯著。如果期望在一個月內能看到顯著成果（例如減少一公斤以上），則每週運動量至少要消耗 1,925 千卡的能量，可以 275 千卡×7 天、或 642 千卡×3 天、或 1,925 千卡×1 天的作法。不過就體重控制而言，最理想的作法是每天都運動，而同樣一天的運動量，考慮體能或時間的因素，也可以分開數次來運動，例如一天 300 千卡的運動量，如果體力較差，無法一次完成，可以早、晚各運動一次，每次運動 150 千卡次，以此類推。

3. 運動強度和運動持續時間的設計原則：從「一次運動總量＝運動強度×運動持續時間」公式來看，運動強度和運動持續運動時間是決定一次運動能量釋放的兩個重要因子。由於能量釋放速率與運動強度成正比，而能量累積量又與運動持續時間成正比，因此，從公式來看，運動強度最強、運動時間最長則可獲得最大運動總量。然而不幸的是，人是有機體，有機體會疲勞，人體一旦疲勞即會被迫終止運動，所以，運動時如何避開疲勞以獲得最大能量釋放，是最大的課題。此外，也必須考慮時間的經濟性，必竟現代人都很忙碌，如何在有限的時間獲得最大的能量消耗也是另一個課題。

引起疲勞的因素有：磷酸肌素（phosphocreatine, PCr）耗盡、乳酸堆積、肝臟肝醣耗盡、以及神經疲勞素增加。前二者是因運動強度太高所造成，後二者是因運動持續時間太長所造成。

當運動強度達到 PCr 閾值（PCr threshold）時，大約是 80～95% VO_2max，運動即以 PCr 作為主要的能源，PCr 的能量極少，如以全速運動僅能維持十數秒之久，一旦 PCr 耗盡，疲勞即產生。

當運動強度達到 50～60% VO_2max 或 65～75% HRmax 時，即所謂的乳酸閾值（lactate threshold）或無氧閾值（anaerobic threshold）時，乳酸即開始產生。乳酸會使體液的pH值下降，影響酶的活性，使ATP的氧化磷酸化受阻，疲勞因此而來。人體可容忍乳酸的最大量約為60～70 mg，相當於10～12千卡的能量。大多數的人都很難忍受 70% VO_2max 以上強度的運動。

以低於 50% VO_2max 或 65% HRmax 強度運動時，提供運動的能源都是透過有氧代謝（aerobic metabolism）而來，人體不會堆積乳酸，所以不容易疲勞，除非肝醣耗盡或者神經疲勞素增加，或局部肌肉疲勞，但是這也要運動持續三、四小時以上才有可能發生。

從以上說明可知，運動強度高過乳酸閾值運動就很難持久，運動無法持久就不容易累積較多的能量釋放。考慮個別的體能差異和時間的經濟性因素，在運動強度的選擇上，應根據自己的體能狀況，選擇適中的強度。所謂適中強度是指，至少可以持續運動 30 分鐘以上，或至少每次運動可以釋放 200～300 千卡，而還不令人疲乏的強度。太弱的運動，時間上可能較不經濟，太強的運動，又無法持續太久，結果是無法完成既定的目標。

為了能運動更持久，使總消耗量達到最大，又兼具促進心肺功能，對體能較好的人，建議採用中強度的有氧運動，大約是 60～85% HRR 或 6 METs 以上，這個強度大約是介於大步快走和慢跑的速度；體能較差的人則可從 40～60% HRR 或 5～6 METs 開始。實際的作法是，可以穩定的速度持續快走，也可以慢跑，也可以跑跑復走走，只要讓身體動起來怎麼做都無妨（運動強度分級見表4-8）。

另外，還可以善用「運動後過耗氧量（excess post-exercise oxygen consumption，簡稱EPOC）」在運動停止後來額外消耗能量的效果。所謂EPOC是指運動停止後之耗氧量高於安靜時的量，它的產生是由於劇烈運動之後，由於體溫較高，或為了清除乳酸而進行糖質新生作用，或運動中所分泌的賀爾蒙還殘留等，使得耗氧量比運動前較高。實際的作法是，在每次運動結束前 5 分鐘，巧妙安排較劇烈的運動，例如快速跑，快到足以在 5 分鐘內令人很喘、很累，心跳率高過180 次／分以上，如此即可藉由堆積乳酸及體熱來

表 4-8　一般身體活動的 MET 值

< 3 MET 的活動	
0.9 睡覺	1.0 躺著（清醒）任何坐著的活動（作針線活、文案工作、打牌、講電話、吃東西）
1.0 任何安靜的坐著（看電視或電影、聽音樂或演講、坐車）	
1.5 打字、打電腦	1.8 安靜站著
2.0 彈奏樂器	2.0 開車
2.0 慢慢走（＜ 2 公里／時）	2.5 拂塵
2.5 洗澡、化妝、刮鬍鬚	2.5 走路（2 公里／時）
2.5 撞球	

3-6 MET 的活動	
3.0 走路（2.5 公里／時）	3.0 舉重（很輕的重量）
3.0 保齡球	3.0 排球、非比賽性之娛樂活動
3.5 走路（3.0 公里／時）	3.5 溜狗
3.5 食品雜貨店購物	3.5 輕鬆划船
3.5 射箭	4.0 輕快走（4.0 公里／時）
4.0 種植	4.0 騎單車（＜ 10 公里／時）
4.0 伸展、瑜伽	4.0 騎馬
4.0 水中有氧運動	4.0 桌球
4.5 大清掃	4.5 高爾夫
4.5 輕鬆的柔軟體操	4.5 園藝（挖土、種植）
5.0 低撞擊有氧運動	5.5 輕度固定式腳踏車
6.0 滑雪	6.0 吃重的舉重
6.0 網球雙打	6.0 休閒的游泳

> 6MET 的活動	
7　慢或輕鬆的越野滑雪	7　下坡滑雪
7　慢跑	7　壁球
7　中度固定式腳踏車	7　中度固定式划船
7　以 4.5 公斤的負荷走斜坡	8　騎單車（12 ― 14 公里／時）
8　中度越野滑雪（4 ― 5 公里／時）	8　穿雪鞋走路
8　慢 ― 中度自由式游泳	8　網球單打
9　沉重的勞力工作（划木、搬重物）	9　跑步（11.5 分／公里）
10　中度跳繩	10　跑步（11.5 分／公里）
10　劇烈游泳	

達到產生 EPOC 效應，這樣做還可以保持較高的體能，但是切忌將此強度的運動放在前段運動。

㈡身體活動的能量釋放計算

　　身體活動的能量釋放可利用表 4-1 的 MET 數很輕易的計算出來。MET，是指能量代謝當量（metabolic equivalent），是估計能量釋放的最簡便工具。

1 個 MET 是指人體在休息狀態下所釋放的能量，而 2 個 MET，則是指能量釋放為安靜時的兩倍之多，以此類推。

人體在休息狀態下，每分鐘、每公斤體重的耗氧量為 3.5 ml，而人體燃燒每公升氧可產生 4.82 千卡，則一個人每分鐘、每公斤體重的能量釋放為：

    1 MET ＝ 4.82 kcal×3.5 ml/kg/min　或

    1 MET ＝ 1 kcal/kg/hour

能量釋放計算舉例：某人體重 55 公斤，如以輕快走（4.0 公里／時）30 分鐘，可釋放多少能量？

答：查表 4-8，輕快走（4.0 公里／時）的強度為 4 MET，則

    30 分鐘能量釋放＝ 1 kcal/kg/hour×55 Kg×0.5 時×4 MET

                  ＝ 110 kcal

㈢能量釋放兼具健康促進的運動設計

消除體脂肪強調的是總運動量，而預防慢性疾病、延緩老化、促進健康，例如促進心肺功能、降低血脂肪、增加胰島素接受器敏感性、增加高密度脂蛋白膽固醇、增加骨質密度等，則除了考慮運動量外，最好是將運動強度一併列入考慮。以下是兼具能量釋放及促進健康的運動設計時必須考慮的因素：

1. 運動強度：下限強度至少設在「（最大心跳率－休息心跳率）× 60% ＋休息心跳率」。

2. 每週運動量：每週至少累積 900 千卡的運動量。

3. 運動頻數：至少隔天運動一次。

4. 每週至少安排抗阻力性運動一次。

六、運動法、節食法及藥物法對生理和健康的影響

同樣是消除 1 公斤體脂肪，我們可以用「運動法」或「節食法」或「藥物法」來達到目的，只要釋放能量累積到 7,700 千卡，或節省能量累積達到 7,700 千卡時，即可以減少 1 公斤體脂肪。三者消除體脂肪的效果表面上都是一樣，但是對身體組成、基礎代謝率以及健康實質上卻有很大的差異，透過對這些差異的解析，以強調運動法在體重控制中不可或缺的地位。

㈠對身體組成的影響

利用運動法所減少的重量中，幾乎都是體脂肪，不但能保住肌肉量，甚至如果再安排抗阻力性運動，或用較強的有氧運動，還能增加肌肉量，因此體脂肪率會降低。有一種情況下，肌肉量有可能會減少，就是當體重大量減少時，例如減少 10 公斤以上，此時人體無須用那麼多的肌力去支撐體重時，肌肉量會流失一些。但是無論如何，體脂肪的減少量絕對遠大於肌肉流失量，體脂肪率仍然變低。

利用節食法或借助藥物來減少能量攝取而達到減重的目的時，所減少的體重中並不是全數都是體脂肪，其中有相當大的比率是除脂重。能量節制得愈嚴格，尤其是醣類攝取愈不足，肌肉量流失得愈嚴重，可以從 25% 到 50% 不等。

能量攝取不足導致肌肉量流失的機制在於，醣類攝取相對不足，使得供給腦神經細胞、紅血球、腎髓質等僅能代謝葡萄糖的細胞無法獲得足夠的葡萄糖，迫使人體去分解肌肉的蛋白質以進行糖質新生作用。或是，飲食蛋白質攝取不足，導致合成肌肉蛋白質的速率低於分解的速率。

肌肉量流失在生理的影響是肌力衰退、體脂肪率增加。肌肉量減少回過來再度降低基礎代謝率（BMR），BMR 降低，意味著能量釋放變少，體重控制愈形困難，復胖機率愈大，這是一種惡性循環。而體脂肪率增加表示人體愈來愈胖，例如某人體重 60 公斤、體脂肪率為 25%，則其脂肪量為 15 公斤，除脂重為 45 公斤。當他用節食法減少 5 公斤體重時，假設除脂重流失 25%，則其真正減少體脂肪為 3.75 公斤，減重後的體重為 55 公斤，此時脂肪重為 11.25 公斤，除脂重為 43.75 公斤。當體重再度回升至原來的 60 公斤時，所增加的體重都是脂肪，結果脂肪重已不復原來的 15 公斤，而是變成 16.25 公斤，脂肪率則變成 27%。

㈡對基礎代謝率的影響

BMR 高的人，表示安靜時能量消耗較高。節食者 BMR 會下降，表示身體細胞代謝減退。造成 BMR 下降的原因，是因節食使得血糖降低，導致胰島素分泌減少，進而引起交感神經興奮性降低；另外，能量攝取減少，則食物熱效應也隨之減少（食物熱效應占全部能量釋放的 10%）；還有節食造成肌肉量流失，也是原因之一，因為肌肉量是影響 BMR 的因素之一（每一

公斤肌肉每天可以燃燒 26 千卡的能量）。節食者 BMR 下降，意味著原來的飲食量已不能再收減重的效果，除非能量攝取再度減低。

㈢對健康的影響

　　消除體脂肪的運動法多採用有氧運動搭配抗阻力性運動（如第四節所述），此二種運動對促進健康相當有助益，這是節食法和藥物法所不能做到的。

1. 運動對健康的好處如下

　⑴預防或改善運動不足症（hypokinetic diseases）：所謂運動不足症是指疾病的形成，有部分原因是與缺乏運動有關，而藉由運動可加以預防或獲得改善，例如：心血管疾病（降低血脂、增加 HDL-C、阻止動脈粥狀硬化進行動、減低高血壓、改善冠循環及周邊循環等）、下背痛、第二型糖尿病、骨質疏鬆、胃潰瘍、結腸癌、生殖系統方面的癌、乳癌以及延緩老化（aging）等。

　⑵增強體力：運動增進心肺耐力、肌力和肌耐力。強健的肌力和肌耐力可使工作較有效率且較不易疲勞、於吃重工作之後恢復也較快、肌肉較不易受傷、下背痛風險降低、運動機能及化解意外傷害的能力增加。

　⑶減少心理壓力：運動可以解除抑鬱（depression）、改善睡眠習慣、減少壓力症候群。

　⑷改變外觀：運動減少體脂肪，可使體格、容貌、姿態變好，增加自信心。

2. 減肥藥對健康的影響：截自目前，仍未有「既可輕輕鬆鬆減肥又無副作用的減肥藥」問世。抑制食慾的減肥藥，無論是兒茶芬胺性的藥（catecholaminergic drugs）或是 5-羥色胺性的藥（serotonergic drugs），其共通的副作用不外乎神經興奮、失眠、口乾舌燥、便祕、眩暈、頭痛、腹瀉、噁心，這些副作用可能增加罹患高血壓、心血管疾病的風險。另外，羅氏鮮（Xenical）由於其作用機制是抑制小腸的脂肪分解酵素，阻止脂肪吸收，其副作用是噁心、脹氣、急便，長期會導致脂溶性維生素缺乏。

㈣選用體重控制法的原則

　　運動法在體重控制雖有諸多好處，但是也有其缺點，那就是消除脂體脂肪的速率太慢，所花的時間與消除脂肪的速度不成比率，這也是為什麼有太多的人不願意運動，而寧可冒著損害健康之險採用節食或吃減肥藥的原因。然而，每個人的肥胖程度不一，身體組成也有所差異，生理狀況也不盡相同，體重控制的方法也就很難一致，下列幾點可作為參考。

1. 會傷害身體，尤其是留下不可回復之後遺症的方法，絕對不要採用，例如各種減肥藥物，目前尚未研發出一種既可減肥又無副作用的藥物。除非是極度肥胖者，或有家族性肥胖者，這些人可能是基因有缺陷，所以較難單獨藉由運動、或節食來控制體重，這些人可以在醫師指導下，配合藥物三管齊下實施。

2. 對 BMR 天生較低者：有些人平日已吃得很少，但是仍然瘦不下來，這類型的人很可能是某些會提高代謝速率的激素，如甲狀腺素、腎上腺素、生長激素分泌較少，致使 BMR 較正常人低。這類體質的人若一味的採用「減少能量攝取」，將使 BMR 和 DIT 更形低落，更不利於減肥。這類體質的人，一定要採用「運動法」，因為運動不僅可以釋放能量，運動停止後，又可以提高 BMR。至於飲食方面，維持原來的飲食量即可，勿需再減少，否則 BMR 和 DIT 降低，實在是得不償失。

3. 對 BMR 正常者：致使這類體質的人肥胖的原因無他，絕對是能量攝取過多。這類型肥胖者，建議採用「運動法」和「節食法」雙管齊下。體脂肪超過標準太多者，例如 10 公斤以上，能量攝取的限制就要愈多，例如每日至少減少 500 千卡，但是，總能量限制不宜低於 BMR 以下；其他不是太胖者，每日減少 300～500 千卡即可。

4. 體重在正常值以下，但是體脂肪率卻偏高，肌肉量又不足者：這類型者，通常外觀看起來瘦瘦的，建議採用抗阻力性運動以增加肌肉量並消除體脂肪。在飲食上並增加蛋白質的攝取。

5. 無論採用任何方法，每週體脂肪減少的速度以不超過 0.3～0.5 為最高準則。

案例

以「大步快走配合少量節食」的方法成功減脂

1. 參加人員：女生 8 人，平均年齡 30.8 ± 13.6 歲、身高 163.2 ± 3.0 公分、體重 65.7±6.5 公斤、BMI 24.9±2.1 公斤／公尺^2、體脂肪率 32.2±4.0%。

2. 肥胖程度診斷

　　⑴以標準體重公式評量，整體平均超重 17%，被判為過重。

　　⑵以 BMI 體位分級，在理想的最上限，臨界過重。

　　⑶以體脂肪率評量，已屆肥胖。

　　總評：由上述三項公式評量結果，這 8 名女生稍胖，有減脂的空間。

3. 代謝型態診斷：經口頭詢問日常飲食狀況及運動狀況，得知這 8 名女生飲食正常，平時並無運動的習慣。簡易判斷其 BMR 應屬正常者，故可採用「運動配合少量節制飲食法」作為減脂的方向。

4. 體重控制設計：計畫每天用運動消耗 300 千卡，飲食方面減少 300 千卡，總計 3600 千卡。依此作法，每天將可減少 600 千卡，每週實施 6 天，將可減少 3600 千卡，相當於 0.5 公斤的體脂肪。依此減脂速度，預計 6 週至少減 3 公斤體脂肪。

　　⑴運動設計：每週總運動能量消耗 1800 千卡。

　　　　運動項目：大步快走。

　　　　運動頻數：每週運動 6 次。

　　　　運動量：每次運動消耗 300 千卡。

　　　　運動強度：每次以 5.4 公里／小時的速度大步快走（能量消耗為 0.084 千卡／公斤／分，相當於 4.8METs）達到 300 千卡的運動量。

　　　　運動時間：平均以 53.1±6.2 分鐘完成 4.8±0.5 公里。

　　⑵節制飲食設計：飲食方面的作法是，僅要求中餐量減 1/2～1/3，其餘飲食習慣不變，如此約可減少 300 千卡能量攝取。

5. 結果及案例分析

(1)這是相當成功的減脂案例,因為減少的 3 公斤體重中,體脂肪佔 2.9 公斤,減去的幾乎完全是脂肪,且肌肉還增加 0.1 公斤。印證了以運動來控制體重,減去的必為脂肪,又因為是輕量節制飲食,醣攝取足夠身體需要,故不會分解肌肉蛋白質。

(2)腰圍、臀圍、大腿圍、小腿圍及上臂圍以不等程度減少,此結果讓「局部減肥」及「想瘦那裡必須運動那一部位」的說法不攻自破。而體圍縮小幅度以腰圍及臀圍最多,其次是大腿圍,小腿圍及上臂圍較少的現象,也符合人體β1、β2-腎上腺素接受器(adrenoreceptors-β1, β2)的敏感性:腹部內臟脂肪>腹部皮下脂肪>大腿、臀部皮下脂肪的理論。

(3)參與人員身體組成前、後測資料

	前測	後測	後測－前測
體　　重(kg)	65.7 ± 6.5	62.7 ± 5.8	－ 3.0 ± 0.8
除 脂 重(kg)	44.5 ± 4.5	44.4 ± 4.7	－ 0.1 ± 1.3
體脂肪重(kg)	21.2 ± 3.8	18.3 ± 2.9	－ 2.9 ± 0.9
肌 肉 重(kg)	41.9 ± 4.3	42.0 ± 4.5	＋ 0.1 ± 0.3

(4)參與人員 5 項體圍前、後測資料

	前測	後測	後測－前測
小腿圍(cm)	36.5 ± 1.5	35.5 ± 1.0	－ 1.0 ± 0.5
大腿圍(cm)	58.4 ± 1.2	55.5 ± 1.5	－ 2.9 ± 0.6
臀部圍(cm)	95.8 ± 2.6	92.3 ± 1.9	－ 3.5 ± 1.5
腰　圍(cm)	74.3 ± 4.7	71.0 ± 4.8	－ 3.4 ± 0.7

資料來源:呂香珠(2001)。大步快走配合少量節食對身體組成及體圍的影響。國際運動保健學術研討會。

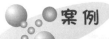案 例

脂肪減一點，健康就能多一點——體脂肪減少提升人體胰島素敏感性

　　肥胖的人罹患代謝症候群的風險較高，這是因為脂肪細胞儲存的脂肪增多時，會發炎並分泌細胞激素，脂肪酸游離到循環系也會增加，這些都會降低細胞對胰島素的敏感性，造成胰島素阻抗現象。如若如此，那麼當我們體脂肪減少之後，胰島素的敏感性理應提升。

　　本案例即在讓參加人員利用「運動配合適度飲食控制」方法減重 2 公斤時，讓她們驗證胰島素敏感性會隨之提升。

1. 參加人員：15 名女性，平均年齡為 43.27 ± 9.92 歲，身高為 160.30 ± 1.5 公分，體重為 63.64 ± 1.45 公斤，身體質量指數為 24.78 ± 0.48，體脂肪為 18.73 ± 0.99 公斤。

2. 減脂設計：每天至少快走 40 分鐘以上，並配合少量節制飲食。

3. 結果及案例分析

   (1)體重減 2 公斤，體脂肪平均減 1.42 公斤，顯示約有 0.58 公斤(-7.58 %)非脂肪部分流失，其中原因可能是有些人在飲食上節制太多，導致肌肉部分被分解。

   (2)胰島素敏感性指標：從血液三酸甘油脂下降、空腹胰島素下降及 McAuley 指數上升的結果來看，可確定的是胰島素敏感性提升。

4. 該案例給予的啟示：參與本案例的人員，雖然僅僅減少體脂肪 1.42 公斤，就能讓她們胰島素敏感性顯著提升的事實，除了驗證脂肪堆積增加有害健康之外，更重要的是要相信「脂肪減一點，健康就能多一點」的概念。

5. 理論

   (1)研究目的：探討非肥胖者透過運動與適度飲食控制，在體重減少 2 公斤後，其胰島素敏感性是否可被提升。

   (2)研究方法：27 位受試者，分為控制組(n = 12)與實驗組(n = 15)，實驗組以運動訓練配合飲食控制做為減重計畫，分別在實驗前與減重 2 公斤後，收集血液樣本，分析血液胰島素濃度與胰島素敏感性指數。

⑶結果：實驗前與減重 2 公斤時，血液胰島素濃度分別為 7.45 ± 0.65 mU/l 和 6.57 ± 0.47 mU/l 顯著降低(p <.05)；胰島素敏感性指數分別為 7.86 ± 0.29、8.40 ± 0.25 顯著增加(p <.05)。

⑷結論：本研究結果發現非肥胖之成年人，經以運動配合適度飲食控制，當體重減輕達 2 公斤(3.58 %)且體脂肪下降時，可使胰島素敏感性顯著提昇。

6. 實驗組減重 2 公斤體脂肪、血液生化值與胰島素敏感性之變化

	前測（n = 15）	減重 2 kg（n = 15）	增減率（%）
體脂肪（kg）	18.73 ± 0.99	17.31 ± 1.00	− 7.58*
三酸甘油酯（mg/dl）	100.35 ± 5.64	88.96 ± 5.49	− 11.35*
空腹血糖（mg/dl）	98.78 ± 2.17	94.61 ± 1.93	− 4.22*
空腹胰島素（mU/l）	7.45 ± 0.65	6.57 ± 0.47	− 11.88*
McAuley 指數	7.86 ± 0.29	8.4 ± 0.25	6.80*

*代表減重兩公斤後與前測比較達顯著差異(p <.05)
資料來源：呂香珠、陳麗文、沈秋宏、高文揚、程一雄、林峰樟（2012）。非肥胖成人減重 2 公斤之後對胰島素敏感性的影響。運動生理暨體能學報。第 15 輯，1～6 頁。

1. 每日適量攝取蛋豆魚肉類、奶類、五穀根莖類、油脂類、蔬菜類及水果類等六大類基本食物，可使人體足夠的獲得維持生命所需之熱能及各種營養素，並使人體處在健康狀態，此即所謂的均衡的飲食。

2. 體脂肪與健康息息相關，一般而言，將 BMI 控制在 27 Kg/m^2 以下（心血管疾病除外，控制在 25 Kg/m^2 以下）可使高血壓、第二型糖尿病、與賀爾蒙調控有關的癌症、骨關節炎、睡眠呼吸暫停、骨質疏鬆等慢性疾病的罹患風險降至最低。

3. 人體是由脂肪部分（要含必需脂肪及儲存性脂肪）和非脂肪部分組成，正常男性體脂肪含量約占體重的 10～20%，女性則占 15～25%。簡易且花費較低的人體測量方法有標準體重、身體質量指數（BMI）、體圍、皮脂厚、生物電阻分析等，而其中又以 BMI 最廣被採用。

4. 體脂肪的堆積源自攝取過剩的醣、脂肪及蛋白質能量營養素，而體脂肪的消除則是藉著釋放能量以執行生理機能時來完成。任何可以減少能量攝取（如節食、抑制食慾或抑制消化吸收脂肪的藥物）及增加能量釋放（如運動、發燒、甲狀腺機能亢、提高代謝率的藥物）皆具有消除體脂肪的功效。

5. 減少攝食高脂、高糖、高鹽、重口味及含酒精的食物，是日常生活中避免攝取過多能量的作法。如必須以節制能量攝取的的手段來消除體脂肪時，每天以減少 300～500 千卡的脂肪及醣類為宜，並遵守均衡飲食的原則，切勿長期採用單一食物之飲食。

6. 針對除脂的運動設計，強調的是總運動量而不是運動強度，也不是運動項目。兼具能量釋放及促進健康的運動設計是：選擇自己最喜愛的運動項目，以下限至少設在「（最大心跳率－休息心跳率）✕ 60%＋休息心跳率」的運動強度，至少隔天運動一次，每週至少累積 900 千卡的運動量。

7. 以運動消除體脂肪非但無副作用，又可阻止肌肉量流失、增加肌肉量、提高基礎代謝率、預防慢性疾病、促進健康，這是任何節食法及藥物法所不能做到的。

複習問題

1. 何謂均衡飲食？
2. 肥胖會增加哪些慢性疾病的罹患風險？
3. 一般而言，將 BMI 控制在多少可將慢性疾病的罹患風險降至最低？
4. 理想的 BMI 應訂在哪裡？BMI 在評量體位時有何優缺點？
5. 人體能量如何釋放出去？
6. 體脂肪如何堆積？
7. 為了減少能量攝取，應如何攝取醣類食物？
8. 針對能量釋放目的而設計的運動處方，應挑選何種運動項目？
9. 提出兼具能量釋放及健康促進的運動處方。
10. 比較運動及節食對身體組成的影響？

參考文獻

王果行等六人（1997）。普通營養學。臺北：匯華圖書出版股份有限公司。

陳淑華（1995）。營養學概論。臺北：華香園出版社。

楊乃彥等六人（1997）。新編營養學。臺北：華杏出版股份有限公司。

Summerfidld, L. M. (2001). *Nutrition, exercise, and behavior-an integrated approach to weight management*. U. S. A. Wadsworth.

運動傷害與貼紮

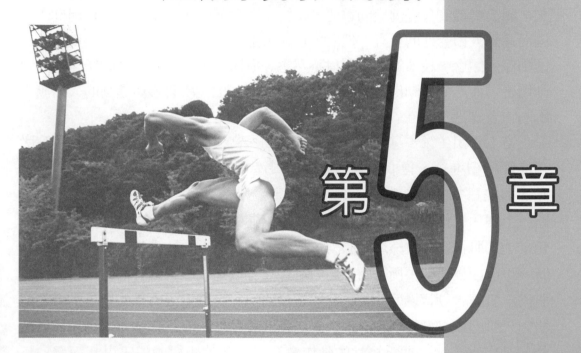

第5章

學習目標

讀完本章,你應該能夠:

1. 說明運動傷害的分類。
2. 了解運動傷害的處理時機及方法。
3. 說明冷療法的生理作用及種類。
4. 說明熱療法的生理作用及種類。
5. 了解常見受傷部位的貼紮方式。
6. 了解挫傷、抽筋、中暑、側腹痛及下背部疼痛的發生原因
   及處理方法。

第一節　運動傷害的定義與類型

　　近年來，由於工業社會到高科技產業的蓬勃發展，國人的生活品質提升，進而對醫療保健重視，平均壽命大幅提高。然而，自從週休二日的到來，國人意識到身體健康的重要，紛紛走入戶外，希望藉由運動找回健康，因而運動人口急速的上升。然而，在國人進行運動時，可能會因熱身不夠、運動保健觀念、技術錯誤及環境不熟悉等原因，容易發生因運動所產生的運動傷害，而遇到運動傷害該如何有效的處理，則是所有參與運動的人所應了解的重要課題。

　　當人一出生後，身體就不斷的在運動。當人體靜止時，橫膈膜為了呼吸功能能持續進行，獲取氧氣到體內組織產生能量供人體使用，必須持續運動。而在日常的活動當中，肌肉也必須為維持生活上一些必要活動，如走路、上樓、工作而不斷的運動；而在從事運動競賽時，肌肉更扮演了重要角色，透過肌纖維的收縮產生張力，提供運動時所需要的力量。然而，在運動時，可能因為一時平衡不當、用力過猛及外傷造成肌肉、骨骼的傷害，或是肌肉、肌腱、韌帶過度的拉扯造成纖維的傷害，甚至更嚴重的力量則會造成肌肉、肌腱或韌帶的斷裂。而在單次運動或動作中發生運動傷害，屬於急性的運動傷害。而長期重複性的動作會造成局部軟組織的傷害引起而發炎反應，或是長期動作錯誤或是持續發生急性運動傷害，則是屬於慢性運動傷害。因此在傷害的早期區分傷害的程度才能正確的治療與復健，縮短病程，減少後遺症（藍智騰，2000）。

　　何謂運動傷害，廣義來說只要是由於運動所引起身體機能的失調或身體構造的傷害，都可稱為運動傷害。森本哲郎和妻木充法（1997）將運動傷害分為運動外傷及運動內傷，如表 5-1 所示。

表 5-1 運動傷害的分類

運動傷害的分類	內　　　　　容
運動外傷	因外力所造成的外部傷害，例如：挫傷、骨折、腫傷、燙傷、擦傷，以及肌腱斷裂等。治療的重點在於正確的急救措施。
運動內傷	一般多爲斷續性的疼痛，也稱爲過度使用症候群（Overuse Syndrome），是經由連續性較小外力所造成的傷害，例如：腳踝的疼痛與疲勞、膝蓋周圍的疼痛、下背部疼痛、大腿內側的疼痛、長繭或水泡等。此種傷害雖然可繼續運動，但如果沒有妥善處理，將使傷處惡化。

第二節　運動傷害的處理

　　過去，急性運動傷害發生時，常有人對於冷熱敷的選擇感到困惑，眾說紛紜，因此在運動場上常見不同的急救方式。現在由於資訊科技的發達及運動科學的蓬勃發展，許多運動傷害的處理資訊，可藉由網路、書籍、大眾傳播媒體及各類運動傷害研討會中得知。在此，就針對運動傷害的時機及處理方式加以說明。

一、運動傷害的處理時機

　　以肌肉拉傷的處理方式爲例，就肌肉受傷後的反應及臨床上急性期及復健期兩種不同時間點上的處理方式來說明。

㈠受傷後的反應

　　當急性肌肉傷害發生時，軟組織會有血管、細胞壞死的情況發生，進而引發出血、發炎或腫脹疼痛，進而導致肌肉萎縮、退化或關節功能失調而影響運動能力，久之則形成慢性運動傷害。而在肌肉受到傷害時，最主要會有以下三種徵狀產生，分別爲腫脹、疼痛及肌肉萎縮。

　　1. 腫脹：腫脹來自於發炎的反應，發炎是白血球及其他吞噬細胞滲出液傳送到受傷組織的過程，是必經的過程（陳雅惠，2000）。當傷害發生時，腫脹是第一時間伴隨而來的反應，而傷後治療所需的時間關鍵就決定在腫脹的控制。腫脹的機制是因爲局部組織缺氧及間接化學介質釋放而引起細胞的損傷，所以腫脹程度和傷害的嚴重性、血管透過性及化學介質影響程度有高度的影響。而軟部組織的痊癒與細胞再

生、修補以及膠原組織的復原有關（Halvorson，1990；林正常，1991）。因此，腫脹的控制對復原速度快慢有相當關鍵的影響。

2. 疼痛：當腫脹發生後，接隨而來的就是肌肉受傷部位的疼痛。疼痛起因於發炎反應以及骨骼基因疼痛而造成的不隨意收縮。反射性肌肉痙攣來自於正回饋引起的複雜神經迴路，這種痙攣因隨意肌疼痛抑制而惡化，導致動作範圍降低，肌力以及肌耐力減退，直接受傷以及鄰近肌肉的萎縮（Halvorson，1990；林正常，1991）。

3. 肌肉萎縮：在受傷嚴重的情況下，受傷部位會在經過腫脹及疼痛的過程後，產生肌肉萎縮、關節僵硬以及心血管功能下降的情形。在受傷部位停止活動時，肌纖維會因減少刺激而逐漸的萎縮。因此，在外觀上，肌肉的尺寸就會逐漸的變小，形成萎縮的現象。所以受傷後，最重要的就是如何讓肌肉儘早恢復活動，減少肌肉萎縮的程度（林正常，1991）。

㈡受傷後的處理

1. 急性期處理：在肌肉拉傷的急性期，處理的重點在於抑制傷害的擴大，和減少組織損傷的出血，受傷後正確的判斷及處理時機，都將影響到痊癒後的狀態。通常，肌肉拉傷後的 48 小時內，以 RICE 的方式處置最為恰當（李勝雄，1994），何謂 RICE，如表 5-2 所示（森本哲郎和妻木充法，1997）。

2. 復健期處理：在受傷 48 小時的急性期後，接著進入復健期。在復健期，最主要的目的在於促進受傷部位之循環及修復，促使受傷部位儘早活動，避免萎縮。就臨床的實施效果，分為二種方式，一為一般性復健法，二為等速肌力儀器（isokinetic machine）復健法。兩種復健法各有六個期程階段，每個階段分別針對症狀有著不同的處理方式，如表 5-3。復健法通常依循受傷後的過程及疼痛程度來實施，即自發性疼痛、壓迫疼痛、動作時疼痛、伸展疼痛及抵抗運動疼痛等各種疼痛，而進行復健法之最佳時期，在於自發性疼痛減輕後開始（李勝雄，1994）。

表 5-2　RICE 的內容

字母	代表意義	操　作　步　驟
R	休息（Rest）	不要移動受傷部位，讓傷者保持安靜狀態。
I	冰敷（Ice）	冰敷的意義在於防止患部的腫脹疼痛，當傷害發生後，應儘早冰敷受傷部位。而冰敷的效果當中又以冰塊最佳，在進行冰敷時，需配合患部的位置採取適當的方法，直到患者麻痺的感覺消失；或是在受傷部位充血變紅時，便可停止冰敷。
C	壓迫（Compression）	壓迫主要意義在於預防受傷部位出血及腫脹，在此需注意壓迫力道的輕重，如果太輕則無壓迫效果；反之，則阻礙受傷部位的血液循環，宜多加注意壓迫不為周圍的皮膚顏色來加以判斷，壓迫力量是否適當。
E	抬高（Elevation）	抬高受傷部位的意義也是在防止患處的出血及腫脹，抬高患部到心臟位置的高度為最佳。

表 5-3　復健期六階段療程

期程階段	症　狀	處　置
受傷當後	出血、浮（血）腫等	RICE　48～72 小時
第一階段	自發性疼痛減輕	輕度運動
第二階段	自發性疼痛消失	增強輕度運動負荷，實施 PNF 伸展運動
第三階段	壓迫性疼痛減輕	開始輕度慢跑運動
第四階段	壓迫性疼痛消失、伸展運動疼痛減輕	半衝刺跑運動（80% 強度）
第五階段	伸展運動疼痛、抵抗運動疼痛消失	開始各種衝刺跑及跳躍運動，肌力訓練（80% 強度）
第六階段	前五個階段之疼痛症狀完全消失	比賽，實施 100% 肌力訓練

二、冷熱療法介紹

(一)冷療法

1. 冷療的生理反應：組織對冰敷的生理作用，包括：
   (1)強化膠原纖維：膠原蛋白為構成人體結構的重要物質，冷可以增加膠原蛋白的韌性。
   (2)局部血管收縮：冷療能使局部血管收縮，降低細胞代謝，防止發炎反應，而減少腫脹和出血。

(3)放鬆肌肉：冷療能減少肌肉中肌梭對於伸展的靈敏度，它阻止來自肌伸展反射（myotatic stretch reflex）大神經纖維向心性感覺輸入的傳導，使維持肌肉收縮的力量減低，進而放鬆。

(4)止痛：冷對感覺的刺激，可能造成神經的阻斷而抑制疼痛感覺輸入，而降低疼痛感。

(5)消炎：冷能降低局部的新陳代謝速率，消除發炎所引起的反應。

2. 冷療法的介紹：一般冰敷的基本原則如表 5-4 所示。

表 5-4　冰敷的一般原則

一天冰敷療程次數	2～4 次
冰敷持續時間	10～15 分鐘
休息間隔時間	5～10 分鐘
一次冰敷療程反覆次數	3～4 次

在患部受傷後 48 小時的急性期，最佳的處理方式為冰敷。一般而言，一天冰敷的次數以 2～4 次為佳。然而，為達冰敷的效果，又要避免凍傷的情況產生，每次冰敷時，冰敷的時間以 10～15 分鐘為佳，兩次冰敷間隔時間約為 5～10 分鐘，一次完整的反覆冰敷次數需 3～4 次。而何種次數及冰敷時間最適宜，還需依受傷部位的不同及嚴重性來決定。冰敷的治療方式可分為下列三種：

(1)冰敷袋：冰敷袋的使用常見於各種運動場所，由於它的準備非常容易，通常是在運動傷害發生時最早使用的冰敷方法。尤其是訓練有素的運動員，通常都會隨身攜帶冰敷袋，以備不時之需。使用方式是將冰塊置入專用的冰敷袋或一般的塑膠袋便可使用。使用時，將冰敷袋平壓於受傷處，加上彈性繃帶固定，或用雙手加壓即可。

(2)冰水冰敷：冰水冰敷通常是在復健期使用，使用此冰敷法通常為運動員，當訓練過度或肌肉疲勞時，也可藉由此法放鬆肌肉。使用方式是將大量冰塊置於水桶中，加入水混合成冰水，然後將受傷部位置於水桶中進行冰水冰敷即可。

(3)冰塊按摩：冰塊按摩同樣是在復健期使用，對於運動傷害的復健或因訓練所導致的疲勞都能獲得相當理想的療效。使用方式可利用紙杯裝水製成冰柱、直接使用冰塊或以紗布或毛巾包住冰塊，在受傷部位輕輕的以畫圈圈方式進行受傷部位的按摩（陳雅惠，2000）。

(二)熱療法（Halvorson, 1990；林正常，1991）

1. 熱療的生理反應：運動傷害通常都以熱敷來進行後期治療，以期藉由熱敷來刺激組織的再生以及加速傷害的痊癒，而組織對於熱的生理反應，包括：

   (1)增加膠原組織延展性：增加膠原纖維的延展性，減少肌肉痙攣程度，可望改善關節活動範圍。

   (2)增加血液循環：皮膚表面的熱敷，因加速細胞代謝和反射性反應，促進軟部組織的恢復。改善血管和淋巴管的循環，可減少局部軟部組織的腫脹。

   (3)減少疼痛：熱療直接對肌梭向心纖維的感覺刺激，以及間接反射的抑制，抑制了肌梭的興奮性，減輕肌肉痙攣情形。另外，熱療也可透過皮膚的刺激，減少疼痛的感覺。

2. 熱療法的介紹

   (1)熱敷袋：熱敷袋的使用通常會在運動傷害復健期使用。對於專業的物理治療室中，會有專用的熱水箱，專為熱敷袋保持熱度。使用方式為直接將熱敷袋平鋪於受傷部位即可，若熱敷袋過熱，可先於患處鋪上一層毛巾再放上熱敷袋；而對於一般民眾，在家可將濕毛巾在熱水或微波爐中加熱使用。每次熱敷時間約 20～30 分鐘為宜，為保持熱敷袋熱度，使用 80 分鐘後需更換一次。此法對於淺層肌肉的復健效果較佳。

   (2)熱水浴：使用熱水浴的目的在使肢體放鬆，另外在熱水中進行傷害部位的伸展運動，以增加關節活動角度，加速患部的痊癒。但此法仍以淺層組織為主。協助柔軟性運動的進行，但對深部關節的肌腱或韌帶仍無法達到加溫效果。使用熱水浴的水溫通常為 38～41℃，讓患處全部浸泡到熱水中，應避免浸泡過久，產生體溫過高情形，一次浸泡約 20 分鐘為宜。

   (3)紅外線：紅外線的治療也是針對淺層組織，主要的效果為表層組織的熱效應對感覺神經的作用（黃勝裕，1999），熱效應能增加表層組織釋放組織胺，使周邊血管放鬆，增加皮膚的血流量，促進代謝作用（Melazack & Wall, 1965）。方式是以發光式紅外線直接照射

受傷部位，此法的使用應由專業醫師診斷後，再由合格的物理治療師操作。

(4)超音波：超音波療法是針對深層組織治療最常見的熱敷方式。主要效果來自所吸收音波振盪的轉換，在組織介面上產生音波的抗阻，最高熱效果產生在肌肉與脂肪間、肌肉與肌筋膜間和肌腱韌帶與骨骼交界處（林正常，1991；Hecox, Mehreteab & Weisberg, 1994）。作用為增加局部的血流與代謝，提升深層組織延展性與神經傳遞速度，提高疼痛閾值，避免肌肉的痙攣與僵硬（黃勝裕，1999）。方式是以超音波儀器置於受傷部位，輕輕的以畫圓方式治療，此法的使用也應由專業醫師診斷後，再由合格的物理治療師操作。

(三)冷熱交替法

冷熱交替法使用時機在運動傷害復健期，腫脹情況不再惡化的時候或慢性運動傷害的復健。使用方式是冷療與熱療交替使用，主要功用在於減少軟部組織之腫脹及止痛。首先先將患處浸在 38～43℃的熱水中 4～6 分鐘，接著立即浸泡在 13～16℃的冷水中 1～2 分鐘，然後再泡回熱水中，如此反覆約 5 次。在熱水中可進行一些增進關節活動範圍的運動，以利患處的復原。冷熱交替法應注意第一次及最後一次的浸泡都需在熱水中完成。

第三節　貼紮

貼紮（taping）是運動傷害防護中最引人注目的動作。通常，我們在許多運動比賽場合都會見到運動防護站的設立，提供選手運動傷害的諮詢及貼紮的協助，貼紮雖非運動防護員唯一的工作，卻是評量一個好的運動防護員最重要的技術及工作之一。較複雜的運動傷害可能需要專業的運動防護員才能有效的貼紮，但針對一些簡單部位的處理，可能就不是專業防護員的工作了，體育教師、運動教練甚至運動員本身，都應該具備一些簡單部位貼紮的能力，以便不時之需。

貼紮本身對人體來說，就是一種關節範圍與肌肉活動的限制（黃啟煌、楊瑞泉和黃玉萍，1996），而包紮對運動員在心理及生理上皆有相當程度的

幫助，包紮方式的正確性及經驗將成為貼紮是否成功的關鍵，以下就針對常見的運動傷害部位藉由分解圖來說明。

一、注意事項

對於一般教練而言，在貼紮前可能需要內膜（underwrap）及白貼（adhesive tape）即可，而對於慣用手是右手者，在進行貼紮實是以右手持白貼或內膜來予以施力。在進行內膜貼附時須特別注意內膜的上下位置，如圖5-1及5-2所示。

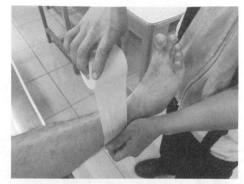

圖5-1 內膜朝下（錯誤）

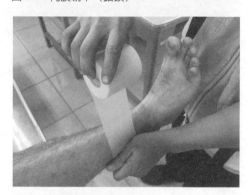

圖5-2 內膜朝上（正確）

二、腳踝

㈠首先需在腳踝部位貼上內膜，因在進行白貼貼紮前未先附上內膜，將造成拆卸時，皮膚上的不適（圖5-3）。

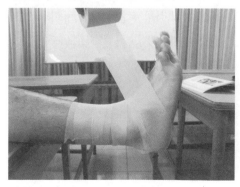

圖5-3

㈡在上內膜時記得需完全纏繞，不得有空隙（圖 5-4）。

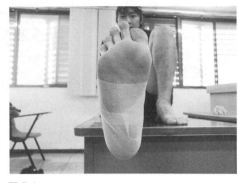

圖 5-4

㈢製作上橋固定（圖 5-5）。

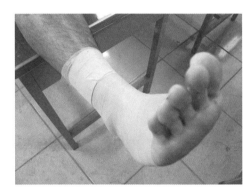

圖 5-5

㈣U 型固定：若腳踝是因為內翻而受傷，U 型固定需由內而外貼紮，如例圖；若腳踝為外翻導致受傷，則由外而內（圖 5-6）。

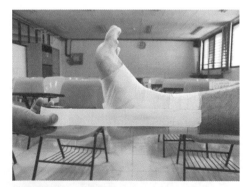

圖 5-6

㈤U 型固定結束，另一側的圖示（圖
　5-7）。

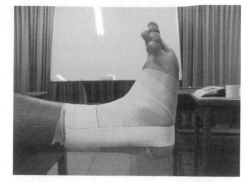

圖 5-7

㈥依㈣㈤步驟製作三層 U 型固定（圖
　5-8）。

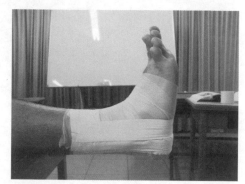

圖 5-8

㈦由上橋處依次往下製作包覆至踝骨外
　側髁（Lateral Malleolus）處，強化 U
　型固定。因小腿為圓錐形，在包覆時
　須注意圓錐形包覆，以保持包覆的平
　整性及患處的舒適（圖 5-9）。

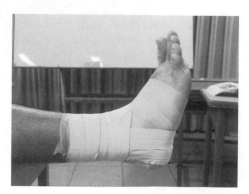

圖 5-9

㈧包覆至踝骨外側後，接著於腳底處進
行編織（圖5-10）。

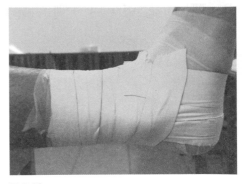

圖 5-10

㈨進行三層的編織（圖5-11）。

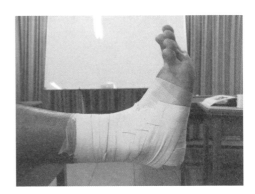

圖 5-11

㈩八字螺旋固定：主要功能為鎖住腳
踝，減低關節活動範圍。腳踝若為內
翻，則第一層八字螺旋固定需由腳踝
外側開始往內側貼紮（圖5-12）。

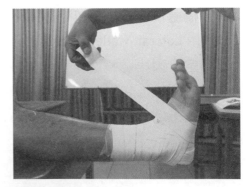

圖 5-12

㈦由右上往左下貼紮，準備往阿基里斯
　腱（Achilles Tendon）方向進行纏繞
　（圖 5-13）。

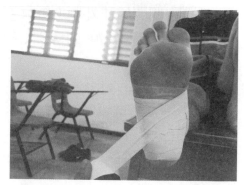

圖 5-13

㈧由腳底往阿基里斯腱貼紮，以進行腳
　根部位的固定（圖 5-14）。

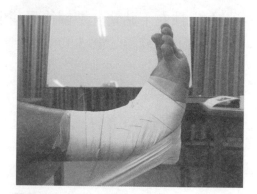

圖 5-14

㈨繞過阿基里斯腱，往腳背處纏繞，結
　束八字螺旋固定（圖 5-15）。

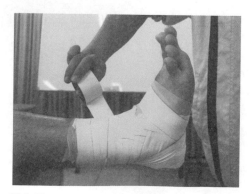

圖 5-15

㈠由腳踝內側開始往外側進行反方向的
　第二次八字螺旋固定貼紮（圖
　5-16）。

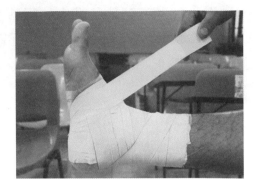
圖 5-16

㈢由左上往右下貼紮，準備往阿基里斯
　腱方向進行纏繞（圖 5-17）。

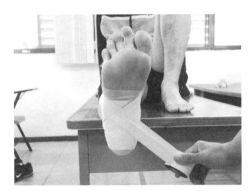
圖 5-17

㈣由腳底往阿基里斯腱貼紮，以進行腳
　根部位的固定（圖 5-18）。

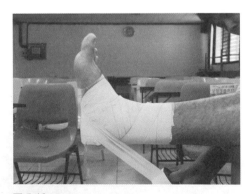
圖 5-18

㈦繞過阿基里斯腱,往腳背處纏繞,結
　　束八字螺旋固定。完成腳踝貼紮(圖
　　5-19)。

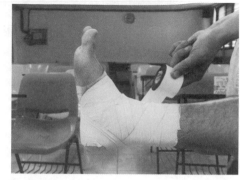

圖 5-19

㈧完成鳥瞰圖(圖 5-20)。

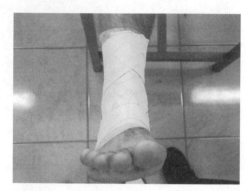

圖 5-20

㈨側面完成圖(圖 5-21)。

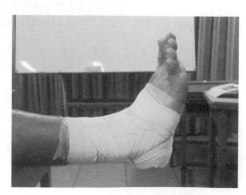

圖 5-21

㈤拆卸手法：如圖以鯊魚剪由上而下，再由左而右剪開，便可輕易拆卸貼紮（圖 5-22）。

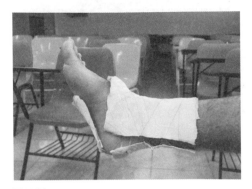
圖 5-22

三、髕骨肌腱（Patella Tendon）炎

㈠於桌上，將一捆白貼布放至傷者的傷腳腳跟下，重心微微向前，使膝蓋部位保持張力，且易於貼紮（圖5-23）。

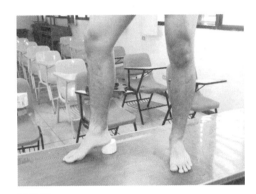
圖 5-23

㈡於髕骨與脛骨粗隆（Tibial Tuberosity）間上內膜（圖 5-24）。

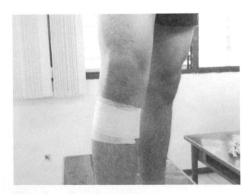
圖 5-24

㈢將白貼張開後，於中間將白貼上及下
　緣處往內側折，製作長條狀於髕骨下
　貼上（圖 5-25）。

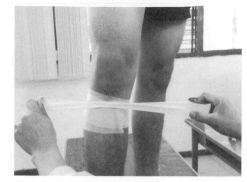
圖 5-25

㈣進行兩層的包覆，於腿後結束貼紮
　（圖 5-26）。

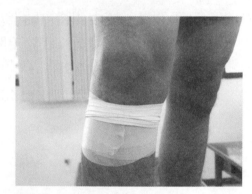
圖 5-26

㈤注意小腿非直柱形，而是圓錐狀，需
　注意要以圓錐形包紮，如例圖所示。
　（圖 5-27）。

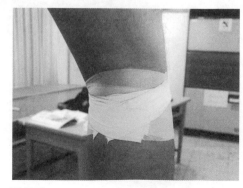
圖 5-27

四、手肘上髁炎（網球肘）

(一)於手肘肱骨外上髁（Lateral Epicondyles of the Humerus）位置上內膜（圖 5-28）。

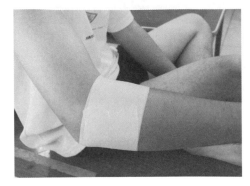

圖 5-28

(二)將白貼張開後，於中間將白貼上及下緣處往內側折，製作長條狀於手肘肱骨外上髁處貼上（圖 5-29）。

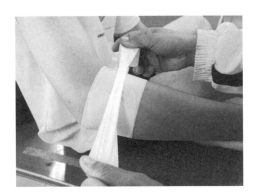

圖 5-29

(三)以白貼纏繞兩層（圖 5-30）。

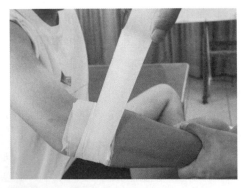

圖 5-30

㈣貼紮完成（圖 5-31）。

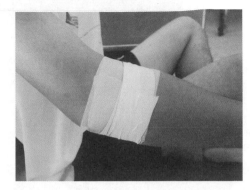

圖 5-31

五、手腕

㈠正確貼紮手腕的位置，是將圖中手指
　所指的尺、橈骨粗隆處正確的置於白
　貼中間（圖 5-32）。

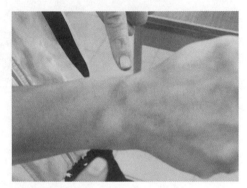

圖 5-32

㈡先在手腕處包覆內膜，而後將拳頭握
　緊後，白貼依圖示貼上（圖 5-33）。

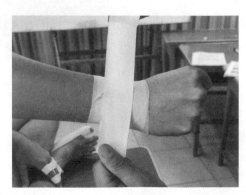

圖 5-33

㈢將白貼於手腕處纏繞兩層後完成貼紮（圖 5-34）。

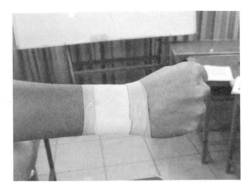

圖 5-34

六、手指頭（拇指夾板）

㈠將白貼展開後，對折數次後製成有彈性的夾板（圖 5-35）。

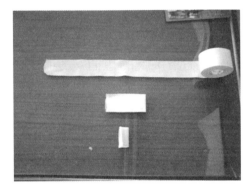

圖 5-35

㈡若食指或中指受傷時，則相互利用以作為支撐指進行貼紮；首先將夾板置於兩指間（圖 5-36）。

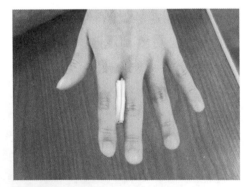

圖 5-36

㈢將白貼撕成等寬兩長條，分別在夾板上下進行纏繞兩層後完成（圖5-37）。

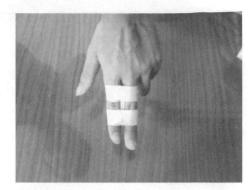

圖 5-37

㈣若爲無名指或小指受傷，則相互利用以作爲支撐指進行貼紮（圖5-38）。

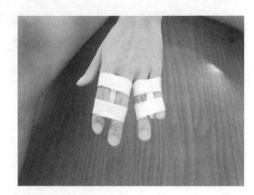

圖 5-38

七、拇指外翻

㈠先將白貼撕成約拇指 2/3 寬，並在足大拇指上纏繞兩層製作上橋（圖5-39）。

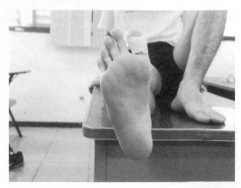

圖 5-39

㈡由足大拇指內側開始往下貼紮（圖
5-40）。

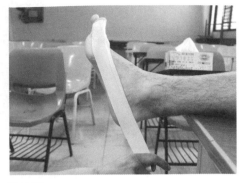

圖 5-40

㈢白貼繞過跟骨（Calcaneus），接著往
右上貼紮，於足大拇指底部停止（圖
5-41）。

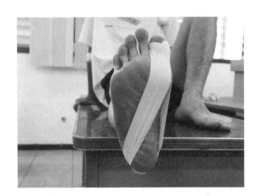

圖 5-41

㈣最後在足大拇指上纏繞兩層白貼即完
成貼紮（圖 5-42）。

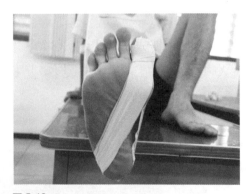

圖 5-42

《感謝周鴻老師提供貼紮技術指導》

本章節所介紹內容為傳統貼紮方式，又稱為白貼，目的在於對受傷的關節部分作有效的活動限制，期能讓選手在不得不下場應戰時對於受傷的部分能得到較好的保護，減緩傷處惡化的情形。然而，白貼方式會對傷處施壓，期望限制傷處關節活動，因此也會造成該處體液的流動，故以白貼作包紮，在運動結束後需立即將白貼卸下，以回復正常血液循環。這些年來，市面上及運動場上出現另一個貼步的新選擇，稱為肌內效貼布（Kinesio Taping）或肌能貼布（圖5-43），是由日本醫師 Kenzo Kase 所研發，由於肌內效貼布主要是具有彈性的貼布，強調只要透過正確的貼紮方式對於運動傷害的預防及治療具有不錯的功效。目前在各運動場是相當流行及常見的貼紮方式。

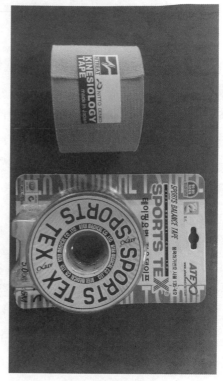

圖 5-43　肌內效貼布（肌能貼布）

第四節　常見運動傷害的處理方式

一、挫傷

挫傷是由於跌落、重擊、碰撞等，以鈍力直接作用於身體，造成皮下組織的損傷，這種傷害不論程度輕重，多少都會傷及肌肉、血管、神經及皮膚。挫傷發生後，受挫部位會有疼痛腫脹或皮下出血的現象。處理方式為冷療，冷療後以彈性繃帶包紮壓迫，以防止出血及腫脹的現象持續發生。經過48 小時後，再改用熱療方式處理。如果是嚴重的挫傷，在六週後傷勢未見好轉，可能會有鈣質沈澱（calcium deposit）的情形發生，此時就必須儘速求醫（向毓華，2000）。

二、抽筋

又稱為肌肉痙攣，當動作電位頻率超過每秒 300 次就會產生抽筋的現象。引發抽筋的確切原因並不清楚，但可能發生的原因為天氣過於寒冷、肌肉過度疲勞導致強直性收縮或體內水分及礦物質不足。處理方式為讓痙攣部位的肌肉伸展，並以大拇指用按摩方式將收縮的肌肉往肌腱方向推展，以減緩痙攣情形。另外，再補充電解質飲料以平衡體內離子濃度，降低動作電位發生頻率，減緩肌肉痙攣的現象。

三、中暑

中暑是一般人對熱病的通稱，事實上熱病依照熱傷害的嚴重程度可分為三種，一般所講的中暑通常是三種中最輕微的熱痙攣。

㈠熱痙攣

最輕微的熱傷害，症狀為手、腳或腹部發生痙攣。發生原因為：

1. 在熱環境中過度運動。
2. 出汗過多，導致水分及礦物質流失。處理方式是迅速將患者移至陰涼處，再補充電解質。

㈡熱衰竭

中等程度的熱傷害，有體表及核心溫度升高、皮膚乾燥、口乾、頭痛、頭暈、注意力分散甚至昏倒等症狀。發生原因為：

1. 心肺系統無法滿足身體需求，無法提供足夠血流至皮膚進行散熱。
2. 出汗過多，導致水分及礦物質流失。處理方式是迅速將患者移至陰涼處，補充電解質，嚴重時以冰水擦拭身體以降低體溫，不能飲水者，需以點滴注射鹽水。

㈢熱中暑

最嚴重的熱病，有生命危險。有體溫超過 40.5℃、失去意識、四肢不隨意活動且心跳加快等症狀。發生原因為突發性溫度調節失效。處理方式為保持呼吸道暢通，並以冰水擦拭身體，快速送醫。

四、側腹痛

　　許多人運動時，常會發生側腹痛的現象，尤其是對於平時疏於運動的人突然從事跑步運動時容易發生。發生的主要原因為運動時體內血液重新分配的原因。在運動時身體為提供足夠氧氣至四肢以產生能量，體內血液會重新分配，將大部分的血液分配到四肢，以致於內臟血液量遽減，尤其是控制呼吸的橫膈膜缺血，造成腹痛情形。處理方式為暫時停止運動，並將身體往後伸展，讓身體能完全舒緩的休息，待疼痛感降低時再繼續運動。通常在持續幾天的運動後，身體逐漸適應後就能改善。

五、下背部疼痛

　　下背部疼痛是現代人的通病，是新的文明病，主要的原因是坐姿生活型態所導致。長期的坐姿生活及缺乏運動的情形下，造成腹臀肌力下降，引起下背部肌群的收縮，使骨盆畸形前傾，脊椎承受太大的壓力，導致下背部疼痛。另外，不良的坐姿又將使之惡化。處理及預防的方式為：㈠強化腹肌及背部暨脊肌群的肌力；㈡避免弓身提物及㈢保持良好坐姿。

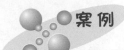 **案 例**

夏天的午後

　　李大雨今年四十五歲，是一個朝九晚五的上班族，每天下班後最大的享受就是坐在沙發上看電視，鮮少從事運動。一日週末的午後，李大雨看見戶外陽光普照，他想，好久沒有運動了，應該利用今天放假的日子好好運動一下，而在大太陽下運動可以流更多的汗，消耗更多的熱量，達到更佳的運動效果。因此，李大雨馬上行動，就到住家對面的運動場內跑步。一開始，大雨覺得有點熱，有點喘，但他誤認為效果不錯，仍持續運動。在持續 30 分鐘的運動後，他感覺頭越來越暈，而且有想嘔吐的情形，在他撐不下去想休息時，因四肢有痙攣的現象，導致一時姿勢不穩，扭傷腳踝，跌坐在地上。請問各位，此時李大雨應如何正確的處理。

　　處理方式：李大雨有頭暈、想嘔吐及四肢痙攣的現象，應已發生熱衰竭的情形，另外又伴隨腳踝扭傷的問題，兩者都屬於急性運動傷害，皆須及時處理，而處理的順序則是以熱衰竭的問題優先，因為不馬上處理，若情況惡化，恐有生命危險的疑慮。首先，李大雨如果還可走動，應先到樹蔭下休息，再請朋友或旁人迅速取來含電解質飲料及冰塊，然後先喝下飲料以減緩熱衰竭造成的不適感，再以冰塊冰敷扭傷處。若熱衰竭情形沒有改善，應用冰塊擦拭身體，並迅速就醫；若情形改善，便可回家休養。而腳踝扭傷部分，在 48 小時內應持續冰敷，而在 48 小時後再以熱療法處理。

摘　要

1. 本章主要分成四節，第一節是介紹運動傷害的定義，並將運動傷害分類為運動外傷及運動內傷。

2. 第二節主要是介紹運動傷害的處理，包括肌肉受傷後的反應，以及冷療及熱療法的生理作用及種類。

3. 第三節主要針對一些容易受傷的部位作貼紮介紹。

4. 第四節主要介紹常見的運動傷害，包括挫傷、抽筋、中暑、側腹痛及下背部疼痛等。

關鍵詞

運動外傷	冷熱交替法
運動內傷	貼紮
腫脹	內膜白貼
疼痛	挫傷
肌肉萎縮	抽筋
RICE	中暑
冷療法	側腹痛
熱療法	下背部疼痛

複習問題

1. 請詳細說明肌肉受傷後會有哪三種徵狀。
2. 請詳述說明 RICE 的內容。
3. 試說明冷療法的生理反應及種類。
4. 試說明熱療法的生理反應及種類。
5. 試說明挫傷的發生原因及處理方式。
6. 試說明抽筋的發生原因及處理方式。
7. 試說明中暑的發生原因及處理方式。
8. 試說明側腹痛的發生原因及處理方式。
9. 試說明下背部疼痛的發生原因及處理方式。

參考文獻

向毓華（2000）。運動醫學常識。臺北：國家出版社。

李勝雄（1994）。肌肉拉傷的處理與預防。中華體育，8(2)，頁 176～183。

林正常（1991）。運動傷害後冷熱療法的選擇。中華體育，4(4)，頁 57～60。

森本哲郎和妻木充法（1997）。運動傷害的預防與對策。臺北：禾揚出版社。

黃啟煌、楊瑞泉和黃玉萍（1996）。運動傷害防護員的功能。大專體育，47，頁 113～119。

黃勝裕（1999）。熱療儀器於運動傷害之應用。中華體育，12(5)，頁 83～90。

陳雅惠（2000）。冷療在運動傷害中扮演的角色。大專體育，47，頁 77～83。

藍智騰（2000）。中西醫會診——運動傷害。臺北：書泉出版社。

Halvorson, G. A. (1990). Therapeutic heat and cold for athletic injuries. *The Physician and Sportsmedicine*, 18(5), pp. 87-94.

Hecox, B., Mehreteab, T. A., & Weisberg, T. (1994). *Physical Agent*. Connecticut: Appleton and Lange.

Melazack, R., & Wall, P. D. (1965). Pain mechanism: a new theory. *Science*, 150, pp.971.

Note

運動、心理健康和促進策略

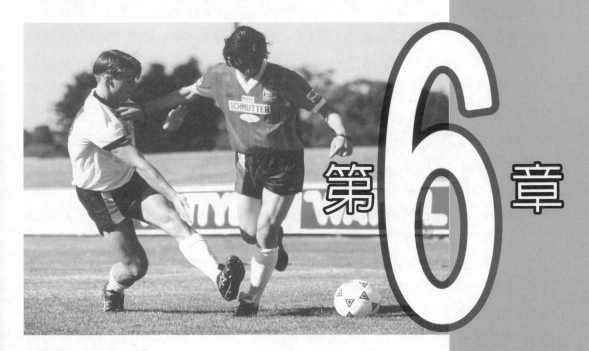

第**6**章

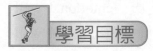

讀完本章，你應該能夠：
1. 了解健康和心理健康的意義與內涵。
2. 了解運動和焦慮的關係與機轉。
3. 了解運動和憂鬱症的關係與機轉。
4. 了解運動和心理安寧的意義與研究。
5. 了解運動和自尊的關係與模式。
6. 了解運動和壓力的關係。
7. 了解如何利用心理原則促進心理健康。

第一節　健康和心理健康

一、健康（health）的意義

　　健康對每一個人來說，是一項很重要的議題。在美國，曾有一項針對美國社會最重要的社會價值觀進行調查，結果發現有 99% 的受訪者認為「健康」是他們所最關心的議題之一；其他最常被提到的議題還有「良好的家庭生活」及「好的自我形象」。健康，是維持人類生活品質最基本的條件；有良好的健康，才可以享受生命，發揮個人到最佳的狀態；有良好的健康，人生才可以更具意義。有關健康這項議題，相關學者認為並不僅是在於活多久（量的問題），也包括活得好（質的問題），此即是「活得老也要活得好」（陳麗華，民國 93 年）。

　　國際衛生組織（World Health Organization, WHO）曾在 1946 年定義健康為：「一種完全的身體、心理及社會的安適狀態，並非僅僅沒有疾病或虛弱而已」，這項定義不僅說明健康的範圍，亦說明身體「沒有疾病」並不完全等於健康；而且隨著疾病治療方法的進步與預防醫學觀念的提升，「全人健康」的觀念變得十分重要。所謂「全人健康」更是延伸廣義的健康概念，根據美國國家全人健康學會（National Wellness Institute, Inc.）的定義，全人健康可包括身體的健康（physical wellness）、情緒的健康（emotional wellness）、智能的健康（intellectual wellness）、靈性的健康（spiritual wellness）、社會的健康（social wellness）和職業的健康（occupational wellness）。在這五大向度的完整健康概念中，除了身體的健康之外，幾乎其他向度的健康都和另一項健康概念——心理健康（mental health）有關。例如情緒的健康不但包括自己可以認知並接受自己、了解自己的優點與自己的限制，而且對人對事都能保持樂觀，能信任他人，也信任自己；並且具備充分的自尊、自信、自制，及具有滿意的人際關係與自我接納等等。這些都是心理健康概念，其他智能的健康、靈性的健康、社會的健康和職業的健康也多多少少與心理健康有關。但是，什麼是心理健康呢？我們必須為它提出一個具體的界定。

二、心理健康（mental health）

　　什麼是心理健康呢？心理健康簡單的說是指一個人「沒有困擾或足以妨礙其心理效能的狀態（張春興，民國 80 年）。心理健康的人不但是一個身體健康的人，也是一個適應良好的人。他（她）的智能、情緒、社會和道德都處於一種成熟的狀態，即能維持良好的人際關係，而且能接受現實，並且有明確的自我觀念和滿意的心理效能（張春興，民國 80 年）。所以，心理健康的人不但沒有妨礙其心理效能的負面情緒如焦慮和憂鬱，並且有良好的自我概念，接納自己，具備自信心；在待人接物方面顯得成熟和穩定。在此種狀況下，當然我們在全人健康中所談到的智能、靈性、社會和職業的健康才可能到達。

　　一般而言，心理健康的涵義較為抽象和廣泛。因此，很少有研究者直接針對「心理健康」一項構念加以測量並探討運動對其的影響。比較常見的作法是針對心理健康構念中的主要因素，如憂鬱、焦慮和自我概念等因素加以測量，進而討論這些構念在心理健康上的意義。

三、早期運動和心理健康的研究

　　早期科學家也相當注意運動和心理健康的研究，不過這些研究大多數是來自於醫學界的研究，如 1926 年職能治療與復健期刊上的報導。Vaux（1926）曾指出，運動可以幫助人們刺激神經系統，因而可以降低沮喪的症狀。1943 年，Linton 及其同僚（Linton, Hamelink, & Hoskins, 1934）亦曾以精神病院病人和醫院職員為對象，比較兩者之間的心血管適應能力，研究結果發現，精神病人（觀察組）的心血管適能比對照組（醫院職員）差 19%以上。值得注意的是，Linton 的研究在體能上的低落應該是精神病的結果，而非前提。

　　此後，在運動心理學界的 Morgan（1969），亦曾以文獻回顧方式整理六篇有關運動和心理健康的研究，而發現這些運動和心理健康的研究有很多缺點。譬如大部分的研究都是屬於預備性（preliminary）實驗設計、缺乏控制組對照與比較、樣本太小；有的缺乏具體實驗步驟和內容介紹（即運動的量、程度和時間）；有的測量工具缺乏建構效度；有的沒有同時測量生理值

的改變，沒有排除其他變項的影響（如受試者刻意的努力，或者特殊社會偏好的人加入實驗）等，這些都是早期運動和心理健康研究的缺點，然而隨著研究的進步，這些缺點已逐漸減少。

四、運動和心理健康的研究內涵

雖然早期運動和心理健康的研究受限於方法學的嚴謹考量，致使產生的研究結果遭受現代學者的質疑。不過一般來說，隨著運動心理學者和公共衛生學者的投入，我們不但了解運動的確可以降低現代人的兩大心理疾患──焦慮和憂鬱症，而且也可以建構一個人的自尊，並且促進一個人的心理安寧、生活品質和消除壓力等。本章即針對運動對人類心理健康很有幫助的地方進行討論，最後提出一些應用心理原則促進民眾心理健康的建議。

第二節　運動和現代人的焦慮

一、什麼是焦慮（anxiety）？

在精神科門診中，焦慮症是患者最多的疾病之一。焦慮是「對於威脅的一種冗長且擴散式的擔心；它的特徵是不確定感和無助；而且焦慮可看成一種對一個人人格本質、自尊和自我價值的一種威脅（張春興，民國 80年）」。焦慮症的發生是很普遍的，在美國，它是嚴重的流行疾病，女性患者為男性的 2 倍，且這項疾病的發展是漸近的，而且可以跨生命循環，兒童和中年期的風險較高。每年，它對成年人口的影響是 6% 到 10%，以及花費大約美金 450 億。在美國，每人一年當中可能得病機會為 17.7%；一生中可能得病機會男性為 19.2%，女性為 30.5%；高社會經濟地位者罹病率較低。焦慮症不僅影響生活品質，也增加罹患慢性疾病的危險。另一方面，根據運動心理學家 Dishman 的估計，全美國約有 3 千萬人患有焦慮和沮喪的毛病。Morgan（1979）則估計全美有 1 千萬人患有神經性焦慮的症狀，而且其中大約有 30% 到 70% 的人需要看醫生。

二、焦慮症的症狀

焦慮症的患者，在情緒上容易有不安、不確定感、壓抑、害怕、預期性焦慮、擔心，甚至達到恐慌的反應；在身體上，則常見心跳加快、胸悶、頭暈、手流汗、血壓上升；有些會瞳孔放大、坐立不安、拉肚子、四肢發麻、脖子酸痛等；有些人還會有頻尿，一直想上廁所等症狀；而在行為上，也可能因不安而用重複的強迫性行為來中和，例如不斷的洗手等；於是臨床上出現心悸、緊張、頭痛、呼吸困難、胃痛等症狀，嚴重者甚至出現嘔吐、四肢乏力、全身疲乏、注意力無法集中、無法放鬆，以及容易受驚嚇，常無法入眠或持續睡眠、記憶力遲鈍等。

傳統上焦慮症的治療以抗焦慮藥物為主，目的在使自主神經的功能減緩一些；嚴重焦慮症的治療可能加上抗憂鬱的藥物，除了可以改善情緒等之外，對強迫性的思考可以有些調整效果（因為一開始焦慮，就可能會有些強迫行為）；不過焦慮症若只使用藥物治療，效果約有六、七成，其他可用行為治療（例如對於神經質患者，醫師會教導肌肉放鬆法、壓力處理的方法等），或依患者的症狀（例如對刀子感到畏懼）找出原因，做解開心結的心理治療。以藥物治療效果迅速，但常見副作用如尿閉、嗜睡、胃不適等，因此藥物治療不見得是最好。

三、運動與焦慮的研究

過去有關從事健身運動是否可以降低焦慮，一直莫衷一是；有的研究認為有效果，有的研究說沒有效果。從 1990 年起有幾篇利用統合分析（meta-analysis）的研究，整理出運動和焦慮的關係，已有明確的答案，例如 Taylor（2000）探討了自 1989 至今的 38 篇健身運動的長期效果，及 23 篇立即效果的研究，結論認為：「健身運動對參與健身運動的個人有輕度至中度的降低特質性焦慮及狀態性焦慮的總和效果」。Landers 與 Petruzzello（1994）亦曾針對 1960～1992 年間的 27 篇相關研究進行統合分析之研究，結論為：

㈠有 81% 的研究支持身體活動（或健身運動）與焦慮之降低有關。

㈡運動對心理健康的作用，包括降低焦慮、抗憂鬱、降低壓力反應、提高正面情緒、促進自尊，以及改善認知功能等效果，在研究上大致已獲支持。

同樣的，Petruzzello 及其研究同僚（Petruzzello, Landers, Hatfield, Kubitz, & Salazar, 1991）亦曾以統合分析法綜合 1960 到 1980 年間的許多獨立研究，共 124 篇，包含只要談及有關運動和特質性焦慮或狀態性焦慮，或有關焦慮的心理生理研究。他們從 ERIC、Psycho INFO 和 sport 等光碟系統中著手，結論為：

1. 運動和其他知名的輔助性治療（例如放鬆法）一樣具有效果。運動的確可以減低焦慮，但僅以有氧運動（aerobic exercise）有效，而且這種效果是不分年齡和受試者的特性（正常或病人）。
2. 在狀態性焦慮（state anxiety）方面，運動和其他知名的輔助性處理（例如放鬆法）一樣具有效果。而且不管短期的（acute）運動或長期的（chronic）運動都有效。
3. 在特質性焦慮（trait anxiety）方面，受試者都以亂數抽樣的研究效果會大於受試者為固定一群人的原生組（intact group）。並且訓練要長達 10 週以上才有效果。
4. 至於生理心理的相關測驗方面，以心血管耐力來檢驗焦慮的效果量（effect size）優於血壓和心跳；但血壓和心跳又優於肌電圖或心電圖。
5. 對於特質性或狀態性焦慮的效果而言，訓練時間要在 21 分鐘以上，以 30 分鐘效果最好，但不要太長，否則又引起壓力（圖 6-1）。

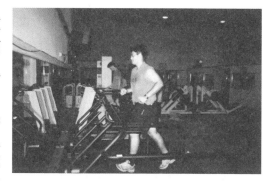

圖 6-1　有氧性運動可以有效地減低 焦慮

四、為何運動可以減低焦慮

為何運動可以減低焦慮，過去有幾種假說，解釋為何運動可以減低焦慮的原因。如下分述：

㈠生物熱因模式（thermogenic model）

該模式認為運動後體溫升高，進而影響下視丘的電位活動，尤其是前腦皮質受其刺激，將提升大腦腦波的活動，進而降低神經刺激，放鬆肌肉，使身心冷靜下來。

㈡心臟影響模式（cardiac influence model）

　　該模式假設當一個人運動時，大肌肉活動的神經傳入訊息將影響上行網狀活化系統（ARAS）的活動，而這個活動到達一定程度後，即會產生一個抑制機轉；此即身體傳出刺激下降，大腦皮質興奮程度下降，最後造成一段長時間的放鬆效果。

㈢對抗過程模式（opponent process model）

　　此一模式假設當我們運動時將使交感神經的活動量增加（a 過程）；而交感神經活動時則激起另一對抗的反應——副交感神經的活動，與之對抗，而促使體內平衡（b 過程）；對抗的副交感神經相對地抑制交感神經活動，並產生放鬆效果。

㈣轉移（分散注意力）假說（distraction hypothesis）

　　該理論假設運動本身可以作為一種分散注意力或者「時間暫停」（time out）的作用，因此可以減輕焦慮作用。

第三節　運動和憂鬱症

一、憂鬱症的盛行率

　　憂鬱症（depression，又稱沮喪症），為一種情感性疾病，是一種不正常的情緒變化，由多種不愉快情緒綜合而成的心理不適應狀態。憂鬱症是繼癌症和愛滋病後的世紀三大疾病之一，全球約有 1 億 5 千萬人口為此受苦。根據世界衛生組織（WHO, 2001）公布在網頁的資料顯示，目前全球至少有 3 億 4 千萬的人口罹患憂鬱症，並且預測到了 2020 年憂鬱失常症（Depressive Disorder）會成為全球首要導致失能（disability）的原因及全球疾病負擔的次要因子。事實上，早在 1990 年時，全球共有 5 千萬人因憂鬱症導致失能，光在美國就有 1 千 9 百萬的成年人罹患憂鬱症（United States Department of Health and Human Services, 2000）。憂鬱症對個人及社會的影響極為深遠，就個人層面而言，憂鬱症的身心症狀對日常生活及工作造成不便，更遑論憂鬱症與自殺率的高度相關（Conwell & Brent, 1995）。就社會經濟層面而言，美國因憂鬱症每年在生產力的減弱及醫療資源的耗用上損失 4 千萬美元。

二、憂鬱症的症狀與類型

憂鬱症臨床症狀包括：

㈠情緒方面：時常感到疲勞、易怒、猶豫不決、社會性退縮，乃至於產生自殺念頭。

㈡生理方面：睡眠減少、食慾降低或增加、體重降低或增加、性慾減退。

㈢認知方面：注意力不集中、挫折忍受度降低、記憶力減退、思考負面扭曲。

㈣衝動控制方面能力受損：具有高度自殺傾向。

㈤行為表現方面：動機減少、興趣降低。

㈥身體特質方面：頭痛、胃痛、肌肉緊張等多種身體不適。

一般而言，憂鬱症的種類分為兩種；一為反應性憂鬱（reactive depression），乃由於生活上事件遭受一連串打擊引起；另一種為原生性憂鬱（endogeneous depression），乃由於不明原因的內在生理性失調引起。另一方面，憂鬱症的種類之分法可以個人在貝氏憂鬱量表（Beck Depression Inventory; Beck, 1998）上的得分區分為：

1. 重型憂鬱症：依據貝氏憂鬱量表測試得分在 19 分以上者。

2. 輕度憂鬱症：依據貝氏憂鬱量表測試得分在 13 分以上者。

傳統上輕、中度的憂鬱症的治療以心理治療法為主；若嚴重時，則以藥物和電療法為主，然而這兩種治療均會引起副作用。

三、運動與憂鬱症的研究

遠古時代，希臘名醫希波克拉底（Hippocrates）即認為，憂鬱者必須參與健身運動以改善憂鬱症狀，同樣的看法亦出現在 1905 年精神病學的臨床報告（Dishman, 2000）。然而，直到六〇年代開始，才有第一個實證研究發現參與健身運動在治療憂鬱上的效果（Dunn & Dishman, 1991; Morgan, 1994）。這些研究發現長期和激烈的健身運動可降低憂鬱，並發現健身運動團體在憂鬱量表的得分較低。許多學者也致力於比較運動與其他療法對減輕憂鬱症的效果（如 Freemont, 1987; Blumental & Babyak, 1999），這些研究認為運動和其他療法一樣有效。例如 Klein 等人（Klein, Greist & Gurman, 1986）

將 74 位符合憂鬱症診斷標準的門診病人分成有氧跑步組（每週二次，每次 1 小時）、藥物加放鬆訓練組（每週一次，每次 2 小時）及心理治療組（每週 2 小時），共三組，12 週後，三組的憂鬱程度有顯著下降，但是沒有組間差異；再經過九個月後的追蹤發現，運動組及藥物組的成效較佳。

　　另一方面，Blumental & Babyak（1999）曾以 156 名 50 歲以上符合憂鬱症診斷標準的患者分成團體有氧組、藥物治療組及藥物加運動組。在 16 週後，三組都有憂鬱程度下降的情形，但組間也沒有差異。該研究的結論是對 50 歲以上老年人憂鬱症的治療中，藥物療法可被運動療法替代。除此之外，Craft & Landers 在 1998 年蒐集了許多類似研究所做的統合分析的結果發現如下：

㈠運動治療的效果與行為療法、團體療法無異，可見運動對憂鬱症的改善有其效果。

㈡中、重度的憂鬱症患者藉由運動獲得的改善，比輕度憂鬱症患者為多；此即所有憂鬱症患者皆可藉由運動治療改善憂鬱程度，且原先比較憂鬱的患者會獲得較大程度的改善。

㈢藥物治療、耗時較長的心理治療、還有日漸式微的電痙療法都有其顯著的功能和療效，但有鑑於憂鬱症是生理、心理交互作用的疾病，因此，單獨採用一種療法恐有顧此失彼之虞。

　　同樣的，North 及其研究同僚（North, McCullagh, Vu Tran, 1990）亦以統合分析而發現下列結果：

㈠對所有年齡的受試者，運動是一種有效的抗憂鬱劑（antidepressants）。

㈡不管男女，或者是否患有憂鬱，運動都有很好的減輕憂鬱心理效果，但對於憂鬱患者的效果最大。

㈢不管短期（acute）或長期（chronic）運動，特質性憂鬱（trait depression）或狀態性憂鬱（state depression）心理，或是有氧性運動（aerobic exercise）或無氧性運動（anaerobic exercise），運動可以有效地減輕憂鬱，但以無氧性運動較佳（如圖 6-2）。

㈣如果是以長期的運動課程／計畫治療憂鬱，則時間愈長，其效果愈大。而且運動的效果大於放鬆；而放鬆的效果則優於好玩的活動。

四、為何運動可以減低憂鬱

為何運動可以減低憂鬱，過去有幾種假說，解釋為何運動可以減低憂鬱的原因。有兩大類可能機轉，分述如下：

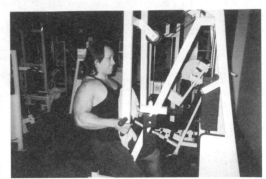

圖 6-2　無氧性運動可以有效地減輕 憂鬱

(一)心理機轉方面

1. 認知行為假說：此派理論認為運動（尤其是跑步）有一種釋放不良思想的象徵物出現；而且讓運動者產生更多正面思想和感覺，並且催化許多不良認知心向。

2. 社會學習假設：此派理論認為憂鬱患者在參加運動之後有較多機會和別人交互作用，因而改善情緒。

3. 轉移（分散注意力）假說：如前面焦慮所闡述的意義一樣，運動本身可以作為一種分散注意力或者「時間暫停」（time out）的作用，因此可以減輕憂鬱。

(二)生理機轉方面

1. 心血管適能假說：此派理論認為憂鬱患者通常都是體適能不佳者，因此只要改善體適能即可改善憂鬱心理。

2. 生物胺假說：這一派理論認為憂鬱患者是生物胺代謝物的分泌失調所致，因此運動可以改善這方面的機能。特別是運動可以調整下列三項物質的分泌：血清素、度巴素和正腎上腺素的作用。

3. 腦內啡假說：這一派理論認為在人類腦下垂體中可分泌一種嗎啡似的物質，當運動時即分泌增加；一方面可以止痛，一方面讓人有快樂的感覺。

第四節　運動和心理安寧

一、心理安寧（psychological well-being）的意義

　　心理安寧是華人社會中較少使用的名詞，一般我們都以心理健康代替之。但是在健身運動心理學的研究上，心理安寧卻有其特殊的意義。什麼是心理安寧呢？心理安寧和心理健康一樣，具有較抽象和較廣的概念。McAuley及Rudolph（1995）認為，心理安寧是指「一個人負面情緒和正面情緒的分配比例狀態，它是一種心理情緒的構續面狀態；一端呈現的是負面的心理壓力，如焦慮、沮喪等，而另一端則為正面的心理狀態，如自信、喜悅、放鬆等」。事實上，Biddle等人（Biddle, Fox & Boutcher, 2000）在其《身體活動與心理安寧》（*Physical Activity and Psychological Well-being*）一書中，認為心理安寧和心理健康一樣，具有較廣的概念範圍，包括焦慮、憂鬱、自尊、心情和認知等。

二、心理安寧的測量

　　McAuley及Rudolph（1995）認為，欲了解心理安寧須以多重途徑方式（multi-approach）測量一個人的㈠不存在負面情緒狀態；㈡出現正面情緒狀態；㈢滿意生活情形。而Biddle等人（Biddle, Fox & Boutcher, 2000）則認為，欲測量心理安寧可從一些測量情意的量表，如正面與負面情緒量表（Positive and Negative Affect Schedule, PANAS; Watson, Clark & Tellegen, 1988）、盤斯心情量表（Profile of Mood State, POMS; McNair, Lorr, Droppleman, 1971）、運動導引感覺問卷（Exercise-Induced Feeling Inventory, EFI; Gauvin & Rejeski, 1993）和主觀運動經驗（Subjective Exercise Experience Scale, SEES; McAuley & Courneya, 1994）等。

三、運動與心理安寧的研究

　　由於每一個人對心理安寧的看法和界定不同，因此運動與心理安寧的研究十分廣泛，幾乎所有和運動與情緒狀態有關的研究即是此範圍。McAuley

及 Rudolph（1995）以中老年人為對象，探討運動、老化和心理安寧的關係。他們的理由是當人們年紀一直增加時，生理機能隨之下降，但運動可減緩這種生理機能老化的趨勢。因此，在 1995 年他們曾以文獻回顧法（literature review）蒐集 38 篇，超過一萬名以上的受試者，這些研究大都以有氧性運動為主。研究結果發現運動可以增進一個人的心理安寧；其中有 10 篇認為沒有效果，而沒有效果的研究最主要是健身運動課程短於 10 週，且測量工具不當所致。所有有效的研究都指出，健身運動可以增加一個人的熟練／駕馭感、提高生活滿意度、改善情緒和降低負面情緒；而且這種效果並沒有年齡上的差別。但是在男女比較方面，則 8 篇中有 5 篇認為男人效果大於女人；但有 6 篇認為男女效果一樣。

　　至於在 1996 年的研究，McAuley 及 Rudolph（1996）則以 58 位 71 到 101 歲的老人為研究對象進行 10 週重量訓練；目的在探討上半身肌肉訓練對他們的肌力、日常生活活動性以及心理安寧的關係。研究結果發現實驗組的肌力比控制組進步很多，而且肌力增加和負面情緒的減少有關，並且增加生活滿意度，及提高日常生活活動性。

　　從 McAuley 及其研究同僚的努力，我們可以發現運動和一個人心理安寧的關係，而這種關係大都伴隨生理機能的改善而來。McAuley 及其同僚的研究也教了我們若干研究上的概念，如實驗設計和生理、心理值的測量。在生理值的測定方面除了肌力、心肺耐力、柔軟性、心跳、血壓、最大耗氧量之外；盤斯測驗是最普通的情緒測驗。除此之外，一些新編製的心理測量工具，如正面與負面情緒量表、主觀運動經驗、運動導引感覺問卷和生活滿意量表都可以應用。

四、為何運動可以提高心理安寧

　　為何運動可以提高心理安寧，過去有幾種假說，解釋為何運動可以提高心理安寧。共有六種假說，分述如下：

㈠轉移／注意力分散假說：如前面焦慮所闡述的意義一樣，運動本身可以做　　為一種分散注意力或者「時間暫停」（time out）的作用，因此可以減輕　　焦慮或憂鬱等不愉快情緒。

㈡社會交互作用假說：此派理論認為個人在參加運動之後有較多機會和別人交互作用，可以獲得友誼、溫暖、親密等情誼。

㈢腦內啡假說：當運動時人類腦下垂體中可分泌一種嗎啡的物質；一方面可以止痛，一方面讓人有快樂的感覺。

㈣熱因假說：如前面焦慮或憂鬱所闡述的意義一樣，運動後體溫升高，進而影響下視丘的電位活動，尤其是前腦皮質受其刺激，將提升大腦腦波的活動，進而降低神經刺激，放鬆肌肉，使身心冷靜下來，其效果不可忽略。

㈤熟練／駕馭假說：運動可以提升一個人的身體能力，進而提高自我效能，而自我效能的提高可以提升一個人的自我勝任能力和自我接受，對一個人的自尊是有幫助的。

㈥可體素假說：可體素是一種腎上腺皮質內分泌素，是一種氫氧基皮質酮；當運動時這種激素可以受到抑制，而壓力產生時則提高此激素，在第六節中將談及這些關係。

第五節　運動和自我概念

一、自我概念（self concept）的意義

　　什麼是自我概念呢？自我概念是個人意識系統內對自己知覺的一種組織性結構。國內學者張春興（民國 80 年）則認為，自我概念是個人認為自己在性格、能力、興趣、慾望等方面知覺的總合；包括個人和別人與環境的關係、個人處理事務的經驗，以及對生活目標的認識和評價等。因此，自我概念就是「個人對自己的知覺」。換句話說，每一個人對自己的看法即是自我概念。或者說自己對自己這個對象的所有思想和情感。個人的自我概念被認為與個人獨立、領導才能、適應、韌性、中和壓力、情緒調整，以及社會互動行為有關。

　　自我概念是許多元素的結合，也是多層面的概念，幾乎任何經驗都會影響我們的自我概念，如家庭成員、朋友、教師、環境及媒體等。Cooley's（1902）以「鏡我」（looking-glass self）來解釋對自我的概念，自我概念反映了環境中其他人對自己的 V 評價。在社會認知的理論中，自我概念的認

知是有個別差異的，老師有老師的自我概念，建築師有建築師的自我概念，畫家有畫家的自我概念……，對自己喜歡的事認同度愈高就愈投入，專注的朝向目標努力執行。

自我概念的研究持續受到傳統心理學和運動心理學者的注意。從早期 Allport（1963）所提出的概念，一直到近代 Rosenberg（1965）所提出的自我概念皆具有多面向和結構化的特性，例如 Shavelson, Hubner & Santon（1976）的多階層結構自我概念，都顯示自我概念研究的重要，而這些學者所做的努力使得今日自我概念的研究更趨於準確和完整。

二、運動與自我概念研究

鑑於自我概念的重要，許多體育和運動心理學家開始研究規律運動對個人自我概念的影響（如 Sonstroem & Morgan, 1989; Sonstroem, Harlow, Gemma & Osborne, 1991; Sonstroem, 1997a, b; 1998; Fox & Corbin, 1989; Marsh & Redmayne, 1994）。許多體育學者甚至從事兒童運動訓練對其自我概念和其低階層心理結構，包括身體自我概念（physical self）和運動能力的影響（如 Gruber, 1986）。尤其在運動心理學界 Fox & Corbin（1989）為釐清自我概念和其低階層自我概念的關係，特別提出整體自我概念模式的概念。在 Fox & Corbin（1989）的模式中，自我概念是具階層性（hierarchical）與多面向的（multidimensional），最上層為整體自我概念，其次為其他中階層自我概念（如學業、社會、情緒等）和身體自我概念；而身體自我概念下又有許多低階層自我概念，如肌力、耐力、柔軟性、肥胖、運動能力等（如圖 6-3）。而 Fox & Corbin（1989）認為，不同族群會強調不同低階層自我概念來形成其最高之整體自我概念；並且，在 Fox & Corbin（1989）模式中，自我概念和自尊（self-esteem）是同意義的。

三、為何運動可以提高自我概念？

為何運動可以提高自我概念？Sonstroem（1998）推測，自我概念上的改變可能和改善體適能的知覺有關。雖然到現在為止都沒有研究證實身體適能的改變導致自我概念的改變，但參加有組織和目的性的運動計畫（如 12 週的體適能計畫）似乎可以導致自尊的顯著增加，尤其是受測者剛開始是低

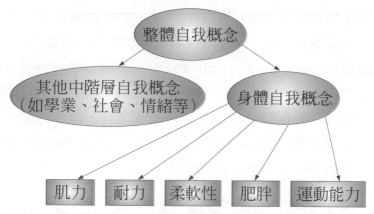

圖 6-3　Fox & Corbin（1989）多階層與多面向的身體自我概念模式示意圖

自尊時。而這種過程可以 Fox & Corbin（1989）的多階層性、多面向的自我概念模式解釋。Fox & Corbin（1989）認爲，自我概念是具階層性（hierarchical）與多面向的（multidimensional），最上層爲整體自我概念（即自尊），其次爲其他中階層自我概念（如學業、社會、情緒等）和身體自我概念；而身體自我概念下又有許多低階層自我概念，如肌力、耐力、柔軟性、肥胖、運動能力等。所以，當 12 週的體適能計畫提升個體肌力、耐力、柔軟性、肥胖、運動能力等時，亦會提升個體的身體自我概念；讓個體覺得在身體方面自己是比別人優越的，而這種感覺讓個體覺得自己很有價值（提升個體整體自我概念和自尊）。

　　爲了測試他們的多階層性、多面向的自我概念模式，Fox & Corbin（1989）針對身體自我概念（physical self concept），發展一份健身運動情境專用的測驗，稱作「身體自我知覺量表」（physical self perception profile, PSPP）。編製此一量表時，他們假設身體自我概念分爲三個階層模式，最頂端爲整體的自尊（global self esteem）；其次爲身體自我價值（physical self worth）；最底層爲運動勝任能力（sport competence）、身體吸引力（attractive body）、身體力量（physical strength）和身體狀況（physical condition）。Sonstroem 及其研究同僚（Sonstroem, Harlow, Gemma & Osborne, 1991）曾以 PSPP 研究成年人運動行爲和身體自我概念的關係，發現該問卷可區分爲運動和不運動者，而且也能預測運動涉入程度。

除了 Fox & Corbin（1989）的研究之外，澳洲運動心理學家 Marsh 和他的研究同僚（Marsh & Redmayne, 1994）也曾發明「身體自我描述問卷」（physical self description questionnaire, PSDQ），用以測量一般人的身體自我概念。該問卷共有十一個分量表，包括肌力、身體脂肪、耐力等。

除了針對身體自我概念一項構念進行研究之外，健身運動心理學界亦進行一自我概念相關心理，如自我呈現過程（self presentation processes）和身體形象（body image）之研究，如下分述：

㈠自我呈現

又稱形象管理（impression management）。乃指人們監看（monitor）和控制（control）別人如何看待他們自己的過程（Schlenker，1980）。自我呈現是一種很重要的社會心理。人們致力於自己形象的管理乃是為了控制別人對自己形象的感覺，以及讓別人知道他（她）在社會中的地位；並且讓自己調整適當的步調（tune）和方向（direction）去和其他人來往（interaction），以及助長與自己角色有關行為的表現（Goffman, 1959）。Fiske & Taylor（1991）指出，一個人在社會情境中，對於他人給予自己的看法常常影響其行為（趨近或逃避）、情緒（憂慮或興奮）和認知（辨別或理解）。而為了要呈現某一特定的形象給他人，人們會以特殊的方法行事，以產生社會欲求現象。而這種為了社會目的而進行自我形象管理的過程，即為自我呈現的過程。

Rosenberger（1979）彙整過去形象管理的研究文獻指出，人類從事形象管理或自我呈現的目的有三：1.增大（maximize）一個人在社會關係中「報酬—付出」的比例；2.提高一個人的自尊；以及 3.助長一個人所想要得到的認同的發展。

Leary & Kowalski（1990）以文獻回顧方式指出形象管理的前提條件（antecedents）有三：第一為形象有關的目標（goal-relevance of impressions），如社會和物質的目標，保持自尊，自我認同的發展。其次則是渴望結果的價值（values of desired outcome），如果渴望得到的結果價值很高的話，則增加一個人形象管理；反之，則減少一個人形象管理的動機。最後則是如果渴望得到的和現有形象的差距（discrepancy between desired and current image）；如果一個人發現他（她）渴望得到的和現有的形象不同，則引起個人形象管理的動機。

鑑於自我呈現心理的重要，心理學家 Leary（1992）認為，每一個人可能因自我呈現的關係，影響到他（她）的運動參與動機。譬如為了身體外貌或社會認同，而參加某種運動，如慢跑或重量訓練。這種例子特別出現在公眾人物，如政治家或影視歌星的健身運動行為。另外，有些身體過胖人士也有可能為了避免暴露自己的缺點而不運動，或者選擇隱密的地點運動。

而根據自我呈現的概念，Hart 及其研究同僚（Hart, Leary & Rejeski, 1989）曾編製了「社會體型焦量表」（Social Physique Anxiety Scale, SPAS），來測量一個人對他人評量他（她）體型時的焦慮程度；並且發現女性受試者 SPAS 得分較高者，且對於別人評量她的體型感到不安，並且對自己的外型有較多負面思想。另一位學者，Spink（1992）則發現，SPAS 得分較高的女性偏愛自己在很隱密的地點做健身運動；以及偏好在不強調體型的情境活動（Crawford & Eklund, 1994）。

(二)身體形象

身體形象是一個人在其內心中對其身體形狀的圖像（Schilder, 1935），也是一個人對自己身體特徵的客觀認知與主觀評價和感受。一個人對其身體形象的知覺，不但深深影響其自尊，並且深深影響其心理健康和健康運動行為（Fox, 1990; Gill, 2000; Marsh, 1990, 1996）。身體形象是指我們心中對身體所形成的圖像（Schilder, 1935）。同時，它也和所謂的身體情意（body affect），或稱身體自尊（body esteem）有關。所謂身體情意是指一個人對他或她的身體各部分感到滿意或不滿意的程度。首先提出身體形象類似概念的學者為社會心理學家 Secord 和 Jourard（1953），他們認為，人們會用身體形象類似概念區分自己對客觀身體部位大小和形狀的主觀情感。Secord 和 Jourard 並且根據身體意識概念編製了身體情感投注量表（Body Cathexis Scale; Secord & Jourard, 1953），用以測量個人對自己身體有關的情緒。

為什麼人們對其身體形象的知覺如此重要呢？原來是一些臨床心理學家（如 Gerstmann, 1959; Kolb, 1959; Schonfeld, 1962）發現，一些臨床病人群中常因神經障礙或身體殘廢而對其身體知覺常有扭曲現象。除了臨床上的病人之外，正常人也有身體形象知覺扭曲的現象。在正常人的研究方面，許多研究者發現，即使受試對象的身體體重在正常範圍，他們也有著所謂身體形象錯誤知覺（misperception of body image）的問題。例如 Gray（1977）即發現

在一般大學裡大約有 50% 的人對他們體重相關的知覺不正確或扭曲。同樣的，Miller 及其研究同僚（Miller, Linke, 1980）發現 54% 的大學生不滿意他們的體重，並且對身體有關的外貌知覺都是錯誤的。而且這種錯覺具有性別差異存在！Miller 等人發現，70% 的女生認為她們的體重比實際的重量重一些，並且認為理想的體重應該為現在的實際重量再減掉 14 磅為最佳（Miller et al. 1980）。而 Hueneman 等人（Hueneman, Shapiro, Hanpton & Mitchell, 1966）則發現，青春期的女生比男生更容易錯估她們的身體大小；而男生不似女生那般在乎身體大小和形狀。

除了身體形象知覺在臨床和正常人群之間的普遍現象之外，最重要的是，身體形象及其情意對整體的自我概念產生影響；如 Secord 和 Jourard（1955）發現，對自己身體形象較為負面的大學生其自尊較低；至於其他的研究則發現不滿意自己的身體形象也和沮喪有關。Hart 等人（Hart, Leary & Rejesky, 1989）認為，人們這種很在乎自己體型好壞，對於別人評價他們的體型所引起的反應，稱之為社會體型焦慮（social physique anxiety）。盧俊宏和黃瀅靜（1999）也曾以 220 名大專學生為研究對象，發現我國大學女生的社會體型焦慮高於男生；而男生在體型呈現自在上則高於女生。

第六節　運動和壓力

一、壓力（stress）的意義

壓力（stress）是我們常聽到的名詞，只要我們活著，我們不斷的會碰到壓力。尤其是現代人生活步調緊湊，社會進步速度飛快，每一個人都有無限的工作壓力。求績效、求業務擴展，似乎是一個人在現代生活中常常面臨到的問題。如果有人說我永遠不會有壓力！真的嗎？如果 24 小時不吃東西，不喝水，或者不上廁所，那麼他（她）會不會感到壓力。所以，生理的壓力是永遠存在的！

壓力原為工程學上所用的名詞，意思是指施於物體的任何外力。美國生理學家 Walter Canon 博士是第一個研究壓力與人之間關係的學者，他曾觀察並描述人類和動物對外在壓力威脅的反應，他用「戰或逃（fight or flight）」

來描述個體為壓力所做的準備；壓力是個體面對外在威脅加以抵抗或是撤離到安全處的過程。另一位壓力學者 Selye 曾為壓力下了一個定義：「壓力就是對外在威脅表現出某種特殊症狀的一種狀態；這種狀態是由生理系統中對內外在刺激所引發之非特定性的變化」。所謂「非特定性變化」是指不管你遭受何種刺激，所產生諸如肌肉緊張度、心跳速率、血壓、呼吸頻率等改變。1976 年，Selye 刪除其定義中的贅詞，簡化為「壓力是身體對於任何需求的非特定性反應」。壓力也是一種反應，也就是對於刺激所產生的反應；包括生理反應、認知反應、情緒反應，以及行為等心理、生理反應。壓力主要來自生活上無法避免的處境。其中包括：挫折、衝突、壓迫感、變遷、自我引發的壓力等。

二、壓力所引起的毛病與行為特徵

壓力是人們生活中難免都會碰到的事。人們因長期壓力而引起的身心上的疾病不少，如下所示：

(一)腸胃反應

如消化性潰瘍（ulcers）、潰瘍性結腸炎（colitis）及心因性腹瀉、痔瘡（hemorrhoids）、痢疾（diarrhea）。

(二)呼吸反應

包括氣喘、支氣管炎（bronchitis）、支氣管痙攣及換氣過度。

(三)骨骼肌肉反應

包括背痛、抽筋及磨牙。

(四)皮膚反應

包括蕁麻疹、癢症及過度出汗。

(五)心臟血管反應

包括偏頭痛、心絞痛（angina）、高血壓及心跳過快。

(六)免疫反應

包括風溼性關節炎、慢性活動性肝炎等。

長期處於壓力的人們，常會有一些特殊的行為，如生氣、焦慮、不安、攻擊性行為、與人爭執、懷疑他人、緊張、反胃等反應，如下表 6-1 所述：

表 6-1　壓力反應的七大行為類型

反應類型	行　　為　　特　　徵
情意反應	生氣、焦慮、罪惡感、羞恥、覺得對某人抱歉。
行為反應	睡眠困擾、不安、攻擊性行為、酒類或藥物濫用；鬧情緒、哭泣、表現不佳、缺席或曠職、攢眉怒目。
生物／生理反應	肌肉緊繃、心跳增快、胃病、肚子不舒服、頭痛、經痛、身體不舒服。
意象上反應	失敗的意象、心中閃過失敗的景象、無助的景象、困窘的景象。
人際上反應	退縮、操控、與人爭執、懷疑他人；冷漠、失去原有的熱忱、疑神疑鬼。
感官反應	緊張、反胃、冒冷汗、手心黏黏的、疼痛、胃部不舒服。

三、運動和壓力的研究

　　運動是減輕壓力促進健康的最佳處理手法，而且也是生活中壓力的最佳緩衝劑（Crews & Landers, 1987）。尤其是現代人生活緊張，步調很快，整天工作忙碌下來，身體累積太多因壓力所分泌的腎上腺素，利用身體活動的方式一方面提高新陳代謝率，一方面透過末梢神經和血液中的荷爾蒙，控制大腦和中樞神經系統，以回饋方式調節生理的平衡。過去的研究發現，運動可以調節因壓力所產生的腎上腺素和副交感神經失調的作用。近代的研究也發現，受過有氧訓練的受試者在面對壓力時，正腎上腺素（norepinephrine）和催乳激素（prolactin）較一般人高，但他們接觸壓力之後，心跳恢復較快，而且焦慮程度也較輕。運動心理學者 Crews 和 Landers（1987）以統合分析法探討運動對壓力的效果。他們發現長期的運動課程訓練效果高達 0.59 的效果量（effect size），而短期的（acute）運動效果僅 0.11。然而，Rejeski & Thompson（1991）認為，過去所謂短期的運動效果不佳，即在於他們所使用的運動量大都低於 60% 的最大耗氧量，且時間又短於 15 分鐘所致。Rejeski & Thompson（1991）以不同劑量的有氧運動施於受試者，卻發現短期的運動亦可降低血壓反應，而導致降低壓力效果。

第七節　利用運動促進心理健康的策略

一、規律運動的參與率

　　雖然長期且有規律地從事運動的好處高達 106 種以上（盧俊宏，民國 87 年），似乎你我都應該有規律的運動才是，但事實並非如此，並非每一個人都愛運動，從國內外相關統計數字發現，真正把運動當成生活的一部分，進而有規律地進行該項活動的比例並不高。根據美兆診所於民國 85 年所發表的年度檢查報告中顯示：在參加健檢將近八萬名的人口當中，大部分很少運動（42.0%），其次是偶爾運動（35.8%），經常運動者僅占較少的比率（22.2%）；此項調查結果可說明國人參與運動的頻率甚低，同一報告中有關工作量的結果顯示：國人上班一般均多以坐式（sedentary）生活型態為主，由此可見，國人每日生活中參與身體活動的情形並不普遍。

　　行政院體育委員會委託輔大體育系調查國內約 1 萬 5 千名民眾的休閒與運動行為，結果發現，真正有規律運動習慣者只占 24.82%。而民眾最常參與的運動為散步、騎腳踏車、籃球、慢跑和登山健行。該研究進一步指出，一般民眾不愛運動的原因是沒有時間、缺少場地、找不到同伴等外在因素居多（陳鴻雁、楊志顯，民國 88 年）。

　　另一項調查研究中，政治大學新聞系實習報紙《大學報》在民國 88 年 4 月 23 日的報導，針對新竹以北 13 所公私立大學院校 823 位學生進行調查，發現每週運動 3 次以上的大學生僅 26.6%，每週完全不運動的學生高達 17.6%；而每週僅運動 1 次的占 32%；每週僅運動 2 次的為 23.8%。在這份問卷調查中亦發現所有樣本中，有五成的學生運動時間未超過 30 分鐘。該項調查亦指出由於課業、打工、社團等雜務纏身，六成三受訪對象皆認為運動量較高中時代減少，且九成認為體能須再增進（大學報，民國 88 年）。另外，根據中央研究院的調查：國人的休閒方式以看電視為最多，平均每天為 2 小時，體能活動平均每天約只有 13 分鐘，此項結果再度表示國人正處於運動量不足的生活型態中。

在國外方面，美國疾病控制中心（Center of Disease Control）在 1985 年的調查指出，在 18 到 25 歲的全美人口中，只有接近 20% 的人口保持所謂充分水準的運動強度、頻率和活動持續時間的運動習慣。運動心理學家 Dishman（1988）在另一項研究中則估計，全美有 45% 的國人是不愛運動的；10% 的民眾每週參加一次運動。有些學者（如 Casperson, Christenson & Pollard, 1986）調查指出，大約有 30% 到 59% 的美國成年人不愛運動，處於一種坐式生活（sedentary life）的狀態。更重要的是許多人往往參加了一項的健身運動或體適能活動的課程後，約有 50% 的人在前面六個月即退出（Dishman, 1990）。

二、提高規律運動的參與率的策略

　　為了增強一般人持續參與健身運動的動機，健身運動心理學者、指導員、或者體育老師常常希望藉著某些「心理技巧」的實施，改變參與健身運動計畫者或一般人的健身運動的參加或持續意願，此即是談到所謂「動機」或者「行為修正術（behavior modification）」的問題。如何把一位原本不愛運動或沒有規律運動的人變成規律運動者，的確要花一些心思和技巧。以下五種心理策略對提高規律運動的參與率，應該有些幫助，包括：(1)環境工程法；(2)行為增強法；(3)目標設定與認知操弄；(4)決策平衡法；(5)社會支持法；如下所述：

(一)環境工程法

　　1. 提示圖文：就像食物圖片出現和氣味代表著吃，健身運動情境中的人事或物所透露的訊息就是暗示要健身運動了！在工作後看到電視就想到要坐下來休息。但如果在工作後看到健身運動的人事或物，就是暗示你要健身運動了！想促進健身運動，你可以利用一些可以使你聯想到健身運動的情境。環境工程法即利用一些標語或書面同意書的簽定提高一個人的運動意願。譬如利用提示圖文可以引發一個人健身運動行為的開始，它可以是口述的，或有肢體動作的，也可以是象徵性的；提示語的目的是提高預期行為的線索效果。我們可以利用海報、標語、口號，在適當易見之處擺設健身運動器材、圖片、海報、漫畫、或短文以提高規律運動的參與率和依附（adherence）。

有一個研究，在一棟公共建築物的每座電梯附近張貼健身運動漫畫海報來鼓勵爬樓梯（Brownell, Stunkard & Albaum, 1980），研究結果發現，自從海報張貼後，爬樓梯的人在一個月內從 6% 增加到 14%，而在海報移除後，爬樓梯的人在往後的三個多月降回 6%。由此可知，移除提示圖文對健身運動依附造成不利的效應。標語、漫畫、海報和其他相關宣傳資料都應持續擺設在清楚易見之處，以鼓勵對健身運動計畫的依附程度。最後，建議把提示圖文逐漸移除，因為在這樣的過程中，參與者可以在不突然撤除外在支持的情況下，獲得更高層次的健身運動依附；而在爬樓梯的研究中，所張貼的漫畫、海報就是外在支持的一種。

2. 建立契約：另一個改變健身運動行為的方法是，讓健身運動參與者和健身運動教練簽定契約並共同遵守。契約（contract）是一項詳細描述某種行為應如何進行的文字敘述；契約內容包括預期行為改變的結果如何、雙方責任，和無法達到時處理的辦法；而在契約中，應包括實際目標、應達到目標的預定日期，和未達目標的後果（Oldridge & Jones, 1983）。研究結果發現在契約上簽名的人比拒絕簽名的人有更高的出席率；因此，選擇不在契約上簽名的情況，表示這些人需要一些特別的辦法來協助他們提高動機。

3. 個人自由意志與選擇：似乎個人具有個人自由意志與選擇從事特定運動項目後，可以增強一般人持續參與健身運動的動機。例如 Thompson 和 Wankel（1980）發現個人主動選擇特定運動項目的人，比沒選擇特定運動項目的人有更高的健身運動依附程度，即使當他們察覺有其他活動選擇時（或當實驗者操控他們的運動項目選擇時），他們還是不會改變原先選擇的特定運動項目。

4. 社區介入：以社區為主的健康促進（health promotion）手段，顯然是一個吸收大量健身運動參與者的最好方法。美國疾病控制中心（the Center for Disease Control）曾贊助一個以社區為主的案例相當成功。這個案例原名為「社區健康評估與改善計畫（the Community Health Assessment and Promotion Project，簡稱 CHAPP）」，受試對象為美國黑人人數最多的亞特蘭大（Atlanta）社區中的 400 位肥胖婦女，計畫目的

在改善這些肥胖婦女飲食的習慣和運動行為，而這個計畫的特色是由不同社區或組織（如教會、YMCAs）贊助，CHAPP 已經有60%～70%的參與率，更有意義的是這個社區已成為最有代表性的案例（Lasco et al., 1989）。類似 CHAPP 可以介入的地方有：(1)學校、(2)工作場所、(3)家庭、(4)社區和(5)健康照顧中心，雖然成功的介入處處可見，但是研究顯示以社區為主的健身運動介入，會有最好的效果（U. S. Department of Health and Human Services, 1996）。

5. 健身運動課程加料：最後，鑑於許多文獻指出健身運動計畫本身的單調為影響參與意願和持續性的主要因素之一，許多研究發現在健身運動課程中加入音樂、比賽，或者活動內容的多樣化，都是提高健身運動參與率，以及修正參加者健身運動行為很有效的策略。

6. 運動課程／計畫改善法：體適能中心或健身計畫管理者或領導者，所設計的內容應讓愛運動的人感到方便，隨時開放，或有人指導。運動場所應注意清潔、安全和衛生。課程內容應彈性化和樂趣化，與適當的運動強度，以及隨時提供運動者體能上的回饋，這些都是改善運動依附性的不二法門。

□行為增強法

一些行為上的增強和回饋如參加過程的回饋（Martin et al., 1984）、目標設訂（Martin et al., 1984）、自我監控（Turner, Polly & Sherman, 1976）或讓參與者決定課程內容的方式（Heinzelman & Bagley, 1970），都是很有效的心理增強法。無論是正增強或負增強，對未來行為改變是一個影響很大的決定因素，為了提高運動健身依附，獎勵（如：T-恤）可以使計畫繼續執行下去，以下即是這些增強介入方式的說明：

1. 外在酬賞：為了增強一般人持續參與健身運動的動機，健身運動計畫主持人有時以類似退還學費的有形誘因來提高參與動機，研究指出這種方法成效不錯（如 Pollock, Foster, Salisbury & Smith, 1982）。獎勵參加者是一個正增強的方式。有一個典型的研究，在五個禮拜的慢跑計畫內給參加者兩種獎勵：一種是持續一個禮拜還保證金 1 美元，另一種是視整體出席參與狀況而定，抽獎贈送一堂課。這兩個介入的結果是出席率達 64%，而控制組卻只有 40% 的出席率（Epstein, Wing, Thompson & Griffths, 1980）。

有一個已被證明有效的方法是讓公司支付大部分的健身運動計畫費用。該研究者比較四種付費方式，研究發現當參與者達到某出席率，即可獲得費用全數償還或與雇主分攤費用時，會有較高的出席率；有趣的是，當公司付清全部費用時，出席率最低（Pollock, Foster, Salisbury & Smith, 1982）。在這項研究之後，Compbell公司要求參加的員工第一年付50美元，若他們能持續每星期進行3次以上的健身運動，則第二年只需付25美元；如果他們能在第二年持續這樣的健身運動頻率，則第三年就不需付任何費用。通常這種效果在健身運動計畫實施之初鼓勵出席率或依附行為方面，有很好的效果。

又曾經有學者以每次參加運動計畫的話，則每次退回美金一塊錢和摸彩法（如參加每一次聚會則發給一張彩券，以贏得獎金），探討這兩種策略對 5 週慢跑課程出席率的效果，結果發現實驗組的參加率為64%，而控制組為40%（Epstein, Wing, Thompson & Griffiths, 1980）。

2. 參加過程的回饋：在健身運動計畫進行中，提供參加者有關參加過程的回饋可提高動機。Scherf 和 Franklin（1987）發展出一套為心臟復健者設計的「運動資料登錄表格系統」，在這套登錄表格系統中，每位參加者可清楚記錄每次做健身運動的體重、休息心跳率、運動心跳率、走的圈數、跑的圈數和總圈數；工作人員每月都會定期和參加者一起檢視他們的紀錄資料，並給予適當評語；達到目標的人，將在每月的頒獎典禮上接受表揚。這計畫產生很好的健身運動依附及參與率，並引起心臟復健者的動機和興趣。在整個健身運動計畫中，每個階段個別給予回饋顯然比給團體總結稱讚更有效果，而且依附程度在計畫結束後的 3 個月中仍持續上升（Martin et al., 1984）。

3. 自我監控：自我監控，是一種常被使用於行為管理或增強的技巧，但是這個方式經常忽略記錄個人身體活動的情形（如：每星期的運動次數、每次運動所花的時間，和做健身運動時的感覺）。有個研究運用自我監控以及打電話提醒方式，來促使參加者從事走路這項健身運動，研究結果發現，每週一次被電話提醒者的身體活動量，比每三週一次被電話提醒者高出 3 倍的身體活動（Lombard, Lombard & Winett, 1995）。自我監控合併外在力量顯然會產生最大的健身運動依附。

最後，有許多研究指出以圖表展示個人運動出席率和情況對運動參與者的動機和行為有很大的效果（Frankling, 1984）；或者，為了提供回饋和增加內在動機，有些研究發現以口頭稱讚與鼓勵方式，的確能夠增進人們參與健身運動意願。

㈢目標設定與認知操弄

1. 目標設定：目標設定是一個很有效的引發動機和改善健身運動行為及依附的策略，目標設定可以增加健身運動參與者的內在動機，而增強其健身運動行為。在 Poag-DuCharme 和 Brawley 研究中（1994），實驗者為參加者設定多樣性且對個人有激勵作用的目標，結果發現有99% 的參加者提高了體適能課程的努力、持續時間、出席率和依附。Martin 和他的同事（Martin et al., 1984）也發現讓參與者自己設定有彈性的目標，比運動健身教練為他們設定固定不變的目標有較好的出席率和運動行為的維持效果（以 3 個月為一期）；更明確的說，當參與者自己設定目標時，保持 83% 的出席率；而當目標是由健身運動教練設定時，出席率只有 67%；除此之外，有 47% 自行設定目標的參與者在健身運動計畫結束後 3 個月，仍持續從事健身運動；而由健身運動教練設定目標的參與者只有 28% 持續從事健身運動。以時間長短來設定目標（69%）所產生的依附程度，顯然比以距離長短來設定目標（47%）高；除此之外，以時間來看，長程（以 6 星期為一個階段）的目標設定，會產生更好的依附性（83% & 71%）；而 3 個月的目標設定比時間過短（以 1 星期為一個階段）的目標設定，有更好的健身運動維持效果。

   有彈性的目標會比固定不變的目標可行；以時間為主的目標設定，會比以距離為主的目標設定產生較好的健身運動依附。

2. 運動時的認知與操弄：當實際從事健身運動時，認知思想的操弄對運動健身行為也很重要。當我們運動時把注意力放在生理狀態回饋時（如：肌肉的疲憊情形或呼吸的順暢程度），我們稱之為思想結合（association）；當我們把注意力放在外在環境時（如：優美的風景），我們稱之為思想解離（dissociation）。Martin 和其研究同僚（Martin et al., 1984）發現，利用思想解離進行運動者（77%）比利

用思想結合進行運動者（58%）有更高的出席率；在一個為期 12 星期的健身運動計畫中，利用思想解離進行運動者維持較高的健身運動的出席率；而無論在計畫結束後 3 個月或 6 個月中，利用思想解離進行運動者都比利用思想結合進行運動者出席率高。因為當實際從事健身運動時，想其他事情可以減少人的厭倦感和疲憊感，所以把注意力放在個人對外在環境的感覺上，可以改善健身運動依附。

㈣決策平衡法

通常一個人決定是否要開始規律的從事健身運動計畫時，通常感到很為難，因為他們可能失去很多的事物。所以心理學家替他們構想出一份「決策評量表」，來幫助人們做決定（如表 6-2），它可以幫助一個人看出健身運動計畫的潛在利益和付出，當事人在擬定決策評量表時，可以寫下他們在健身運動計畫結束後所獲得的預期結果，其中包括自己將獲得與失去的事物、重要他人將獲得與失去的事物，還有自己和他人所贊同與不贊同的原因。

表 6-2　決策評量表

想想如果參加健身運動你得到什麼	想想如果參加健身運動你失去什麼
❋體能較好 ❋較有活力 ❋體重減輕	❋比較沒時間做其他喜歡的事
和重要他人的關係（獲得）	和重要他人的關係（失去）
❋較健康進而可和我的孩子一起打棒球 ❋配偶覺得我變得更有吸引力	❋較少時間和家人相處 ❋較少時間專注於工作上
重要他人贊同之原因	重要他人不贊同之原因
❋我的孩子喜歡我有活力的樣子 ❋配偶喜歡我過著健康的生活	❋老闆覺得我在工作之外，花太多時間。
自我贊同之原因	自我不贊同之原因
❋覺得更有自信心 ❋更有自尊	❋因為身材不好，而使運動時看起來很笨。

Hoyt 和 Janis（1975）曾利用這個方法發現參與 7 週的健身運動計畫並填寫決策評量表者有 84% 的出席率，而控制組只有 40% 的出席率；在其他不同的研究中，Wankel 和 Thompson（1984）運用只有填寫正面決策評量表者（移除負面部分），研究結果仍發現有填寫決策評量表的出席率都比控制組高。因此，上述研究說明在健身運動計畫執行前填寫決策評量表，有很好的引發動機和改善健身運動行為效果。

(五)社會支持法

　　社會和家庭會透過很多管道影響個人參與身體活動的機會；配偶、家庭成員和朋友是一種很好的提醒參與健身運動的線索；重要他人可能是每一個人從事健身運動時的楷模和線索，此線索可能是透過健身運動期間的情誼，進而增強了他們的行為。通常，人們在運動時，有練習方面的協助、提供交通服務方面的協助、記錄測量方面的協助，或借予健身運動衣物器材等方面的協助；一些人際間的簡單互動，就可以維持健身運動的習慣。其實在任何案例中，來自家人朋友的社會支持，對於成人的身體活動和健身運動依附都有持久和正面肯定的說法（U. S. Department of Health and Human Services, 1996）。

　　除此之外，也有學者發現在健身運動計畫中學員與學員間建立一種「夥伴關係」對於參與率有正面的效果。Wankel（1984）曾設計一套包括領導者、課程、同伴和家庭成員的社會支持計畫引發動機和改善健身運動依附行為。在這個計畫中，領導者需定期的鼓勵參與者，建立和維持他們的家人同伴支持系統，以及營造一個正面肯定的學習環境。結果顯示，有獲得社會支持的參與者比控制組有更高的出席率。

　　常常在運動課程／計畫中，讓三、四個人形成一個小組一起跑步或一起運動，常有意想不到的運動依附性提高效果（King & Frederiksen, 1984）。除此之外，鼓勵全家一起運動，爬山、游泳、或慢跑都是有效提升家庭生活品質的方法。同樣的，King 和 Frederiksen（1984）曾建議 3～4 人為一組，引導健身運動參與者至少加入一個小團體，一起在實驗以外的時間慢跑；另外，這些團體也需參加提高團隊精神的活動，以提高團體的凝聚力；結果顯示，有社會支持的小團體會提升出席率，並改善健身運動行為。

第八節　結語──從規律運動到身心健康和生活品質

　　經由規律運動不但可以讓你（妳）獲得較佳的體適能（如肌力、柔軟度、持久力、心血管循環功能和耐力等），而且也可以讓你（妳）預防疾病，避免憂鬱症和焦慮症，緩和人們工作上的壓力反應，產生樂觀、自信和自尊心理，以及較佳的心情，而且有了較佳的體適能和在心情愉快之下，對

個人的工作也好、學業也好，都有很大的助益。尤其我們從第四節McAuley及其研究同僚（McAuley & Rudolph, 1995, 1996）的努力，我們可以發現運動和一個人心理安寧的關係。而這種關係乃伴隨生理機能的改善而來。事實上，也有研究指出，由於規律的運動可以增加老年人的體適能，從而提高其對供養大腦新鮮血液的分量和循環功能；因此，規律的運動讓我們對生活與生命感到有控制感，並提高生活滿意度，和提升生活品質。而規律運動、身心健康和生活品質的關係可以整理如圖 6-4：

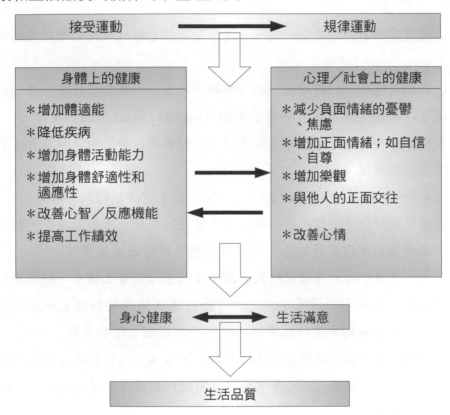

圖 6-4 規律運動、身心健康和生活品質關係概念圖

（引自盧俊宏，民國 91 年）

在上述關係圖中，生活品質在最終點，代表一個人對其生活滿意的評量（Weinberg & Gould, 1999），而這種評量端視其對自己是否身心健康與生活滿意而來；而影響身心健康與生活滿意的效果來自上面兩大變項——身體上的健康和心理／社會上的健康；而達到身體和心理／社會上健康的最初源頭

則是接受運動和保持規律運動。所以，如果健身運動心理學者、指導員、或者體育老師能夠善用「心理技巧」和「心理策略」，則我們可以改變每一個人參與健身運動的動機或持續意願，此即是談到所謂「健身運動依附（exercise adherence）」。如此每一位居住在中華民國臺灣這塊土地上的鄉親父老都可以感到對生活與生命有控制感，提高生活滿意度，和提升生活品質。

摘　要

1. 心理健康簡單的說是指一個人「沒有困擾或足以妨礙其心理效能的狀態」。

2. 運動和其他知名的輔助性治療（例如放鬆法）一樣具有效果。運動的確可以減低焦慮，但僅以有氧運動（aerobic exercise）有效。

3. 長期和激烈的健身運動可降低憂鬱，運動與其他療法對減輕憂鬱症的效果一樣有效。

4. 運動和一個人心理安寧的關係，大都伴隨生理機能的改善而來。

5. 體適能訓練提升個體肌力、耐力、柔軟性、肥胖、運動能力等，同時會提升個體身體自我概念；進而讓個體覺得自己很有價值。

6. 現代人生活緊張，身體累積太多因壓力所分泌的腎上腺素，利用身體活動的方式提高新陳代謝率，一方面透過末梢神經和血液中的荷爾蒙，控制大腦和中樞神經系統，以回饋方式調生理的平衡。

7. 利用心理策略如(1)環境工程法、(2)行為增強法、(3)目標設定與認知操弄、(4)決策平衡法、(5)社會支持法；可把一位原本不愛運動或沒有規律運動的人變成規律運動者。

複習問題

1. 何謂焦慮？為何從事健身運動可以減低焦慮？

2. 何謂憂鬱？運動減低憂鬱症的機轉何在？有何實際的研究支持？

3. 什麼是心理安寧？心理安寧和運動有何關係？

4. 運動和一個人的自尊或自我概念有何關係？

5. 什麼是壓力？壓力從何而來？為何運動可以緩和壓力？

6. 如何利用心理原則促進運動參與？現代人運動參與率如何？

參考文獻

大學生運動調查（西元 1999 年 4 月 23 日）：大學報，政大新聞系實習報紙。

陳麗華（2004）。第一章：全人健康與活力生活。林晉利主編，健康計畫學課程講義，頁 1～16。臺北：國立體育學院出版。

陳鴻雁、楊志顯（1999）。國民參與休閒運動人口調查。行政院體委會。

張春興（1991）。張氏心理學辭典。台北：東華書局。

盧俊宏、黃瀅靜（1999）。大專學生社會體型焦慮、身體質量指數和運動行為之關係研究。大專體育學刊，1 (2)，頁 129～137。

盧俊宏（民 1998 年）。從事體適能運動所帶來的 106 種利益。臺灣省學校體育，第 47 期，頁 17～23。

Allport, G. W. (1961). *Pattern and growth in personality*. New Your: Holt.

Beck A.T. Ward, C.H., Mendelson, M., Mock, J., Erbaugh, J. (1998)., An inventory for measuring depression. *Arch Gen Psychiatry*. 1961; 4: 561-71.

Biddle, K. R. Fox and S. H. Boutcher (Eds.), *Physical activity and psychological well-being* (pp. 10-45). London: Routledge.

Blumenthal, J. A., & Babyak, M. A. (1999). Effect of Exercise Training on Older Patients with Major Depression. *Archives of Internal Medicine, 159*, pp. 2349-2356.

Brownell, K. D., Stunkard, A. J., & Albaum, J. M. (1980). Evaluation and modification of exercise patterns in the natural environment. *American Journal of Psychiatry, 137*, pp. 1540-1545.

Caspersen, C. J., Christenson G. M., Pollard, R. A. (1990). Status of the 1990 physical fitness and exercise objectives-Evidence from NHIS 1985. *Public Health Report 101*, pp. 587-592.

Conwell, Y., & Brent, D. (1995). Suicide and Aging I: Patterns of Psychiatric Diagnosis. *International Psychogeniatrics, 7* (2), pp. 149-165.

Cooley, C. H. (1902). *Human nature and the social order*. New York: Scribner's.

Crabbe, J. B., Smith, J. C., & Dishman, R. K. (2000). Brain electrocortical and emotional responses after cycling exercise. *Psychophysiology, 31*, in press.

Craft, L. L., & Landers, D. M. (1998). The Effect of Exercise on Clinical Depression and Depression Resulting from Mental Illness: A Meta-Analysis. *Journal Sport and Exercise Psychology, 20*, pp. 339-357.

Crawford, S., & Eklund, R. C. (1994). Social physique anxiety, reasons for exercise and attitudes toward exercise settings. *Journal of Sport and Exercise Psychology, 16*, pp. 70-82.

Crews, D. J., & Landers, D. M. (1987). A meta-analytic review of aerobic fitness and reactivity to psychosocial stressors. *Medicine and science in sports and exercise, 19* (5), s. pp. 114-120.

Desharnais, R. Jobin, J., Cote, C., Levesque, L., & Godin, G. (1993). Aerobic exercise and the placebo effect: A controlled study. *Psychosomatic Medicine, 55*, pp. 149-154.

Dishman, R. K. (1998). Physical activity and mental health. In H. S. Friedman (Ed.), *Encyclopedia of Mental Health,* Vol.3, pp. 171-188. San Diego, CA: Academic Press.

Dishman, R. K. (2000). Introduction: Special Issue on Exercise Psychology. *International Journal of Sport Psychology*, 31, pp. 103-109.

Dishman, R. K., Renner, K. J., Youngstedt, S. D., Reigle, T. G., Bunnell, B. N., Burke, K. A., Dishman, R. K. (1988). Exercise adherence: Its impact on public health. Champaign, IL: Human Kinetics.

Dishman, R. K. (1990). Determinants of participation in physical activity. In: Bouchard, C., Shepard, R. J., Stephens, T., Sutton, J. R., Mcpherson, B. D., (Eds.). Exercise, Fitness and Health: A consensus of current knowledge. Champaign, IL: Human Kinetics Publishers, pp. 78-101.

Dishman, R. K. (1997). Brain monoamines, exercise and behavioral stress: Animal models. *Medicine and Science in Sports and Exercise, 29*, pp. 63-67.

Dishman, R. K. (2000). Introduction: Special Issue on Exercise Psychology. *International Journal of Sport Psychology, 31*, pp. 103-109.

Dunn, A. L., & Dishman, R. K. (1991). Exercise and the neurobiology of depression. *Exercise and Sport Sciences Reviews, 19*, pp. 41-98.

Epstein, L. H., Wing, R. R., Thompson, J. K., & Griffin, W. (1980). Attendance and fitness in aerobics exercise: The effects of contract and lottery procedures. *Behavior Modification, 4 (4)*, pp. 465-479.

Farmer, M., Locke, B., Moscicki, E., Dannenberg, A., Larson, D., & Radloff, L. (1988). Physical activity and depressive symptoms: The NHANES I epidemiologic follow-up study. *American Journal of Epidemiology, 128 (6)*, pp. 1340-1351.

Fox, R. K., & Corbin, C. B. (1989). The physical self perception profile: Development and preliminary validation. *Journal of sport and exercise psychology*, 11, pp. 408-430.

Fox, (2000a). The physical self perception profile: Development and preliminary validation. *Journal of sport and exercise psychology*, 11, pp. 408-430.

Fox, K. R. (2000b). Self-esteem, self-perceptions and exercise. *International Journal of Sport Psychology*, 31, pp. 228-240.

Friedman, H. S., & Booth-Kewlwy, S. (1987). The Misease-prone personality. A meta-analytic view of the construct. *American Psychologist*, 42, pp. 539-555.

Fiske, S. T., & Taylor, S. E. (1991). Social cognition. McGraw-Hill Inc.

Freemont, J. C. (1987). Aerobic Exercise and Congitive Therapy in the Treatment of Dysphoric Mood. *Cognitive Therapy and Research*, 2, pp. 241-251.

Gauvin, L., & Rejeski, W. J. (1993). The Exercise-Induced Feeling Inventory: Development and initial validation. *Journal of Sport and Exercise Psychology*, 15, pp. 403-23.

Goffman, E. (1959). The presentation of self in everyday life. New York: Doubleday.

Gruber, J. (1986). Physical activity and self-esteem development in children: A meta-analysis. In G. A. Stull & H. M. Eckhardt (eds.), Effect activity on children: *papers of the American Academy of Physical Education*, 19, pp. 30-48. Champaign, IL: Human Kinetics.

Harris, S. S., Capersen, C. J., DeFriese, G. H., & Estes, E. H. (1989). Physical activity counseling for healthy adults as a primary preventive intervention in the clinical setting. *Journal of the American Medical Association*, 261, pp. 3590-3598.

Hart, E. A., Leary, M. R., & Rejeski, W. J. (1989). The measurement of social physique anxiety. *Journal of Sport and Exercise Psychology*, 11, pp. 94-104.

Hoyt, M. F., & Janis, I. L. (1975). Increasing adherence to a stressful decision via a motivational balance sheet procedure: A field experiment. *Journal of Personality and Social Psychology*, 35, pp. 833-839.

Hueneman, R., Shapiro, L. R., Hampton, M. C., & Mitchell, B. W. (1966). A longitudinal study of gross body composition and body confrontation and their association with food and activity in a teen-age population. *American Journal of Clinical Nutrition*, 18, pp. 325.

Kessler, R. C., McGonagle, K. A., Zhao, S., Nelson, C. B., Hughes, M., Eshleman, S., Wittchen, H., & Kendler, K. S. (1994). Lifetime and 12-month prevalence of DSM-III-R psychiatric disorders in the United States. *Archives of General Psychiatry*, 51, pp. 8-19.

Kolb, L. C. (1959). Disturbance of body image. In S. Arieti (Ed.), American handbook of psychiatry (Vol. 1, pp. 749-769). New York: Basic Books.

King, A. C., & Frederiksen, L. W. (1984). Low-cost strategies for increasing exercise behavior. *Behavior Modification*, 8 (3), pp. 305-324.

King, A. C., Oman, R. F., Bbrassington, G. S., Bliwise, D. L., & Haskell, W. L. (1997). Moderate-intensity exercise and self-rated quality of sleep in order adults. A randomized controlled trial. *Journal of the American Medical Association*, 277, pp. 32-37.

Klein, M. H., Greist, J. H., & Gurman, A. S.(1985). A Comparative Outcome Study of Group Psychotherapy Vs Exercise Treatment for Depression. *International Journal of Mental Health*, 3, pp. 148-177.

Landers, D. M., & Petruzzello, S. J. (1994). Physical activity, fitness, and anxiety. In C. Bouchard, R. J. Shephard, & T. Stephens (Eds.), *Physical activity, fitness and health: Proceedings and consensus statement* (pp. 868-882). Champaign, IL: Human Kinetics.

Leary, M. R. (1992). Self-presentational processes in exercise and sport. *Journal of Sport and Exercise Psychology*, 14, pp. 339-351.

Leary, M. R., & Kowalski, R. M. (1990). Impression management: A literature review and two component mode. *Psychological Bulletin*, 107, pp. 34-47.

Martin, J., Dubbert, P. M., Katell, A. D., Thomson, J. K., Raczynski, J. R., Lake, M., Smith, P. O., Webster, J. S., Sikora, T., & Cohen, R. E. (1984). The behavioral control ofexercise insedentary adults: Studies 1 through 6. *Jouranl of Consulting and Clinical Psychology*, 52, pp. 795-811.

Linton, J. M., Hamelink, M. H., & Hoskins, R. G. (1934). Cardiovascular system in schizophrenia studies by the Schneider method. *Archives of Neurological Psychiatry*, 32, pp. 712-722.

Lombard, S. N., Lombard, T. N., & Wnett, R. A. (1995). Walking ot eet health guidelines: The effect of promoting frequency and prompt structure. *Health Psychology*, 14, pp. 164-179.

McNair, D. M., Lorr, M., & Droppleman, L. F. (1971). *Manual for the Profile of MoodState*. San Diego, CA: Educational and Industrial Testing Service.

Marsh, H. W., & Redmayne, R. S. (1994). A multidimensional physical self-concept and its relations to multiple components of physical fitness. *Journal of sport and exercise psychology*, 16, pp. 43-55.

McAuley, E. (1994). Physical activity and psychosocial outcomes. In C. Bouchard, R. J. Shephard, & T. Stephens (Eds.), *Physical activity , fitness, and health: International proceedings and consensus statement* (pp. 551-568). Champaign, IL: Human Kinetics.

McAuley, E., & Rudolph, D. L. (1995). Physical activity, aging, and psychological well-being. *Journal of aging and physical activity*, 3, pp. 67-96.

McAuley, E., & Courneya, K. (1994). The Subjective Exercise Experiences Scale (SEES): Development and preliminary validation. *Journal of sport and exercise psychology*, 16, pp. 163-177.

McGinnis, J. M. (1992). The public health burden of a sedentary lifestyle. *Medicine and Science in Sports and Exercise*, 24 (Suppl), S. pp. 196-200.

McDonld, D. G., & Hodgdon, J. A. (1991). *Psychological effects of aerobic fitness training: Research and theory*. New York: Springer Verlag.

Mihalko, S. L., & McAuley, E. (1996). Strength training effects on subjective well-being and physical functioning in the elderly. *Journal of aging and physical activity*, 4, pp. 56-68.

Miller, T. M., Linke, J. G., & Linke, R. A. (1980). Survey on body image, weight and diet of college students. *Journal of American Dietetic Association*, 77, pp. 561-566.

Morgan, W. P. (1969). Physical fitness and emotional health: A review. *American Correlational Therapy Journal*, 23, pp. 124-127.

Morgan, W. P. (1979). Negative addiction in runners. The Physician and Sports Medicine.

Morgan, W, P. (1994). Physical activity, fitness, and depression. In C. Bouchard, R. J. Shephard, & T. Stephens (Eds.) *Physical activity , fitness, and health: International proceedings and consensus statement* (pp. 851-867). Champaign, IL: Human Kinetics.

Morgan, W. P. (1985). Psychogenic factors and exercise metabolism: A review. *Medicine and Science in Sports and Exercise*, 17, pp. 309-316.

North, T. C., McCullagh, P., & Tran, Z. V. (1990). Effect of exercise on depression. In K. B. Pandolph and J. O. Holloszy (Eds.), *Exercise and Sport Science Reviews*, Vol. 18 (pp. 379-415).

O'Connor, P. J., Raglin, J. S., & Martinsen, E. W. (2000). Physical activity, anxiety, and anxiety disorders. *International Journal of Sport psychology*, 31, pp. 136-155.

Oldridge, N. B., & Jones, N. L. (1983). Improving patient compliance in cardiac exercise rehabilitation: Effects of written agreement and self monitoring. *Journal of Cardiac Rehabilitation*, 3, pp. 257-262.

Petruzzello, S. J., Landers, D. M., Hatfield, R. D., Kubitz, K. A., & Salazar, W. (1991). A meta-analysis of the anxiety reducing effects of acute and chronic exercise. *Sports Medicine*, 11, pp. 143-182.

Pollock, M. L., Foster, C., Salisbury, R., & Smith, R. (1982). Effects of YMCA starter fitness program. *Physician and sports medicine*, 10 (1), pp. 89-100.

Poag-DuCharme, K. A., & Brawley, L. Rk. (1994). Perceptions of the behavioreal influence of goals: A mediational relationship to exercise. *Journal of Applied Sport Psychology*, 6, pp. 32-50.

Pollock, M. L., Foster, C., Salisbury, R., & Smith, R. (1982). Effects of YMCA starter fitness program. *Physician and sports medicine*, 10 (1), pp. 89-100.

Rejski, W. J., & Thompson, A. (1993). Historical and conceptual roots of exercise psychology In Seraganian (Ed.), *Exercise psychology: The influence of physical exercise on psychological processes* (pp. 3-35). New York: Wiley.

Rosenberg, M. (1965). A Society and the adolescent self-image. Princeton, NJ: Princeton University Press.

Schlenker, B. R. (1980). *Impression management: The self-concept, social identity, and interpersonal relations. Monterey*, CA: Brooks/Cole.

Schilder, P. (1935). The image and appearance of the human body. New York: Inter national Universities Press.

Schonfeld, W. A. (1962). Gynecomastia in adolescence: Effect on body image and personality adaptation. *Psychosomatic Medicine*, 24, pp. 379-389.

Secord, P. F., & Jourard, S. M. (1953). The appraisal of body cathexis: Body cathexis and the self. *Journal of Consulting Psychology*, 17 (5), pp. 343-347.

Shavelson, R. J., Hubner, J. J., & Stanton, G. C. (1976). Self-concept: Validation of construct interpretations. *Review of Educational Research*, 46, pp. 407-441.

Sinyor, D., Schwartz, S. G., Peronnet, F., Brission, G., & Seraganian, P. (1983). Aerobic fitness level and reactivity to psychosocial stress: Physiological, biochemical, and subjective measures. *Psychosomatic Medicine*, 65, pp. 205-217.

Sonstroem, R. J. (1974). Attitude testing examining certain psychological correlates of physical activity. *Research Quarterly*, 45 (2), pp. 93-102.

Sonstroem, R. J., & Morgan, W. P. (1989). Exercise and self-esteem: Rationale and model. *Medicine and Science in Sports and Exercise*, 21, pp. 329-337.

Sonstroem, R. J. (1997a). Physical activity and self-esteem. In Morgan, W. (Ed.), *Physical activity and mental health: Series in health psychology and behavioral medicine*. Washington, D.C.: Taylor & Francis.

Sonstroem, R. J. (1997b). The physical self-system: A mediator of exercise and self-esteem. In K. R. Fox (Ed.), *The physical self: From motivation to well-being* (pp. 3-26). Champaign, IL: Human Kinetics.

Sonstroem, R. J. (1998). Physical self-concept: Assessment and external validity. *Exercise and Sport Sciences Reviews*, 28, pp. 133-164.

Sonstroem, R. J., Harlow, L. L., Gemma, L. M., & Osborne, S. (1991). Test of structural relationships within a proposed exercise and self-esteem model. *Journal of Personality Assessment*, 56, pp. 348-364.

Spink, K. S. (1992). Relation of anxiety about social physique to location of Participation in physical activity. *Perceptual Motor Skill*, 74, pp. 1075-1078.

Tailor, A. (2000). Physical activity anxiety, and stress. In S. J. Biddle, K. R. Fox and S. H. Boutcher (Eds.), *Physical activity and psychological well-being* (pp. 10-45). London: Routledge.

Thompson, C. E., & Wankel, L. M. (1980). The effects of perceived choice upon frequency of exercise behavior. *Journal of Applied Social Psychology*, 19, pp. 436-443.

Tieman, J. G., Peacock, L. J., Cureton, K. J., & Dishman, R. K. (2000). The influence of exercise intensity and physical activity history on state anxiety after exercise. *International Journal of Sport Psychology*, 31, in press.

Turner, R. D., Polly, S., & Sherman, A. R. (1976). A behavioral approach to individualized exercise programming. In J. D. Krumoboltz, & C. E. Thoreson (Eds.). *Counseling methods*. New York: Holt, Rinehart and Winston.

United States Department of Health and Human Services (1996). *Physical activity and health: a report of the surgeon general*. Washington, DC: US Government Printing Office.

U.S. Department of Health & Human Services (2000). *Healthy people 2010: Understanding and improving health*. Washington, DC: U.S. Government Printing Office, 017-001-00543-6, pp. 1-70.

Vaux, C. L. (1926). A discussion of physical exercise and recreation. *Occupational Therapy and Rehabilitation*, 5, pp. 329-333.

Wankel, L. M. (1987). Enhancing motivation for involvement in voluntary exercise programs. In M. L. Maehr (Ed.), *Advances in motivation and achievement: Enhancing motivation* (Vol. 5, pp. 239-286). Greenwich, CT: JAI Press.

Watson, D., Clark, L. A., & Tellegen, A. (1988). Development and validation of brief measures of positive and negative affect: The PANAS. *Journal of Personality and Social Psychology*, 54, pp. 1063-1070.

特殊族群的健身運動

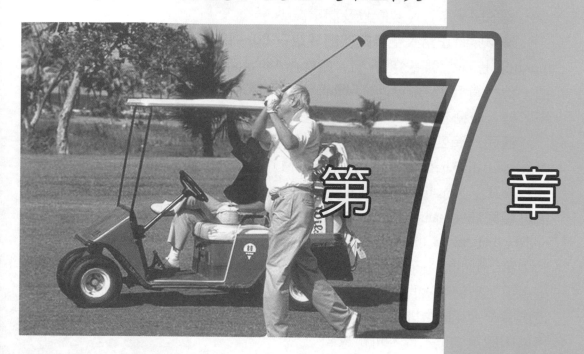

第 **7** 章

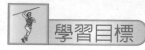 學習目標

讀完本章,你應該能夠:

1. 區分第一型與第二型糖尿病的病理機制。
2. 理解老化及孕婦的生理現象。
3. 認識運動誘發氣喘的機制。
4. 肯定運動對糖尿病患、老年人、氣喘兒及孕婦的健康效益。
5. 有能力為糖尿病患、老年人、氣喘兒、孕婦設計運動。
6. 避免糖尿病患、老年人、氣喘兒及孕婦的運動風險。

第一節　糖尿病患的健身運動

糖尿病（diabetes mellitus）的希臘原文之意爲多糖尿，中國傳統醫學一般稱爲「消渴症」，消爲消瘦，渴爲口渴之意。糖尿病的典型症狀爲三多一少，即多尿、多食、多飲以及體重減少。

醫學界將正常人空腹的血糖界定在 80～120 mg/dl。當空腹血糖在 140 mg/dl 以上，就診斷爲糖尿病。血糖在 180 mg/dl 以下，尿液中尚不會出現尿糖，當超過 180～200 mg/dl，即超過腎小管細胞主動再吸收的能力時，即出現尿糖。血糖若降至 50 mg/dl，即爲低血糖，容易導致昏迷。

糖尿病有四種類型：第一型的胰島素依賴型糖尿病（Type I：Insulin-dependent diabetes mellitus，簡稱 IDDM）、第二型的非胰島素依賴型糖尿病（Type II： Non-Insulin-dependent diabetes mellitus，簡稱 NIDDM）、營養失調性糖尿病（malnutrition-related diabetes mellitus）以及續發性糖尿病（secondary diabetes mellitus）。臺灣地區之糖尿病人總數約有 30～40 萬人左右，其中第二型的即占了所有糖尿病人口的 96.5%，而第一型只占了 3.5%，顯見罹患第二型糖尿病的人數最多，也最普遍，其次是第一型。目前，糖尿病在臺灣區十大死因中排名第五位，是構成成人失明原因的第一位，也是血液透析原因的第二位，實不可輕忽。

一、糖尿病的病理機制

在論及糖尿病的病理機制之前，需先對血糖恆定的生理學有所認識，而第一型和第二型糖尿病的病理機制迥然不同，必須分別說明。

㈠血糖恆定的生理學

血糖要維持恆定，必須同時具備兩個條件：足夠的胰島素以及周邊組織有敏感的胰島素接受器（insulin receptor）。只有在這種條件下，肝臟葡萄糖（hepatick glucose）的生成、輸出，與周邊組織對葡萄糖的攝取、使用之間才能取得均勢，血糖才能維持正常。只要任一方較強勢或是較弱勢，血糖的恆定立刻遭到破壞，不是高血糖，就是低血糖。例如，肝臟肝醣生成、輸出較強勢，則形成高血糖，反之，周邊組織攝取血糖較強勢，則形成低血糖。

胰島素的作用主要在喚起位於細胞質之葡萄糖攜帶體（glucose transporter, GLUT），使之移動到細胞膜上，將葡萄糖運送至細胞內。當胰島素與周邊的胰島素依賴細胞（insulin dependent cell）膜上的胰島素接受器結合後，激活酥氨酸激酶（tyrosine kinase），隨之進行自動磷酸化（autophosphorylation），展開一連串磷酸（PO_4）的傳遞，最後將胰島素之指令傳遞給GLUT。GLUT平時停靠在細胞內的內小體泡（intracellular endosome vesicle），當它接收到由胰島素傳送來的指令時，會移動到細胞膜並與細胞膜融合，葡萄糖遂由融合處進入細胞，細胞就是用這種方式攝取葡萄糖。而當葡萄糖進入細胞後，胰島素與接受器一起沉入細胞內，送到高爾基體（glogi apparatus）拆裝，接受器被送回細胞膜待命，胰島素則被溶解小體（lysosome）裂解掉。

　　在胰島素喚起 GLUT 的過程中，關鍵在於胰島素接受器是否對胰島素具有敏感性（sensitivity）。高敏感性是指在等量的胰島素作用下，可喚起較多的GLUT；相反的，在等量的胰島素作用下僅能喚起少數的GLUT時，即稱胰島素阻抗。

　　第一型糖尿病患是因為缺乏胰島素（β細胞受自體免疫性破壞）這個條件，所以，除非注射胰島素，否則根本無法喚起GLUT。GLUT無法喚起，則周邊之胰島素依賴細胞（如肝臟、肌肉、脂肪）就完全沒機會吸取血糖，血糖遂滯留在血液中，形成高血糖。另一方面，因缺乏胰島素，於是升糖素對肝臟細胞的作用轉而增強，結果是，肝臟不斷進行糖質新生作用（gluconeogenesis）（亦即肝臟不停的生產葡萄糖），以及糖分解作用（glucogenolysis）（亦即肝臟不停的將肝醣分解成葡萄糖，並將它釋放至血液中），這情形就如同雪上加霜，高血糖愈發嚴重。

　　初期的第二型糖尿病患，雖然血液中有胰島素，甚至高胰島素，然而由於周邊組織的胰島素接受器產生阻抗，此現象猶如缺乏胰島素，仍無法喚起足夠的 GLUT 以吸取血糖。另一方面，由於肝臟細胞對胰島素產生阻抗，縱然血胰島素很高，肝臟對胰島素的反應仍然遲鈍，其情況猶如第一型，也會使升糖素作用相對增強，結果是，這邊血糖還未及清除，那廂又生產更多的葡萄糖。而這種現象，會隨著周邊組織胰島素阻抗性升高，血糖會愈加難以控制，病情也就愈加嚴重。

所以，想要維持正常血糖，必須依賴胰島素接受器敏感的肝臟細胞及肌肉細胞協同發揮作用才能竟其功。

㈡第一型糖尿病之病理機制

　　第一型糖尿病大多發病於 30 歲以前，其病理是因 β 細胞幾乎無法分泌胰島素，所以這類型病患以絕對欠缺胰島素爲主題。這類病患一定需要依賴注射胰島素來控制血糖，否則可能發生酮酸血症（diabetic ketoacidosis）危及生命，故名之爲「胰島素依賴型糖尿病」。

　　胰島素欠缺的可能原因之一爲自體免疫反應（autoimmunity）攻擊並破壞 β 細胞所造成，也可能是環境傷害，如病毒感染等。其發生的徵候快速，如：頻尿、異常口渴、極度飢餓、體重急速下降、虛弱、疲勞、噁心與嘔吐。第一型受基因之控制不若第二型那麼強，但是，第 6 號染色體的人體白血球抗原第二組「D」之特殊性爲其危險因子。第一型糖尿病患的治療重點在於如何給予適量的胰島素注射。

㈢第二型糖尿病之病理機制

　　第二型糖尿病發作於 30 歲以後，大多靠運動、飲食、口服降血糖藥物即可控制血糖，而無須依賴胰島素注射，故名之「非胰島素依賴型糖尿病」。

　　第二型糖尿病的病理可能在於胰臟 β 細胞分泌功能變差，而無法分泌足夠的胰島素，這類病患的體型都較瘦，也較少見。另一病理則起因於周邊組織（如肌肉、肝臟、脂肪）的胰島素接受器（insulin receptor）對胰島素的敏感性（insulin sensitivity）變差，也就是產生「胰島素阻抗」（insulin resistance），這類病患通常都較肥胖。由於組織細胞對胰島素產生阻抗，在代償作用下，刺激 β 細胞分泌更多的胰島素，以克服細胞吸取血糖的困難，結果是血液中的胰島素升高，甚至比正常人還要高，稱作「高胰島素血症」（plasma hyperinsulinemia）。而不幸的是，高胰島素血症又會引發胰島素阻抗症候群（syndrom of insulin resistance）。

　　輕度的 NIDDM 病患（空腹血糖 < 140 mg/dl）通常只是胰島素接受器產生阻抗。而較嚴重的病患（空腹血糖 > 140 mg/dl）除了胰島素接受器產生阻抗，胰臟 β 細胞分泌胰島素也不足。不過，包括肥胖型或非肥胖型的 NIDDM 患者，無論其病理最初是因胰島素阻抗或胰臟 β 細胞分泌胰島素不足，

隨著糖尿病期愈長和高血糖控制愈差時，胰島素阻抗也隨之升高，而 β 細胞也會逐漸失去其功能，進而導致 β 細胞衰竭，最後都需仰賴注射胰島素。

第二型糖尿病患的治療重點應放在恢復其周邊組織胰島素接受器的敏感性，如無法恢復，至少不讓其阻抗性增加。

二、運動對糖尿病患的健康效益及缺失

㈠第一型糖尿病的運動健康效益及缺失

運動不但無助於 β 細胞的修護，且原本經飲食、胰島素控制穩定的血糖，會因運動的介入而使血糖上下震盪變得很複雜，極易造成高血糖或低血糖兩極化的現象，故而有不少學者反對第一型病患運動。不過，許多研究指出，運動可提升其胰島素敏感性，即降低其胰島素阻抗，可減少胰島素的劑量，對血糖的控制仍有其貢獻。運動也具有預防糖尿病併發症、減少動脈硬化形成以及增進心肺功能的功效。

㈡第二型糖尿病的運動健康效益

運動對第二型糖尿病的預防和減輕病情上的效果最好，尤其是輕度的病患（空腹血糖少於 140 mg/dl），甚至只要藉由運動即能恢復正常。運動之所以有此效益，主要在於運動可降低胰島素阻抗，恢復其胰島素敏感性。而運動配合飲食控制又可減少肥胖，體脂肪一旦減少，連帶的胰島素敏感性自然增加。

這是一種連鎖效應，只要胰島素阻抗下降，血糖就更容易控制，β 細胞亦無須分泌過多的胰島素，於是空腹和進食後的胰島素值隨之下降。血糖控制得宜，就不會對 β 細胞造成葡萄糖毒害（glucose toxicity），進而傷害 β 細胞。血胰島素下降，又可減少胰島素阻抗症候群風險及冠狀動脈疾病死亡率。

運動對第二型糖尿病的好處，還有減少糖化血紅素（glycated hemoglobin）、降低心縮壓和心舒壓、改善循環系中的脂質（lipid）的質和量（例如：減少三醯甘油、減少低密度脂蛋白膽固醇、增加高密度脂蛋白膽固醇）、改善纖維蛋白分解（fibrinolysis）、減少血液中纖維蛋白原（fibrinogen），以及增加肌力和改善生活品質。

三、運動原則及方法

㈠第一型糖尿病患的運動方法

　　對第一型糖尿病患而言，只要能做好血糖控制，任何運動包括休閒性的活動、業餘性的競技運動、職業性的運動競技，都可以參加。至於高強度的耐力性運動，例如：馬拉松、鐵人三項、獨木舟等，則對健康較無益處，而規律性的中強度運動對健康效益較高，應鼓勵多從事這類強度的運動。

㈡第二型糖尿病患的運動方法

　　運動對降低胰島素阻抗的效果最佳，以下即針對如何降低胰島素阻抗的運動方法來說明。

1. 每週運動次數：第二型糖尿病患者每週最好保持運動 6 次的習慣，如果無法做到，則至少隔天運動一次。因為，已有胰島素阻力跡象的肌肉細胞，運動使胰島素接受器阻抗降低的效果僅能維持 24～48 小時。

2. 運動項目及運動強度：第二型糖尿病患者從事運動時，無須拘泥運動項目，重點是：每次盡可能讓更多的肌肉參與運動。由於運動改善胰島素阻抗的效果，僅在於被招募（recruited）、實際參與運動的肌纖維，又因低強度的運動僅招募紅肌纖維參與運動，所以低強度的運動，僅可使紅肌纖維獲得改善；而高強度運動，是招募紅、白肌纖維參與運動，因此，高強度運動可使紅、白肌纖維同時獲得效果。正因為參與高強度運動的肌纖維數量較多，所以對降低胰島素阻抗的效果也就比低強度好。

   以跑步為例，前大半段，可以用低、中強度的速度快走、慢跑（這是屬於有氧性運動，讓紅肌纖維參與運動），要結束運動前 5～10 分鐘，再以較高強度快跑（讓白肌纖維也參與運動）。跑走結束後，如果能再增加仰臥起坐及手臂推撐等運動，如此一來，參與運動的肌肉就更多了。

3. 每次運動量：對於第二型糖尿病患者的運動處方設計，除了要能提高胰島素敏感性，還要能減肥，以及兼顧心血管疾病的預防。因為肥胖型的第二型糖尿病患者，以運動達到體脂肪減少目的之後，間接也能降低胰島素阻抗，因此，建議每次運動 30 至 60 分鐘，可使能量消耗較多。

四、運動注意事項

㈠第一型糖尿病

雖然運動的變化（運動強度、持續運動時間）對第一型病患的代謝會引起錯綜複雜的反應，但是原則上，仍應鼓勵第一型糖尿病病患參與一般性的運動，不過先決條件是，運動前一定要做好血糖控制。第一型患者參與運動時最令人擔心的是因為低血糖而引發的胰島素休克（insulin shock），而不是高血糖及酮酸血症而引起的糖尿病昏迷（diabetic coma）。為了避免高、低血糖的發生，可以「自我監測血糖」作為運動之導引：

血糖 ≦ 100 mg/dl　　　　運動前應吃東西

血糖 100～150 mg/dl　　運動後宜吃東西

＊空腹血糖 > 250 mg/dl　　尿酮（＋）不宜運動，應先以胰島素控制

對一位年紀超過 30 歲，擁有糖尿病病史已超過 15 年，若已有自主神經病變、周邊神經病變、視網膜病變以及腎臟病變時，運動應格外小心。運動設計應以不負重及低撞擊性的運動為主，如水中運動、固定式腳踏車、走路等。舉重運動時，應避免舉太重而造成努責現象（Valsalva Maneuver）。因為，一個自主神經病變的患者，在運動時可能會有不正常的心跳與血壓反應。周邊神經病變的患者，可能會有疼痛、不平衡、虛弱與自體感覺能力下降的現象。視網膜病變的患者，在運動中都會因血壓升高或任何頭部晃動之動作而使得病情加重。腎臟病變患者，會因劇烈運動，使流至腎臟血流變少，而使病情惡化。

另外，運動中要適時補充水分以防脫水。應隨身攜帶糖尿病識別卡、糖果或巧克力，以防不時之需。選擇一雙舒適的運動鞋對糖尿病患而言也相當重要。

㈡第二型糖尿病

1. 血糖相當高（空腹血糖 > 270 mg/dl）的病患是不適合運動的，運動只會使其血糖更高。因為這類患者的胰島素分泌，及胰島素阻抗都已相當嚴重，運動會讓肝臟製造更多的葡萄糖，以及輸出更多的葡萄糖至血液。

2. 運動時血壓勿超過 180 mmHg，遇有呼吸窘迫或困難時，宜中止活動。

3. 老年人從事運動，宜以運動心電圖監控之。

4. 伴隨末梢血管疾病者，若運動後發現肢體有疼痛現象時，應停止運動。其活動宜以間歇運動為原則，例如散步時，宜走走停停。
5. 視網膜病變者，忌劇烈性運動，如快跑、舉重。較宜從事固定式腳踏車、游泳、散步等上下震盪較輕的運動。

第二節　老年人的健身運動

　　每個人只要活得夠老，都可以感受到，隨著年齡的增長，個人的感覺（sensory）、運動（motor）和認知（cognitive）一直在持續衰退中，這就是所謂的老化（aging）。就細胞理論（cellular theories）而言，老化是指個體細胞呈現退化（degenerative）的改變現象。就基因理論（genetic theories）而言，老化是指 DNA 核苷酸序列（nucleotide sequences）的完整性遭受破損，以致影響細胞複製的功能。就控制理論（control theories）而言，老化是指控制生命的特殊生理功能逐漸衰退，例如隨著年齡增長人體的免疫系統、神經內分泌系統和中樞神經系統的控制功能減退。

　　雖然遺傳因子是決定衰老模式的最重要角色，然而，營養、壓力、抽煙、和身體活動等環境因素卻可影響老化的進行速率。本節主要針對老年人在肌肉、骨量、心血管適能、肺功能、血脂質與體脂肪方面的生理老化現象，進而談及運動對改善老化的效益，最後提出針對不同的老化所應採用的運動方法。

一、老年人的生理老化現象及運動對減緩老化的效益

　　老化對身體構造和功能的生理系統的影響可說是全身性的。隨著年齡的增長，老年人的細胞呈現萎縮（atrophy）、營養不良（dystrophy）和水腫，結果導致細胞形態上很大的改變，如彈性減低、贅瘤（neoplasm）增加、神經髓鞘脫失（demyelinization）增加等。器官功能方面，如正確性、協調性、速度、耐力、肌力、穩定度、活動範圍等，則都隨著年齡的增長而逐漸下降。

(一)肌肉的變化
　　1. 老化現象：肌肉量（muscle mass）無聲無息的逐漸流失，而脂肪、纖維（fibrous）組織則取而代之，這是肌肉老化的典型表現。25～50 歲期間，肌肉量會慢慢流失 10%，50 歲以後則加速流失，大約在 50～80

歲期間，肌肉量又減少了 40%。肌肉量減少主要發生在快縮肌纖維，影響所及，使得肌力、肌耐力、速度、敏捷性和柔軟度等肌肉功能變差。這種肌肉老化的現象，個別差異很大，且會因不運動、生病、受傷而使功能加速減退。

肌纖維數目減少以及肌纖維的尺寸變小，是導致肌肉量流失的原因。肌節（sarcomere）數目減少使得動作性（mobility）變差。肌肉量減少、肌力變弱也使老人控制身體平衡的能力變差而容易跌倒，如果是骨質疏鬆的老年人摔跤則更易發生骨折。肌肉纖維組織的增加，會使肌纖維變得更水晶化（crystalline）、肌肉變得更僵硬，使得肌肉的伸展性（extensibility）降低，關節可動範圍變小。

2. 運動效益：和年輕人一樣，運動可使老年人的肌力、肌耐力增強。經常從事伸展運動的老人，可增加踝關節、膝關節及下背的柔軟度和可動性。

3. 運動類型：抗阻力性運動對延緩肌肉流失及肌力、肌耐力的維持效果最好，負重的有氧性運動對下肢肌力亦有效果。伸展運動是避免肌肉僵硬、保持肌肉延展性的最佳的運動。

㈡骨量的變化

1. 老化現象：人體骨量在 30～40 歲達到最高點，其後隨著年齡增長而緩慢流失。女性在停經之後，由於缺乏雌激素，骨質會更加速流失。女性所流失的骨量中，有 35% 是屬皮質骨（cortical bone），50% 是屬骨小樑（trabecular bone），男性所流失的骨量約為女性的 2/3。骨量流失造成所謂的骨質疏鬆症，第一型骨質疏鬆症與脊椎及橈骨遠端骨折有關，好發於 50～65 歲，女性發生率約為男性的 8 倍。第二類型骨質疏鬆症發生於 70 歲以上，骨折通常發生在髖部、骨盆與肱骨遠端，女性的發生率是男性的 2 倍。

2. 運動效益：性激素、維生素 D、鈣及運動是保有高骨質密度不可或缺的條件。骨頭結構是靠重力（直立姿勢）與兩側肌肉收縮的力量而來，因此，只要肌肉強力收縮，即能對該肌肉附著所在的骨骼產生作用。

3. 運動類型：抗阻力性運動效果最好，其次是負重的、直立的或撞擊性的有氧性運動，對下肢骨、髖骨效果不錯。

(三)心血管適能的變化

1. 老化現象：老化在心血管適能（cardiovascular fitness）方面的影響是休息的每跳輸出量（stroke volume）顯著減少、心壁肥大（myocardial wall hypertrophies）。安靜心跳率沒有改變，但是最大心跳率則將近每年減少 1 次／分，結果導致最大心輸出量比年輕人減少 20〜30%。最大耗氧量（maximal oxygen consumption）大約以每 10 年下降 10%的速率持續減少，而此下降現象會因運動與否而有很大的個別差異。由於老化也使得血管彈性變差，心縮壓無論休息及運動都增加 10〜40 mmHg。

2. 運動效益：運動對心血管系統的效益最卓著，研究指出，保持高度運動訓練的老人，在 10 年間，其最大耗氧量僅小幅減少，或甚至沒有改變。這種最大耗氧量保持或些微下墜的現象，可能是因為運動改善心臟血流，增進心肌在運動時使用氧氣，保護心肌免於局部缺血（myocardial ischemia），以及運動使心輸出量（cardiac output）及肌肉的氧化性能力（oxidative capacity）保持不衰退。運動也可以降低高血壓邊緣的病人的心縮壓和心舒壓。研究指出，讓 60〜65 歲的老人以低強度的走路 6 個月，心縮壓和心舒壓即獲下降。

3. 運動類型：有氧運動對心血管系統的改善效益最卓著。

(四)肺功能的變化

1. 老化現象：老化在肺功能（pulmonary function）方面表現是肺餘容積（residual volume）增加，而潮氣容積則變少，顯示老年人的肺泡彈性變差，以至於老年人在運動時，必須增加 20% 呼吸頻率，以克服肺泡的彈性阻力。除了肺泡彈性變差，胸椎間盤（thoracic discs）因退化變形而改變胸腔窩的形狀，使得肺容積（pulmonary volume）變小也是原因之一。胸肌肌肉量減少、肌力減弱，以及脊椎骨和肋骨與其軟骨的骨化（costovertebra），則進一步使肺換氣效率變差。

2. 運動效益：規律運動可以減緩脊椎骨的老化速率，增加胸肌的肌力，因此，運動有助於老年人保持足夠的肺功能。

3. 運動類型：有氧運動及增強胸、背、腹部的抗阻力性運動最適宜。

㈤血脂質與體脂肪的變化

　　1. 老化現象：血總膽固醇（total cholesterol）和血清三醯甘油（serum triglycerides）增加也是老化的現象之一。高血膽固醇和高血脂肪會引發冠狀動脈疾病（coronary artery disease），體脂肪增加，尤其是腹部及內臟脂肪增加，也是老年人的普遍現象。肥胖與高血脂質之間有相當的關聯，肥胖者往往都有高血脂質的現象。

　　2. 運動效益：美國心臟協會（American Heart Association）公認坐式生活是形成動脈硬化（atherosclerosis）的獨立因子。許多研究都指出，高度運動的人比不運動者的血液生化物質都較好，例如低密度脂蛋白膽固醇較低，而高密度脂蛋白膽固醇則較高。運動可以減少體脂肪，而研究也發現，當體脂肪因運動而減少時，血脂肪也伴隨減少。

　　3. 運動類型：有氧運動是改善血脂質及減少體脂肪最佳的運動。

二、老年人的運動方法

　　設計老年人的運動應考慮個人的運動目的、體適能狀況、是否有疾病或受傷、生活型式及喜歡的運動項目。了解每個老年人參與運動目的和動機是相當重要的，有些人運動是為了降低心血管疾病的風險，有些人是為了改善其有氧適能及生活品質；另外，有些人運動單純只是為了友誼和歸屬感。

　　老年人的健康、體適能、運動經驗的個別差異很大，要設計適合每個人、滿足每個人的運動處方是不恰當的。不過，對大多數的老年人而言，運動設計目的應著眼於改善心肺耐力、身體組成、柔軟性、肌力和肌耐力。所以，最完美的運動設計應包含有氧性運動、抗阻力運動及伸展運動，且運動前要有熱身運動及結束運動前要有緩和運動的規劃。

㈠適合老年人的有氧運動設計

　　1. 運動項目：採用持續的、有節奏的使用大肌肉群的有氧性運動（aerobic exercise）。為了安全的理由，低撞擊性的有氧運動比高撞擊性的有氧運動更適合老年人，例如走路、快走、腳踏車、游泳等。體能好的老人，若嫌走路強度太低，而必須慢跑時，則慢跑時儘量不要將腳抬高，可減少腳對地面的撞擊力。

2. 運動設計：對一般體能的老年人，建議至少以 70% HRmax 運動強度持續運動 20～30 分鐘，且每週運動 3～5 次。

　　對那些過去較少運動或身體虛弱的老年人，開始運動時，運動強度可以較低，持續運動時間可以較短。從事運動前，應花 15～20 分鐘作熱身和伸展運動，而在結束運動後亦要花 4～10 分鐘作緩和運動。

(二)適合老年人的抗阻力性運動設計

　　當老年人從事有氧運動時，尤其是負重運動，如快走，對下肢的肌力和骨質已經有相當的效益。當然，如能增加抗阻力性運動或稱重量訓練，則在對抗肌肉量流失、肌力減弱及骨質疏鬆上的效果會更好。老年人的重量訓練設計如下：

1. 強度：以 70～80% 的 1RM 重量為宜。
2. 反覆次數：8～15 次。
3. 組數：1～3 組。
4. 速度：每次以 6～9 秒完成。
5. 休息：每次間休息 1～3 秒；每組間休息 90～120 秒。
6. 頻數：每週運動 2～3 次。

(三)適合老年人的伸展運動設計

1. 方式：採用靜性伸展。
2. 頻數：每週 2～7 天。
3. 持續時間：每個動作伸展 6～40 秒。
4. 反覆次數：1～5 次。
5. 強度：感覺有張力即可，無須要到疼痛感覺。

(四)熱身與緩和運動

　　老年人更需要熱身與緩和運動，因為驟然劇烈運動或驟然停止運動會傷害心臟。對健康的老人而言，可各花 10～15 分鐘在熱身與緩和運動。開始運動者或有關節炎或心血管疾病者，則需要花更長的時間。

　　熱身方法，例如：作一些輕鬆的走路、慢速踩腳踏車、輕輕的活動四肢，如舉腳跟、節膝關屈伸、肩膀上下及畫圓活動等。

第三節　氣喘兒的健身運動

氣喘，從字義上簡單的說，是指喘不過氣來的毛病，而在學理上，它是一種可恢復性的肺部阻塞疾病。氣喘是因為呼吸道慢性發炎，發炎細胞浸潤放出化學物質，造成支氣管收縮、痙攣，以及微血管滲透壓改變，使得支氣管內黏膜分泌過度、支氣管水腫，形成支氣管阻塞，呼吸能力變差。於是，病人有胸悶、咳嗽不已、喘鳴，甚至呼吸道阻塞、呼吸困難的臨床症狀。

兒童氣喘發生的原因以過敏為主。小孩隨著年齡增長，可能因過敏的耐受性增強，再加上身體不斷成長，氣管也較有機會變成正常。和一般正常兒童一樣，氣喘兒在成長過程中，也需要藉著運動來促進生長發育、增進健康。然而，由於不當的運動會誘發氣喘發作，而目前對兒童氣喘的治療重點，又在於設法減低氣喘發作的次數，以免妨礙兒童的生長及肺功能毀損。因此，如何鼓勵氣喘兒參與適當的運動，又不引發氣喘發作，是氣喘兒運動的重點。

一、運動對氣喘兒的健康效益

根據美國的統計，氣喘學生中只有二分之一正常上體育課，其他的人不是常請假就是根本不上體育課。國內雖沒有這方面的統計，但是，一般體育老師，只要看到學生提出氣喘的醫師證明，為了怕發生意外，承擔不起責任，通常也任由學生不要上體育課。

氣喘兒由於怕運動誘發氣喘而不敢參與運動，所以體能狀況很差，稍一活動即感到呼吸急促，即使不是真的氣喘發作，病人也會惶恐不安，因而更不敢運動，形成惡性循環。

和一般孩子一樣，氣喘兒在成長的過程中都應該運動。運動除了可以增強他們的體能，提高免疫力，還可以增加其社交能力及自信心，甚至，也多有因運動而使氣喘不藥而癒的例子。氣喘兒只要有運動天分，也有機會成為傑出的優秀運動員，奧運奪標選手中就不乏有氣喘患者，例如，根據澳洲的統計，參加奧運會的選手中就有 70% 是氣喘患者，他們參加的運動項目包括游泳、籃球、足球、桌球、體操、自由車、舉重、拳擊等。由此可見，氣

喘兒並非不能運動，只要了解運動誘發氣喘的原因，然後避開氣喘源，即可確保安全。

二、運動誘發氣喘發作的病理及過程

氣喘兒參與不當的運動會誘發其氣喘發作。氣喘發作的病理機制在於：當運動換氣時，吸入的乾空氣在進入肺泡前，會先在呼吸道中被浸潤及暖化，這個過程會使得支氣管的肥大細胞（mast cell）表面的水分被蒸發出去，造成呼吸道乾冷。當肥大細胞表面水分減少時，會使得：㈠鈣離子流入支氣管肥大細胞的數量增加，而使得支氣管平滑肌收縮增強，即呼吸道痙攣。㈡透過迷走神經引發支氣管收縮反射。㈢透過釋放化學調節物，如組織胺，導致發炎反應，使組織腫脹，管道變窄。

運動引發氣喘的過程如下：人體在剛開始運動的時候，支氣管會稍微擴張，以降低呼吸道的阻力。這種反應也許只維持幾分鐘，也許在整個運動中都維持擴張。但是在停止運動後支氣管反而會收縮，通常在運動後 5 至 15 分鐘（早期）最明顯，或 4 到 6 個小時（後期），換句話說，運動引起氣喘多發作在運動停止後，所以應格外注意運動後的狀況發展。

三、適合氣喘兒的運動

任何運動，只要能避開會誘發氣喘發作的因子，都可以鼓勵氣喘兒參與，下列提供適合氣喘兒的運動項目：

㈠從運動誘發氣喘發作的病理機制來看，劇烈且持續性較長久的運動，最易誘發氣喘，因為這類運動都需要大量換氣，如長跑，（但是游泳除外）容易誘發氣喘。

㈡間歇性、肌力性的運動較不會誘發氣喘，如重量訓練、體操、大多數的球類活動。

㈢輕度到中度的運動較適當。

㈣長跑和游泳（室內溫水游泳池更好），兩者同樣都是持續性且需要大量換氣的有氧運動，何以游泳很適合氣喘兒運動，而長跑就不適合呢？主要是因為溫水游泳池的空氣很潮溼，換氣時支氣管黏膜比較不會乾燥，又因為是溫水，比較不會讓支氣管溫度降低，故而溫水游泳是最適合氣喘兒運動

健身。溫水游泳訓練對氣喘兒是具有治療作用的，游泳後氣喘發作症狀減輕，服藥減少，心情開朗，應多鼓勵游泳。

四、氣喘兒運動應注意的事項

氣喘兒從事前述合適的運動時，仍有一些事項必須注意，以避免運動誘發氣喘，下列一些原則可供遵循：

㈠運動前就有喘鳴或呼吸困難的症狀，就不該去運動。

㈡運動前要有充分的熱身運動。和一般人一樣，熱身運動除了可以減少運動傷害外，對氣喘患者更可以減少運動時氣喘發作的機會，也可以延長運動的時間。可以用低至中強度運動活動先 5 分鐘，例如快走 5 分鐘，然後再作伸展操。也可以稍快跑 30 秒、休息 1 分鐘，如此反覆作二或三次，之後再作伸展操。

㈢儘量避免在空氣汙染及寒冷乾燥的天氣從事劇烈運動，如無法避免運動，則可以戴口罩以減少吸入汙濁或冰冷的空氣，因為汙濁及冰冷的空氣會誘發氣喘。

㈣運動前使用口腔或鼻腔噴霧劑也是預防運動誘發氣喘很有效的方法。一般常用的藥是屬於 β 接受器（beta receptor）阻斷劑，如氣管擴張劑，用來阻斷 β 接受器，以減少鈣離子流人肥大細胞，使得支氣管平滑肌放鬆。類固醇藥物噴霧劑用在抗發炎，對運動後的氣喘較有用。

㈤為了安全起見，運動時應隨身攜帶氣管擴張劑，且在第一次發生氣喘徵兆時就要使用。運動時最好兩人同行，以便在緊急情況發生時可以給予協助。

第四節　孕婦的健身運動

根據調查，國人 18～35 歲年齡層的孕婦僅 17.5% 有規律的運動，顯示現在孕婦對運動的觀念仍深受傳統的影響，認為孕婦應多臥床休息，不許運動。然而，現今許多有利的研究指出，適度的運動不但對孕婦的健康有益，同時也有助於順利生產。

一、孕婦的生理狀況

　　婦女懷孕期間生理上會發生明顯的變化，例如：體重、能量消耗、血漿量、安靜心輸出量、安靜心跳率、安靜呼吸數皆增加，而血比容、平均血壓則減少。以上說明懷孕增加了婦女的心臟、呼吸及循環功能的負荷。

二、運動對孕婦的健康效益

　　適度運動可預防孕婦的有氧適能不致衰退太多；運動消耗能量可避免體重增加過多，因而可減低心臟負荷、下背疼痛、妊娠糖尿病、妊娠毒血症（toxemia）的風險，以及產後體態恢復較快，運動也有助於順利生產。

三、孕婦的運動原則及方法

　　由於母體的血流與胎兒的血流是相通的，且母體肌肉的血液會與胎兒的血液形成競爭現象，因此孕婦的運動原則，主要在考量避免運動過度激烈及過久致使血液過分酸化、血氧過低、體溫過高而危害胎兒的健康。另外，也要避免跳躍及震盪而損害子宮的結締組織。下列是綜合美國婦產科學會（American College of Obstetrvicans and Gynecologists）及美國運動醫學會對孕婦運動的建議：

㈠走路、快走、固定腳踏車、游泳等非撞擊性的有氧運動項目較適合。高撞擊、強震盪及快速移動的快跑、跳繩、網球、騎馬、武術等項目均不適宜，另外，持續腹肌用力而引起腹部緊繃的划船、舉重運動也不好。

㈡運動強度每分鐘以不超過心跳率 140 次為原則。

㈢每次運動的持續時間不超過 15 分鐘。

㈣每週運動至少三次。

㈤運動中勿使體溫超過 38°C，為此孕婦應在運動前、中、後充分補充水分，也要避免在炎熱的天氣下運動。

四、運動注意事項

㈠並非每位孕婦都可以運動，例如有心臟病、第一型糖尿病、高血壓、有二次以上流產記錄、早產跡象等之孕婦則不能從事運動。

㈡孕婦如果在運動中發生陰道出血或流出液體、小腿腫痛、腹痛、頭痛、心跳加速等身體異狀，要立刻停止運動。

摘　要

1. 第一型糖尿病的病理是因 β 細胞幾乎無法分泌胰島素，運動不但無助於 β 細胞的修護，且極易造成高血糖或低血糖兩極化的現象，但因運動可提升其胰島素敏感性，及促進健康，只要做好血糖監測仍應鼓勵從事任何運動。當血糖≦100 mg/dl 時，運動前應吃東西；血糖 100～150 mg/dl，運動後宜吃東西；空腹血糖＞ 250 mg/dl 尿酮（＋）不宜運動，應先以胰島素控制。

2. 大多數的第二型糖尿病的病理起因於周邊組織（如肌肉、肝臟、脂肪）的胰島素接受器對胰島素的敏感性變差。運動可降低胰島素阻抗，輕度的病患（空腹血糖少於 140 mg/dl），甚至只要藉由運動即能恢復正常。為了延續運動提高胰島素的敏感性效果，每週最好保持運動 6 次的習慣，如果無法做到，則至少隔天運動一次，以及讓更多的肌肉參與運動。空腹血糖＞ 270 mg/dl 的病患不適合運動；運動時血壓超過 180 mmH、肢體有疼痛現象時應停止運動。

3. 肌肉量變少、骨量逐漸流失、最大耗氧量降低、肺換氣效率變差、血總膽固和血脂肪增加是老化的結果，而規律運動具有延緩這些機能老化的效益。為老年人設計的運動應同時包含有氧性運動、抗阻力運動及靜性伸展運動，且運動前一定要有充足的熱身，而在結束運動前要有緩和運動。

4. 氣喘兒運動時，吸入的乾空氣會使支氣管的肥大細胞的表面水分被蒸發出去，造成呼吸道乾冷，使得支氣管平滑肌收縮、發炎、管道變窄終致引發氣喘，此之謂運動誘發氣喘。和一般孩子一樣，氣喘兒在成長階段也需要運動，以增強體能，且只要能避開會誘發氣喘發作的因子，任何運動都可以鼓勵參與。溫水池中游泳應是最好的運動項目，而劇烈且持久的運動最易誘發氣喘發作應該避免，也不要在空氣汙染及寒冷乾燥的天氣從事劇烈運動。運動前應充分做好暖身活動，並隨身攜帶氣管擴張劑以策安全。

5. 適度運動可預防孕婦的有氧適能衰退；避免體重增加過多，以減低心臟負荷、下背疼痛、妊娠糖尿病及妊娠毒血症的風險及有助於順利生產。孕婦的運動設計原則在避免使體溫太高、血液酸化而傷及胎兒，所以運動不宜激烈、持久及撞擊。

複習問題

1. 胰島素及胰島素接受器兩者如何配合以維持血糖恆定？
2. 運動對第二型糖尿病患的血糖控制有何效益？
3. 何以對第二型糖尿病患的運動頻數要求至少隔天運動一次？
4. 說明肌肉老化的現象，以及針對肌肉老化問題運動處方，如何設計？
5. 有氧運動對身體的哪些生理機能之老化具有延緩的效益？
6. 運動如何誘發氣喘？
7. 何以溫水游泳是最適合氣喘兒的運動？
8. 哪一類運動最不適合氣喘兒應被禁止？
9. 孕婦運動時不可讓體溫超過幾度？應如何避免？
10. 孕婦從事運動對身體有何效益？

參考文獻

方進隆（1991）。運動與健康——減肥健身與疾病的運動處方。臺北：漢文書店。

健康世界編輯部（2001）。過敏氣喘兒。臺北：健康文化事業股份有限公司。

陳國群（1997）。最新糖尿病精要。臺北：藝軒圖書出版社。

Burr, B., & Nagi, D. (1996). *Exercise and sport in diabete.*, U. S. A.: John Wiley & Sons.

Cotton, R. T. (1998). *Exercise for older adults-ACE'S guide for fitness professiona.* U. S. A.: Human Kinetics.

Campaigne, B. N., & Lampman, R. M. (1994). *Exercise in the clinical management of diabete.* U. S. A.: Human Kinetics.

Powers, S. K., & Howley, E. T. (2001). *Exercise Physiology-theory and application to fitness and performance.* New York: McGraw-Hill.

適應體育

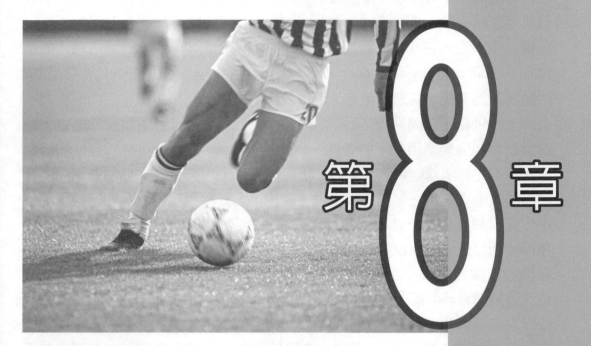

第8章

 學習目標

讀完本章，你應該能夠：
1. 了解適應體育的目的與功能，提升失能學生的身心健康與生活品質。
2. 了解適應體育教材的特性，協助教師從事修正式的活動設計，提供失能學生成功的學習經驗。
3. 提供失能學生運動處方與健康體適能促進方法，幫助他們建立良好的體適能。
4. 培養失能學生具備健康管理的能力。

前言

　　「人人生而平等」，愈是先進的國家，對於人與人之間的相互尊重與平等愈能重視，不會因為他人身心上的缺陷，而歧視或有不平等的待遇。體育活動的參與，是失能學生促進健全人格的教育方式之一，不應因為他們居於弱勢而忽略。教育部體育司於民國 88 年所召開的「特殊體育教學中程發展計畫」中，正式將「特殊體育」（special physical education）更名為「適應體育」（adapted physical education），為失能（身心障礙或病弱）學生體育活動課程之名稱，其意義深遠，顯示教育單位對此類學生體育活動的重視。

　　十八世紀，英國醫師傅勒（Fuller, 1704）所著的《醫療體操》乙書，為適應體育發展與應用最早的著作。1880 年 Sargent 根據瑞典林氏發展的醫療體操，首先於美國哈佛大學開設「矯正體育學」，其目標在於協助病理上有缺陷的人士實施矯正。第一次世界大戰後，對於參戰受傷官兵的治療，開啓了復健醫學技術的急速發展（行政院體育委員會，1999a）。可見，自瑞典體操始祖林氏發明醫療體操之後，歐美體育專家學者競相研究發展，適應體育早已在歐美國家行之多年，只是所用名稱不同，如：矯正體育、復健體育、醫療體育等（廖榮啓，2001）。1970 年以後，歐美各國陸續通過立法，保障失能者權利，體育教師也開始關切學生的個別差異，並充實本身適應體育的基本知識。在 1970 年美國大專院校開設適應體育學位後，專業人員正式出爐，接著，成立了專業組織，一種新興的專業於是產生（Sherrill, 1998）。近年，由於世人更相信運動對失能者發展的意義，適應體育不但廣受重視，更成為特殊教育中不可或缺的一部分。

　　失能者在青少年時期，如果缺乏適當的運動，其器官的機能與發展就會受到限制，無法適應正常的活動和生活（范文良，1995）。若能藉著規律而無體能障礙限制的運動，不僅可以提供休閒、交際與娛樂活動的機會，還可以避免或減少日後可能誘發的肥胖、高血壓、心血管疾病等慢性病的危險（陳俊忠，1993；Rimmer, Braddock & Fujiura, 1992）。因此，適當的運動對任何人是有幫助的，而對失能者來說，更有其重要性。郭為藩（1992）指出：「任何障礙對個體適應的限制並非普遍存在，亦非絕對不利，適應原是

雙向的，很多障礙的發生固然可歸咎於個體適應能力的拙劣，但亦可能由於環境的安排失當。」蔡育佑與陳素勤（2001）指出，適應體育的理想在於協助失能學生克服身心或發展上的障礙，針對學生能力上的限制，設計適於學生學習的課程、教學型態與環境。在培養學生適應現實社會的能力時，教師也應適應學生的個別差異，調整本身的教學態度、方法及教學情境。

許多國家在推動健康管理（或促進）的計畫時，都會將身體活動與體適能納入，因為身體活動是達成健康管理與預防疾病目標的重要策略之一。行政院體育委員會所揭櫫的基本理念之一「增強國民體質，為二千三百萬人的健康服務」，就明白的揭示了身體活動和健康的關係。Labomte（1999）也指出，身體不活動或身體活動不足，是行為危害因子之一，而行為危害因子又是健康決定要素之一。再者，黃永任（1998）指出，平日我們透過規律適度的身體活動或運動，增進體適能，而擁有較佳的體適能，會使我們更喜愛運動，兩者之間存有雙向的關係。有了較佳的體適能，身體往往會更健康，也就更有能力參與運動。因此，運動可以增進體適能，強化心血管、骨骼、肌肉與內分泌系統等功能，透過運動消耗多餘的能量，減少脂肪的堆積，避免慢性疾病的發生率，對人類健康的維護有相當的助益。可見，身體活動、體適能與健康，這三者之間有著密切的關係，彼此互相影響。

如何使失能者養成主動的運動態度，刺激其運動動機，是適應體育人員應努力的方向，因為適應體育的主要目標之一，便是說服這些體適能較不理想者從事規律的運動，以豐富其生活和預防疾病的產生。因此，我們應該讓失能者能享受正常人應有的權利，甚至藉著適應體育，提振他們的運動權。

第一節　失能學生的身心健康

失能學生因為自身的生理、心理缺陷與社會環境所給予的阻礙，加上其他因素，如發展遲緩、家人過度保護等，大量減少他們活動的機會，缺乏運動導致身體漸欠佳，體力與適應能力比較弱，引發不少疾病，因此，失能學生的身心健康頗值得我們關切。

一、失能的定義

　　一般而言，失能（disability）的定義，是因缺陷而造成日常生活的活動表現受到限制。失能的解釋在世界各國皆有不同，在我國，多將失能定義為「身心障礙」。以下提出世界衛生組織（World Health Organization, 1980）對一個人因先天或後天身心傷殘障礙而造成能力失去（簡稱失能）的定義：因某些缺陷（損傷）而造成個人的功能性能力或功能性的活動降低或是喪失，在正常狀況下，因缺少某種能力，而使個人做某種動作時受到限制。可知，「失能」純係一個人因本身生理或心智條件的限制，以致降低從事具有目的的活動或功能性的能力。

二、失能學生的身心健康

　　無論何種失能原因，多數都令失能的學生不僅在於生理上的肢體活動能力受限制，其在心理上所引發的情緒問題更形複雜。或許，生理上的缺陷能夠因醫療及器材的輔助，而改善其動作功能，促進日常活動機能，但心理上仍存在著許多障礙，比生理問題更難以克服，造成人際互動及學習上的困境（卓俊伶、陳新燕，1996）。

　　失能學生的健康狀況往往會造成國家嚴重的健康問題，若能夠經常以身體活動的方式，提供失能學生心理上或生理上的協助與輔導，應能得到意想不到的效果。以美國為例，每年花費許多金錢在人民的醫療費用上，其中的三分之一為照顧失能者的醫療費用，這些費用並非花在照顧失能者殘障的部位，而是花在處理因缺乏運動所引起的疾病上，如：高血壓、心肺功能失常、肥胖等（行政院體育委員會，1999a）。

　　運動兼具治療、預防與發展的功能，適度的運動不僅可以提供失能學生休閒、交際和娛樂活動的機會，還可以改善身體健康，使其擁有良好的行動能力及促進心理健康（陳俊忠，1993；林世澤，2001）。以有心血管疾病的學生為例，適應體育運動教學的功能，在於能促進運動中的肌肉維持高血流的局部機轉，而運動中肌肉的溫度上升會更加擴張血管，微血管的數量也會增加，如此可以使肌纖維得到較好的血流供應，氧氣的利用會更完全，因此，在同一負荷下，可減少乳酸的產生（何茂松、鄭鴻衛、王挽華，1998）。

運動旨在改善失能學生的健康水準，並非以延長他們的生命為主要目的，而是要藉之提升失能學生的健康與生活品質，即使是身體上有所不便或失能亦需適度的活動，以保持身體應有的基本體力。

三、適應體育的目的與功能

㈠適應體育的目的

適應體育的目的是透過各種經過特殊設計的身體活動為教育手段，藉以提高失能學生的全人健康與生活品質。Sherrill（1998）認為，體育的最終目的是改變一個人的心理動作行為，以達到自我實現的境界。關於適應體育的目標、領域及目的，如圖 8-1：

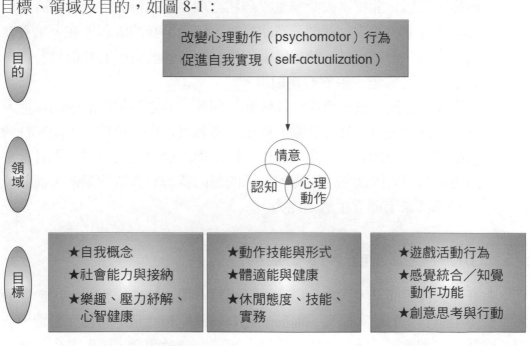

圖 8-1　適應體育的目標、領域及目的（修正自 Sherrill, 1998）

㈡適應體育的功能

綜合許多學者的看法（方進隆，1998；吳清富，1997；廖榮啓，2001；潘裕豐，1997；盧明，1997；Sherrill，1998），適應體育經由教學、活動與競賽，可達到下列的功能：

1. 身體鍛鍊的功能：失能學生運動的機會較一般學生少，體能亦較差，導致肥胖和健康的問題。適應體育可以讓失能學生學習運動技能、鍛

鍊健康身體、促進體適能，進而增進日常生活技能的表現，以提高生活品質。Beasley（1982）的研究指出，改善智能不足學童的體能，會增加工作的成功率。

2. 身體復健的功能：適應體育扮演復健角色，促進失能學生在體能上、社會互動上及認知上的成長，防止個體身體僵化及動作失調，促進知覺動作、感覺統合的能力，以減輕其障礙程度。因此，體育活動代表最自然的復健方式，能補充醫學物理治療的不足。

3. 心理建設的功能：失能學生常會因動作的平衡、協調或時機掌握不準，而負面影響身體形象或自我認知。體育活動之所以優於正式復健醫療，乃因它能提供失能學生娛樂和心理平衡的價值。適應體育可以減少失能學生焦慮、衝動等情緒反應，接受自身的限制所在，培養奮鬥、進取、勇於嘗試、超越障礙的精神，改善其自信心和群性行為，並增添生活樂趣、治療心靈創傷。

4. 社會建設功能：失能學生往往較缺乏運動，或過著偏向靜態的生活方式，因此喪失許多社交活動的機會。運動是一種社會重整，回歸社會的橋樑，適應體育可以讓失能學生縮短與一般學生的距離，提升社會適應能力與人際關係，對處理生活問題的能力有實質的幫助，使其能逐漸準備未來獨立生活之能力。

第二節　適應體育與運動

對許多失能者而言，從事身體活動可能是一種不愉快的體驗，由於部分失能者少了感官上的輸入訊息，而形成動力學效能和能量上的負面影響，或額外增加心肺和神經系統的負擔。不過，正確的運動觀念，可促進失能者認知及語言能力的發展、增加動作協調的能力、有益自我接納及被他人接納、提升自信與發展社會關係等，且對國家社會而言，不僅不是負擔，更是具有生產力的獨立個體。

一、適應體育概論

適應體育有各種不同的定義，以下是常見的幾個定義：㈠改善心理動作問題的服務；㈡一種特殊的訓練；㈢一種跨科際整合的知識；㈣一種需要特殊才能的專業；㈤一種指導訓練的哲學或理念；㈥一種對各種行為的接納態度；㈦一種理論與實務相互為用的動力系統；㈧是一種過程，也是一種結果（Sherrill, 1998）。

從專門研究領域而言，適應體育是一個跨學科的知識體系，強調在學校教育體系中，經由體育方面的課程與特殊教學設計，首先透過評估，進而診斷與解決一個人因傷殘失能而引起的社會、情意、認知與心理動作（psycho-motor）等方面的終身問題。具體而言，適應體育是：㈠一種體育教學的態度；㈡全方位的教育服務傳輸系統；㈢強調動作問題的發現、評估和矯治的知識體系（Sherrill, 1998）。

根據美國健康體育休閒舞蹈協會（AAHPERD）之定義，適應體育乃是具有趣味、挑戰、適當運動量的一種變化課程，其內容包含啟發性的身體活動、訓練、遊戲、韻律舞蹈等，這種課程特別是提供給無法參與正常體育活動課程的失能學生（姬重慶，1997）。藉由此一課程適性的精心設計，失能學生除了可以享受較高品質的運動或身體活動，進而促進身心方面的全人健康外，還可以提升健康體適能，改善有限的活動能力，增進日常生活活動的獨立能力與社會人際關係。

綜上所述，適應體育是一個整合的學科，除了體育知識與技能外，還包括了醫學和特殊教育的理論基礎。相對於普通體育，適應體育是為失能與病弱的適齡就學學生所設計的體育課程，在考量學生需要和個別差異的原則下，在教學目標、課程內容和教材教法上，加以適當的修正與運用，使其享受運動與體育教學所帶來的樂趣和益處。

二、適應體育服務的對象

適應體育服務的對象包括智能障礙、視覺障礙、聽覺障礙、肢體障礙及身體病弱的學生，依據最少環境限制（LRE）的理念，讓這些學生獲得最有利的教學安置，以融合式教學服務學生的需求。

三、適應體育與運動

適應體育教學理念主張「不分類」、「不拒斥」、「反標記」以及「反隔離」，依據學生的特殊需要，提供最少限制的學習環境，讓學生在適當與安全的教育安置內，享受樂趣化的身體活動，獲得上體育課的成功經驗（關月清、游添燈，1998）。

㈠「融合式」體育與運動

針對失能學生的需要，體育教師應提供哪些體育課程呢？近年來，融合教育成為國際適應體育發展的潮流，「融合」（inclusion）的理念，即是將失能學生安置在普通班上課，以達到不隔離失能學生於一般的體育教學及活動，而且還能兼顧失能學生及普通學生學習成效的一種教學方式（國立臺灣師範大學學校體育研究與發展中心，1997；陳弘烈、朱敏進，1998）。目前，教育部正積極推展「融合式」的體育教學，以滿足失能學生身體活動的需求。

談到「融合式」的體育，國外學者Downs（1995）認為，融合式的體育方案可分為五種不同參與的層次，如圖 8-2：

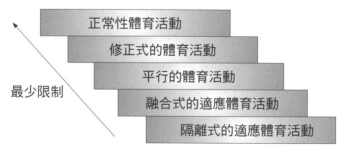

圖 8-2　融合式體育活動模式（Downs, 1995）

1. 正常性體育活動：完全的授入正常體育課，沒有做任何體育活動上的修正。
2. 修正式的體育活動：上體育課時，教師做一些彈性的修正，以便正常學生與失能學生可以愉快的在一起活動。有關活動結構與規則的修正，允許不同能力的學生做同樣的活動。
3. 平行的體育活動：失能學生參與同樣的活動，但有他們自己的活動方法。

4. 融合式的適應體育活動：正常與失能學生一起進行適應性的體育活動。

5. 隔離式的適應體育活動：失能學生在隔離的環境參加體育活動。

(二)修正式的活動設計

　　失能學生能力無法配合體育活動的要求時，體育教師就必須要創造或做某種修正或輔助性的決策，以符合失能學生的興趣、能力與限制。修正式的體育活動，可從修正器材、遊戲規則以及學習環境等方面去做彈性的改變，千萬不要拘泥於制式的運動規定，以便提供失能學生成功的學習經驗。以下乃參考相關文獻，從三方面探討（國立臺灣師範大學學校體育研究與發展中心，1997; Downs, 1995; Lieberman, 1999; Lieberman & Houston-Wilson, 2002）：

1. 器材調整（equipment modifications）：器材調整能使參與者比使用目前的器材更能成功操作，使用時要注意適合學生的年齡。失能學生可能因為某些原因需要調整器材，包括：行動不便、握力不足、視力或聽力不佳、認知功能降低或無法參與太久。調整器材的例子包括：使用較長的棍子、降低或縮短標的物、使用握柄較短（或較輕）的球棒或球拍、使用拍面較寬的桌球、使用較輕較大或有聲的球（如氣球、海灘球、鈴鐺球）、降低球網（或球籃）等。

2. 規則調整（rule modifications）：規則調整是根據比賽的基本精神，放寬某些規則來達到難度降低的目的。失能學生需要調整規則，以便成功地參與比賽，調整的規則如比賽的節奏減慢、允許更多的機會、增加活動時間、不採用規則、修改計分方式、增長暫停次數或休息時間、調整每組隊員、沒有防守者、減少競賽性質，以樂趣化為主等。

3. 環境調整（environment modifications）：環境調整能大幅提升失能學生在體育活動的參與量，例如：縮短距離、增加視力提示、限制噪音、改變燈光、縮小或變大球場或遊戲場地的範圍。另外，可以考慮用不同的動作，以便讓失能學生從事運動，例如以走代替跑；以推輪椅、滾翻代替跑或跳；以坐、躺、跪代替站立；以反彈球、滾球、肩下投球代替肩上投球。

　　事實上，體育教師在教學過程中可以針對活動目的的需要，考慮學生的體適能基礎、動作技能的困難度、教學場地以及輔助器材的完備性、社群目

標的達成等因素，將規則與器材加以修正，使失能學生一樣能夠熱烈的參與體育活動，增進學習經驗，達到適應體育的教育目標。

(三)適應體育教材的特性

　　適當的教材選擇，是有效適應體育教學的必要條件，體育教師在選取教材之前，應了解學生的缺陷、失能的範圍程度，以及所造成的個體動作技能表現的「限制」。其次，教材本身的特質，例如：手眼協調、柔軟度、肌肉適能等方面的需求，也是體育教師在選擇教材時必須考慮的事項（闕月清，1998）。關於失能學生體育教材的編選原則，國內學者黃文傑（1996）提出了幾點看法：

1. 根據各級學校失能學生教學目標及教材綱要來編選教材。
2. 考慮不同年齡層失能學生的興趣和需要。
3. 選擇適合各發展階段的大肌肉活動的教材，以促進身體機能正常的生長與發展。
4. 選擇能訓練正確姿勢、動作平衡、協調性、敏捷性的教材，以培養適應環境的能力。
5. 選擇團體性的活動，以激發團隊精神。
6. 選擇適合失能學生各發展階段的體能活動，以增進健康體適能。
7. 教材宜系統化發展，深入淺出，由容易到困難，由簡單到複雜，前後一貫，循序漸進，以達教學良好效果。

　　失能學生之受限部位不盡相同，因此，體育教師需要有更多的巧思和耐心，配合失能學生獨特的需要，學習興趣與能力，讓學生透過特殊的體育教材，達成適應體育教學目標的功能，以下舉例說明提供適合失能學生的教材：

1. 視障類學生
   (1)定向能力訓練：這是幫助學生適應環境，使之能獨立行動的重要訓練內容，不斷的透過自己身體的運動過程，正確的察覺到自己行動的方向和位置的所在。
   (2)聽知覺訓練：聽覺是視障學生獲得重要訊息的管道，聽知覺訓練是利用特定的聲音或信號，來引導視障者進行體育活動。例如：有種經過特殊設計專門適合盲人活動的盲人門球運動，這種球類運動所用的球較重，且球內有鈴鐺，在來回滾動時會發出聲音，視障者利

用聲音來判定球的方向，其攻守動作簡單易學，可提升學生學習的意願。

(3)觸覺訓練：視障者藉由觸覺來感覺周遭外界的事物。例如：讓視障者用觸摸的方式，來感覺動作與姿勢，進而完成動作的學習和進行活動，這種訓練也可以當作是體育活動的一種方式（黃文傑，1996）。

2. 智障類學生：舞蹈與韻律活動在智障學生的體育課程編排上，扮演著相當重要的角色，是相當好的肢體動作教育教材，包含復健的生理治療與內心世界及社會化的治療。在肢體的律動中，去「感受」音調，引發對肢體活動的自然反應，使其盡情的自我表達。另外，也藉著簡單的肢體動作，認識身體各部分名稱，進而因肢體動作的練習，增進身體的柔軟性、肌力、肌耐力、平衡感、協調性及敏感性，這對失能學生統合感覺及協調能力，有著相當大的影響及助益（吳惠櫻，1996）。

3. 肢障類學生：肢障類學生體育教學的對象變化大，異質性高，教師應針對肢障學生的個別差異，了解個人症狀所造成的情形，再做課程的安排。例如：對於脊椎裂傷之學生課程的考量，其行動方式可以使用輪椅或支架，強調上身的發展，並重視健康體適能；對脊椎受傷之學生而言，輪椅的駕馭是一項重要的課程，一方面可培養手臂的力量，另一方面可使這些學生感覺到時間、空間、力量移動的變化；對於截肢的學生，應付障礙物之課程（例如：穿越障礙物、去除障礙物、迂迴障礙物）是可以考慮的，可以讓學生了解身體以外的物體空間感覺（陳弘烈、朱敏進，1998）。由此可知，教導此類學生輪椅操作、截肢學生運動的特性，以及其他肢障補助器材應用配合的教學是很重要的。

陳弘烈與朱敏進（1998）認為，游泳和水上運動對肢障學生而言，是很好的活動課程，因行動的不便，很少有其他運動可以提供這麼大的運動量。如果失能學生學會游泳，他可以在水中不需支架、枴杖和輪椅的限制，與一般學生一樣自由的運動，而水中的浮力可以使他們解除不使用義肢的困擾，並克服對水的恐懼心態，如此，不僅可以改善失能學生的心肺功能，還可獲得更多的樂趣。

綜上所述，人人都有享受上體育課的權利和樂趣，即使是失能的學生，體育教師沒有理由拒絕他們接受體育課程的學習，且每一位失能學生都有其特殊的類別與需求，教師若能在課程內容、教學流程上給予因材施教、適性修改教材、教具、教法，再加上有效的教學策略，必能減低學生學習上的挫折感。不論是哪一類的失能學生，體育教師應能幫助學生了解自己的限制所在，和學生進行溝通，讓學生認識並面對自己本身的障礙，進而接受並突破這項事實。教學時考慮學生的特殊需要是什麼？是否符合適應體育教學目標的要求？會不會造成學生過度疲勞？再依學生現有的能力與學習條件，運用自己的專業知能，加上對動作學習、動作發展、運動力學和運動生理學等相關認知，選擇並修正體育教材，使學生達到成功的學習。

第三節　失能學生的運動與健康體適能促進

體適能（physical fitness）是所有活動的基礎，除了與健康及疾病有密切的相關外，對於生活品質、學習與工作效率和其他活動參與，都會有很大的影響。具體而言，一般人都希望能透過身體活動來提升或維持體適能，失能者也不例外，宜積極參與適當的身體活動，以期改善體適能之水準。

從事運動可能會帶給失能者正面的價值，例如有認知或語言能力障礙的人，可能大多數會從事勞力型的工作，因此，需要有良好的體適能才能勝任這些工作（Beasley, 1982）；擁有較佳體格和優異健康體適能的失能者，能克服別人的歧視，獲得社會認同與接受；慢性疾病或是有其他心理健康問題的失能者，也可以透過體適能方案得到改善；經常參與活動的失能者，其情緒及健康體適能會優於少動失能者（Canada Fitness Survey, 1986）。很多失能者在運動或經常從事身體活動的生活中社會化，其所遭遇的問題可相對減少。

一、體適能的認識

體適能的定義，可視為身體適應生活、活動與環境（例如：溫度、氣候變化或病毒等因素）的綜合能力，能勝任日常工作，有餘力享受休閒生活，又可應付突發緊急狀況的身體能力（林正常，1997；謝錦城，2000）。體適

能較好的人在日常生活或工作中，從事體力性活動或運動皆有較佳的活力及適應能力，不會輕易產生疲勞的感覺；體適能較差者，則比較容易疲勞或感覺費力、無力。

體適能因對象、目的、要素、訓練量與感受的不同，可分為競技體適能（skill-related physical fitness）和健康體適能（health-related physical fitness）二類。競技體適能又稱運動適能，其目的在於追求增進運動競賽之體能；健康體適能是指與健康有關的適能，為一般民眾與學生為了促進健康、預防疾病、增進日常生活、工作或讀書效率所需要的體適能，其涵義為人的心臟、血管、肺臟及肌肉組織等都能發揮相當有效的機能。根據美國運動醫學會（ACSM, 1995）的定義，健康體適能包括五項基本要素：即身體組成（body composition）、心肺耐力（cardiorespiratory fitness）、肌力（muscular strength）、肌耐力（muscular endurance）、柔軟度（flexibility）等。運動時的強度、頻率、持續時間可由運動者控制，所以，運動過程較不激烈且感覺舒服自在。

1980 年以後，一般人或學生之體適能訓練逐漸著重於健康體適能，但在適應體育或失能學生的體能訓練上，兩者皆需同時兼顧，美國的殘障（失能）學童教育法（The Individuals with Disabilities Education Act）中，體育的定義是包括健康體適能和競技體適能兩者。身為特殊教育或體育教師常有機會指導各種失能學生從事運動，要提供安全有效的運動計畫，便要先對各種失能學生狀況有基本的了解，並對運動或體能訓練之知能有所認識。

二、失能學生的運動處方

失能者的運動處方（exercise prescription），是現今先進國家極力發展，用以提升失能者體適能的方法，嘗試用一般常人運動處方的原理原則，設計規劃無障礙的體能活動，引導失能者藉由肢體活動與遊戲，增進體適能、參與常人的社會互動（陳俊忠，1993）。失能學生的運動處方，是針對個人需要或特別的身心狀況，設計有關運動計畫的過程，通常包括目標的設定、運動計畫的擬定與實施、運動計畫的調整。以下從這三方面敘述之：

㈠目標的設定

　　1.特殊性：體適能的目標，因失能學生的失能程度與性質而有不同。如：脊柱麻痺受傷者或局部麻痺者，需要特別注重肌力與動作範圍的訓練與改善；智能障礙者改善體能最優先的項目，為心肺功能與體重控制。

2. 個別性：運動的形式應配合個人的年齡、性別、健康情形、體能水準、興趣等因素，而調整活動量，以增強體適能或健康。

3. 挑戰性：給予學生一個有挑戰性的目標，循序漸進提升體適能。

(二)運動計畫的擬定與實施

了解個人的健康情形及各項體能狀況，配合自己特殊的目的，擬定一個無論在強度、時間或內容方面都適合自己的運動計畫，有效的提升個人體能。大部分體適能較差的人，體能在前幾個星期改變較慢，這段時間對於態度的養成、傷害預防和減低體重都非常重要，美國運動醫學會（ACSM）建議，此階段的運動強度應比基本能力稍差一點。在擬定運動計畫之初，必須注意到下面幾個問題：

1. 確知個人體能情況及身體組成，體適能差者，需要更多的運動次數，才可提升體適能。

2. 個人可以從事的體能活動或不可能、不喜歡的運動項目。

3. 掌握運動訓練強度漸進的原則，再注意下列四個基本要素：

　(1)運動頻率（frequency）：指每星期需要運動幾天？

　(2)運動強度（intensity）：指的是運動激烈的程度。如運動到精疲力竭、汗流浹背，還是輕鬆自如？

　(3)運動持續時間（duration）：指每次運動的時間應該維持多久？

　(4)運動形式（modality）：指選擇從事何種運動？

(三)運動計畫的調整

運動計畫不是一成不變的，必須隨著失能學生體能變化的情形、生活習慣的改變、心理方面的因素、個人目的，乃至於氣候、地點的不同，而做適度的調整。經過周詳的安排運動計畫，並確實實施了一段時間之後，必須重新測驗各種體能要素，特別是計畫安排中特別要改善的項目。如此，才能了解改善情形，藉此評估計畫實施的效果，與檢討計畫內容的利弊得失（陳敦禮，1993）。

三、失能學生的健康體適能促進

美國衛生署將提升失能者身體活動水準列為重要政策（Department of Health and Human Services, 1991），另外，美國 2000 年國民健康白皮書（Healthy People, 2000）中，也將 36% 失能者體重過重的人口降爲 25% 列爲目標之一（Department of Health and Human Services, 1992），可見健康體適能在適應體育中也是一個重要的研究課題。

　　重視學生體適能是非常重要的，回歸到每一個個體去看，體適能是每個人一生都需要的改善與維持的方法，是維繫在「長期、規律、適當、正確、經常而又安全的身體活動」上。因此，體適能推展以學生爲對象，效果應是最能預期的（卓俊辰，2001）。國外學者Corbin（1987）指出：學校必須負起推展體適能的責任，而體育課則是最好的媒介。

　　關於失能學生的健康體適能促進，本文蒐集相關文獻（行政院體育委員會，1999a；陳敦禮，1993；許銘松，2000；闞月清，2003；Sherrill, 1998），經整理並提出以下幾點看法：

㈠增強教師專業知能

　　1. 修習特教學分和適應體育相關學分，以充實適應體育的各項教學知能。

　　2. 放棄本位主義，改變自己的教學方式，多學習融合班級的教學技巧。

　　3. 針對失能學生設計個別的 IEP（個別化教育方案），以利學生學習。

　　4. 教學目標、教材選擇、教學進度編排和教學單元的選擇，都應考慮失能學生的個別差異。

㈡失能學生的體適能常模

　　1. 體適能常模制訂方面：應考量不同年齡層、不同族群對象、性別等因素，規劃由不同單位負責執行體適能常模之制訂。

　　2. 體適能常模應定期修訂：體適能常模之制訂，應爲政府體育施政之重要項目之一，爲維持一貫政策，需定期做適度修正。

㈢失能學生健康體適能的改善方法

　　1. 心肺功能方面：選擇有氧性的運動或低衝擊性的運動，如：游泳、慢跑、快走、有氧舞蹈、爬山等，因不易造成踝或膝關節的過度負荷或傷害，較適合失能學生。心肺功能對智障學生而言，是最需要的體能，若能依其失能種類和程度來設計體能訓練計畫，提供遊戲與運動技巧的訓練，相信能改善其心肺功能。

2. 肌力與肌耐力方面：改善肌力與肌耐力，要兼顧全身的大肌肉群，訓練的方式可以多元化，經由各種體育活動，如遊戲、游泳或各種支撐動作來達到目的。

3. 柔軟度與動作範圍方面：許多失能學生（如腦性麻痺、肌肉萎縮、關節炎、脊柱麻痺者）每天都要做伸展操，無論是動靜態的伸展操，皆可改善柔軟度，每週至少做三次以上，最好每天都做，每次約二十至三十分鐘，並能兼顧身體重要關節。

4. 身體組成方面：體重控制和維持理想的體脂肪百分比是很重要的健康指標，造成體重過重的原因很多，能量攝取過多與身體活動過少是主要的原因，運動和飲食可說是控制體重的理想方法，

學校是奠定體適能的基礎場所，體育教師除了對普通學生體適能的建立有正確的認知外，對失能學生的觀念，應該是「有教無類」，一視同仁，不厚此薄彼。尤其，身為一位適應體育教師，更應依據學生的失能情形，就運動頻率、運動強度、運動時間與運動方式設計處方。再者，對體適能活動的訓練指導，應該強調學生在失能限制的情況之下，針對所欲改善的體適能因素，據以訓練，才能收到良好的教學效果。

綜上所述，提升失能學生體適能是適應體育重要的課程目標之一，適應體育教師有義務協助學生建立良好的體適能，進而提升生活品質。在二十一新世紀的時代，適應體育教師們當本著關懷生命與尊重生命的角度，來協助失能學生改善其體能，幫助他們從運動中去享受運動的樂趣，始能達到全人健康的理想目標。

第四節　失能學生與健康管理

依據世界衛生組織（World Health Organization）對「健康」所下的定義：「一個人具有完好的身體、健全的心理以及良好的社會關係狀態」。多數人只有等到失去健康之後，才會去重視自己的健康，這往往造成事半功倍的效果。因此，健康管理是每個人生涯規劃中不可或缺的一部分。

失能學生因為受到先天或後天的因素，比一般學生更需要健康管理，才能執行日常生活中的活動。透過正確的健康管理，不僅可改善失能的程度，

促進身心健康，更能增進其日常生活獨立活動的能力，也爲往後的學習打下基礎。

一、健康管理的意義

龍周矗（1997）認爲，健康管理應涵蓋衛生與保健（營養、優生優育、環境保護等）、醫學防治與復健、體育與健康教育及運動等三大範圍。黃松元（1993）認爲，健康管理始於人們基本上還是很健康時，即設法尋求發展社區和個人策略，以協助人們採行有助於維護和增進健康的生活方式。

可見，健康並不限於單純的沒生病和虛弱而已，而是身體、精神與社會各方面皆處於良好的狀態。在日常生活中，應留意身心的健康狀況，適時適切的注意營養、運動、休息與保健，當有疾病發生時，能夠積極妥善的運用醫療資源，如此才能使身心恢復並常保健康。

二、健康管理的目的

在危害健康的因素中，除了環境汙染無法以個人的力量改善外，其他的大概都能以個人的努力克服，經由適切的健康管理，可以使個人保有及增進健康的身心（吳賢文，1999）。健康管理的主要目的就是使個人能表現健康行爲，建立良好的生活型態，爲自己健康負起更大的責任（吳一德，1999）。

三、健康管理的內容

健康管理的內容可分爲下列兩點（賴金鑫，1986）：

（一）日常生活的健康管理

包括長期運動計畫及內容的擬定，以維護健康並獲得最佳的運動效果，預防運動可能引起的傷害或功能障礙。

（二）定期的健康檢查

目的在了解個人的健康情形，以及運動對其身體健康的影響，唯有透過健康檢查和管理，才能知道現有的運動是否恰當。某些潛伏性的疾病或早期的病變，只有定期的健康檢查時，才能早期發覺而確定其原因，早期診斷、治療。

四、失能學生的健康管理規劃與經營

美國大約有 70% 的死亡人數，是由於心臟血管疾病和癌症所引起，這些死亡人數幾乎近 80% 可透過健康生活型態計畫加以預防，也就是控制體重、增進體能、適當運動、不吸菸、不酗酒等（行政院體育委員會，1999b）。

適應體育的重要目標之一，是說服失能學生從事規律運動，以豐富其生活內涵和預防健康問題的發生。失能學生應如何做到「健康管理」呢？可經由以下幾點而達成：

(一)良好的飲食習慣

「民以食為天」，飲食是一件大事，舉凡人的生長、活動、健康的維護以及對疾病的抵抗與治療等，無一不仰賴食物的攝取和營養的供應（陳政友，1987）。要達成健康的維持，可從以下幾點著手：

1. 均衡攝取各類食物。
2. 三餐以五穀為主食。
3. 儘量選用高纖維的食物。
4. 少油、少鹽、少糖飲食原則。
5. 多攝取鈣質豐富的食物。
6. 飲酒要控制。
7. 多喝白開水。

智能障礙學生罹患肥胖的機率較一般學生為高，而肥胖與未來高血壓、糖尿病、心血管疾病等慢性疾病的罹患率與死亡率有極大的相關。黃伯超與游素玲（1991）指出，慢性病通常是經過長時間逐漸變化而來，與飲食習慣中攝取食物種類過量或不足有極大的關係，如果及早養成均衡的飲食習慣，必能防範慢性病的發生。因此，智障學生在平日的飲食與體重控制方面，應多加注意。

(二)規律且適當的運動

國外許多的研究文獻指出，適當的運動對健康具有舉足輕重的功效，例如：Bouchard and Despre（1995）的研究發現，規律運動可降低高血壓的發生率，以及減少心血管疾病的發生。Kriska, Blair and Preeira（1994）指出，

運動與糖尿病的發生成負相關。國內學者陳俊忠（1997）也指出，規律運動對多種慢性文明病具有防治效果，除了冠狀動脈心臟病外，規律運動與體適能提升也有助於降低高血壓、肥胖控制、穩定病情、預防骨質疏鬆等功能。

　　長期缺乏運動，會引起心臟及血管等循環系統的功能衰竭，造成新陳代謝降低、食慾不振、失眠、疲勞等，也容易導致心神不寧。因此，適當的運動是必要的，但須了解所參與的運動屬性或特性而選擇從事。體育活動是提升體適能的重要因素，建立規律運動的習慣，將有助於失能學生體適能的提升，對失能學生而言，適應體育不但是促進其健全人格的教育方式，體育活動更是失能學生不可缺少的身體鍛鍊活動。何茂松、鄭鴻衛與王挽華（1998）認為，失能學生應注意運動過程中，不要有太大、太強的變化，尤其是強度持續性的時間不宜太長，激烈的運動競賽亦不太適合。應以增強體適能發展的運動項目為主，但不要高估學生的體適能，避免造成過度疲勞的現象。

㈢適切的休閒活動

　　我國學校教育的主要目標在於培養德、智、體、群、美五育均衡發展的國民，並未顧及休閒活動的層面，因此，必須強化其知能，進而使每個人的生活朝健康和安適邁進。休閒活動對於失能學生具有正面的意義，有研究認為智能障礙學生，尤其是重度智障學生更需要發展功能性的休閒技術課程，以便從自我的經驗中學習。

　　休閒活動對失能學生的幫助是多元的，例如能增進與他人互動的機會、能紓解身心的壓力、能夠重新認知自我的能力，以及提升自信等，若能養成休閒活動的興趣與習慣，更能體驗健康、快樂與希望（李明榮，2001）。

㈣藥物的適當使用

　　吸菸、酗酒、濫用藥物等均屬破壞健康的習慣，吸菸容易導致心臟、肺臟及呼吸道疾病；酒精是中樞神經系統的鎮定劑，如不當攝取，會造成身體、情緒及社會的負面效果；濫用藥物也是破壞健康的習慣之一，包括合法與不合法的藥物，依據臨床證實，靠藥物可以控制病狀與發生的次數和頻率，因此，失能學生在這方面，應建立正確的用藥習慣，此外，醫生也應嚴密控制所使用的處方。正確使用藥物方可治病，並透過適當的體能活動及均

衡膳食，才能促進身心健康，藥物使用不當，如過量、誤用或濫用，將會造成健康的嚴重危害。

(五)醫療資源的使用

1. 健康生涯規劃愈早愈好，亦須周詳完整，至於經營則必須持續有恆。
2. 透過體適能檢測方式，讓學生了解自身的體適能水準，進而擬定合適的運動處方，以改善失能學生的體適能。
3. 復健治療與健康檢查，後者目的主要在於早期發現疾病，早期治療。

(六)心理壓力調適

壓力常讓人覺得好像受到某種程度的威脅，而感到身心不適，必須付出額外的精力，以保持身體和心理層面的平衡，這種不舒適的感受如果長期存在，久而久之，就會對健康產生負面的影響。因此，降低生活中的壓力及學習對抗壓力，是達到理想健康狀態及促進生活品質的必要條件。有過運動經驗的人都知道，運動可以降低焦慮、放鬆情緒、增進自信心，此點對於失能學生尤其重要。劉建恆（1997）指出，如何選擇能夠放鬆心情、抒解壓力的運動，事實上並無一定法則，只要是有大肌肉群參與的全身性運動，或能合乎參與者的經濟和時間條件的考量，都是很好的選擇。

綜上所述，影響健康的因素很多，除自身條件外，良好的飲食習慣、規律且適當的運動、適切的休閒活動、藥物的適當使用、醫療資源的使用、心理壓力調適等，會使各類失能學生從中受益，只要開始做，就從來不會太晚。

第五節　結語

適應體育是特殊教育重要的一環，其教學目的是透過精心設計的體育課程，依據學生的特殊學習需要，幫助特殊學生在生理上、心理上、情緒上和社會溝通等方面良好發展（Combs & Snag, 1989）；同時，在體育活動過程中，增加互動的機會與經驗，而奠定未來步入社會的基礎（Lazarus, 1998）。未來，如果能夠訓練體育系的學生參與失能學生的教學工作，對整個特殊教育環境一定有某種程度的衝擊，使失能學生得到較合宜的學習環境。

近年來，適應體育的推展從運動來復健的觀念，已演變到經由運動來發展身心及自我潛能，並藉由運動競技來增進信心與成就感，讓失能者重新走出陽光，促進社會交流機會（賴復寰，1997）。配合目前國內提倡之全民運動與終身運動的理念，教育主管機關及從事教育工作者，應盡力提供更多優良適應體育師資或教師進修管道，並提供失能學生合適的運動設備及課程。透過適當的體育課程，幫助失能學生建立自信心，克服心理因素障礙，培養運動的知能與態度，養成運動之公平、公正、守法合群的美德，建立良好的終身運動習慣，使其能夠真正享受健康體適能活動的樂趣與其所帶來的健康上的效益。

為落實適應體育，教師除了應具備愛心、耐心、信心和完全接納與包容的態度外，更應具備專業知能，在教學上以創造性的方式設計教學活動，藉助器材的適性改變，修正各種身體活動，使每一位失能學生都有機會接受樂趣化的身體活動。此外，教師也應致力從事研究與教材、教具的開發，以落實適應體育的普遍實施（闕月清、游添燈，1998）。最重要的，教師應有「師者父母心」的關懷，從事百年樹人的大業。

摘　要

當前國人對從事運動的需求與日俱增，運動權已成為現代基本人權的一部分。失能學生常是適應能力較弱的一群，體育運動的實施旨在促進失能學生身體、動作及體適能的發展，提供與他人互動的經驗與機會，並奠定其參與社會活動的基礎。本文分為六個部分，除前言與結語外，第一節為失能學生之身心健康；第二節為適應體育與運動；第三節為失能學生的運動與健康體適能促進；第四節為失能學生與健康管理，期能提供適應體育推展的參考，並促進失能學生的身心健康。重視與發展「適應體育」是國際潮流，也是文明發展的表徵，更是教育人、體育人應有的作為，我們不能忽略它。

關鍵詞

適應體育	運動處方
失能	健康管理
體適能	

複習問題

1. 適應體育的定義與功能為何？
2. 如何設計修正式的體育活動，提供各類失能學生更有效的參與身體活動？
3. 如何推展與促進失能學生的健康體適能？
4. 健康管理對失能學生的重要性為何？有哪些管理方法？

參考文獻

方進隆（1998）。身心障礙學生之體適能。載於國立臺灣師範大學學校體育研究與發展中心（主編），適應體育導論，頁 435～450。臺北：教育部。

行政院體育委員會（1999a）。打造二十一世紀身心障礙體育運動願景。臺北：作者。

行政院體育委員會（1999b）。我國國民健康促進之研究。臺北：作者。

何茂松、鄭鴻衛、王挽華（1998）。其他功能性障礙類。載於國立臺灣師範大學學校體育研究與發展中心（主編），適應體育導論，頁 331～394。臺北：教育部。

吳一德（1997）。健康管理與促進。臺灣體育，93，頁 69～76。

吳清富（1997）。智能障礙者參與體育活動之必要性。八十五學年度智障類特殊體育教師研習會報告書，頁 223～226。臺北：國立臺灣師範大學學校體育研究與發展中心。

吳惠櫻（1996）。韻律活動對智障學童的助益。國民體育季刊，25 (2)，頁
　　14～16。

吳賢文（1999）。運動健康管理之理念。國立臺灣體育學院學報，4
　　（上），頁 31～52。

李明榮（2001）。適應體育──特殊休閒運動。回饋，58，頁 2～5。

卓俊伶、陳新燕（1996）。動作失能者的心理特質與體育教學的因應策略。
　　國民體育季刊，25 (2)，頁 34～37。

卓俊辰（2001）。推展學生體適能教師應有的理念。學校體育雙月刊，67，
　　頁 10～13。

林世澤（2001）。運動與保健。學校體育雙月刊，63，頁 41～45。

林正常（1997）。體適能的理論基礎。載於國立臺灣師範大學學校體育研究
　　與發展中心（主編），教師體適能指導手冊，頁 46～59。臺北：教育
　　部。

范文良（1995）。臺北市立啓明學生體能活動現況與展望。殘障體育運動會
　　刊，3，頁 24～26。

姬重慶（1997）。對肢體障礙學生所編排的身體活動課程之基本概念。八十
　　五學年度肢障類特殊體育教師研習會報告書，頁 106～116。臺北：國
　　立臺灣師範大學學校體育研究與發展中心。

國立臺灣師範大學學校體育研究與發展中心（1997）。國內各級學校特殊體
　　育教學現況調查專題研究成果報告。臺北：教育部。

許銘松（2000）。國小啓智班體育教學現況調查研究。未出版碩士論文，國
　　立體育學院，桃園縣。

郭爲藩（1992）。特殊兒童心理與教育。臺北：精華。

陳弘烈、朱敏進（1998）。肢體障礙類。載於國立臺灣師範大學學校體育研
　　究與發展中心（主編），適應體育導論，頁 145～184。臺北：教育部。

陳俊忠（1993）。殘障者的體適能。國民體育季刊，22 (2)，頁 25～31。

陳俊忠（1997）。體適能與疾病預防。載於國立臺灣師範大學學校體育研究
　　與發展中心（主編），教師體適能指導手冊，頁 86～100。臺北：教育
　　部。

陳政友（1987）。談國人的飲食問題。學校衛生，13，頁 122～126。

陳敦禮（1993）。談增進體適能的重要及其運動計畫之擬定。國民體育季刊，22 (2)，頁 62～66。

黃文傑（1996）。視障生體育教材之編選原則。國民體育季刊，25 (2)，頁 17～22。

黃永任（1998）。運動、體適能與疾病預防。國民體育季刊，27 (2)，頁 5～13。

黃伯超、游素玲（1991）。營養學精要。臺北：健康文化事業。

黃松元（1993）。健康促進與健康教育。臺北：師大書苑。

廖榮啓（2001）。國小適應體育之基本認識與教學實施。國教天地，146，頁 31～37。

劉建恆（1997）。運動與體重控制。載於國立臺灣師範大學學校體育研究與發展中心（主編），教師體適能指導手冊，頁 120～139。臺北：教育部。

潘裕豐（1997）。殘障者適應體育運動的演進及發展趨勢。特殊教育季刊，62，頁 1～5。

蔡育佑、陳素勤（2001）。適應體育的主要內涵：PAP-TE-CA 模式介紹。特殊教育季刊，79，頁 26～30。

盧明（1997）。智障學生之體育活動與教學。八十五學年度智障類特殊體育教師研習會報告書，頁 126～130。臺北：國立臺灣師範大學學校體育研究與發展中心。

賴金鑫（1988）。運動員的健康管理。運動醫學，2，頁 2～14。

賴復寰（1997）。殘障體育運動概論。臺北：正中。

龍周聶（1997）。運動百科。臺北：東方。

謝錦城（2000）。體適能與全人健康的理念。學校體育雙月刊，58，頁 9～15。

關月清、游添燈（1998）。適應體育概論。載於國立臺灣師範大學學校體育研究與發展中心（主編），適應體育導論，頁 3～51。臺北：教育部。

闕月清（1998）。特殊體育理論與實務。八十六學年度智障類特殊體育教師研習會報告書，頁7～25。臺北：國立臺灣師範大學學校體育研究與發展中心。

闕月清（2003）。身心障礙類學生之體適能提升。學校體育雙月刊，78，頁36～41。

ACSM (1995). *ACSM'S guidelines for exercise testing and prescription* (5th Ed.). PA: Williams & Wilkins.

Beasley, C. R. (1982). Effects of a jogging program on cardiovascular fitness and work performance of mentally retarded person. *American Journal of Mental Deficiency*, 6, pp. 609-613.

Bouchard, C., Despre, J. P. (1995). Physical activity and health: Atherosclerotic, metabolic, and hypertensive disease. *Research Quarterly for Exercise and Sport*, 66, pp. 268-275.

Canada Fitness Survey (1986). *Physical activity among activity-limited and disabled adults in Canada*. Ontario, Canada: Author.

Combs, A., & Snag, D. (1989). *Individual behavior: A perceptual approach to behavior*. New York: Harper & Brothers.

Corbin, C. (1987). Physical fitness in the K-12 curriculum: Some defensive solutions to perennial problems. *Journal of Physical Education, Recreation, and Dance*, 58 (7), pp. 49-54.

Department of Health and Human Services (1991). *Healthy People 2000: National Health Promotion and Disease Prevention Objectives*. Washington, DC: Government Printing Office.

Department of Health and Human Services (1992). *Healthy People 2000: National Health Promotion and Disease Prevention Objectives*. Washington, DC: Government Printing Office.

Downs, P. (1995). *An introduction to inclusive practices*. Canberra: Australian Sport Commission.

Kriska, A. M., Blair, S. N., & Preeira, M. A. (1994). The potential role of physical activity in the prevention of non-insulin dependent diabetes mellitus: The epidemiological evidence in Holloszy. *Exercise and Sport Science Reviews*, 22, pp. 121-143.

Labomte, R. (1999). Mutual accountability in partnerships: Health agencies and community groups. *Promotion & Education, VI* (1), pp. 3-8.

Lazarus, R. S. (1998). *Pattern of adjustment*. New York: McGraw Hill.

Lieberman, L. J. (1999). Physical fitness and adapted physical education for children who are deaf-blind. In *Deaf-blind training manual*. Logan, UT: SKI-HI Institute Press.

Lieberman, L. J., & Houston-Wilson, C. (2002). *Strategies for inclusion: A handbook for physical educators*. Champaign, IL: Human Kinetics.

Rimmer, J. H., & Braddock, D., & Fujiura, G. (1992). Blood lipid and percent body fat levels in Down Syndrome versus non-DS persons with mental retardation. *Adapted Physical Activity Quarterly*, 9 (2), pp. 123-130.

Sherrill, C. (1998). A*dapted physical activity, recreation, and sport: Crossdisciplinary and lifespan* (5th ed.). Boston, MA: WCB McGraw-Hill.

World Health Organization (1980). *International classification of impairments, disabilities, and handicaps: A manual of classification relating to the consequences of disease*. Geneva, Switzerland: Author.

體適能教室的維護與管理

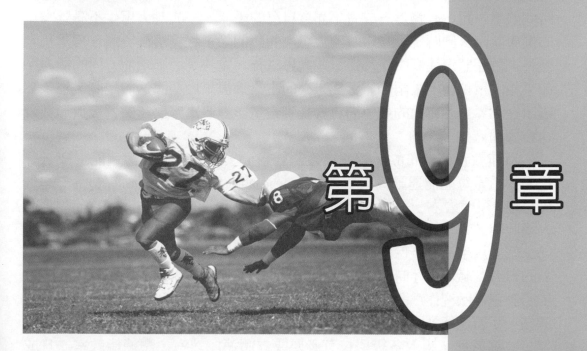

第9章

學習目標

讀完本章，你應該能夠：
1. 說明體適能的內容。
2. 說明體適能教室的軟體與硬體架構。
3. 了解如何規劃體適能教室。
4. 解釋健康體適能檢測方法與體適能教室的維護管理。
5. 解釋體適能的檢測資料管理模式。

前　言

　　國民體適能是一種顯示國力的重要指標，一個國民體適能低落的國家，要想擁有經濟成長快速、科技發展先進、國防力量強大、高品質的生活是不可能的。《自立晚報》曾報導：國內 50 所大專院校中有兩萬名學生的運動時間嚴重不足，有將近三成者不滿意自己的體能，一成七大專生不滿意本身的健康狀況，同時統計發現我國大專生的體能除了嚴重落後美國、日本及大陸外，體能狀況連高中生都比這些大專生強，尤其是心肺功能方面的能力。如果相關單位再不未雨綢繆，為未來的主人翁提早做些體適能規劃，那未來國家在世界上各方面的競爭力將會受到嚴重影響，國家潛在的各種無形威脅也會因而產生。

　　目前教育部公布的「體適能護照計畫」，極力宣揚「體適能三三三計畫」，希望每週能運動 3 天，每次至少能運動 30 分鐘，運動時心跳率達到每分鐘 130 下左右。這個理想固然神聖，但最重要的還是在於落實。隨著個人護照與多元入學管道的建立，學校可以依學生體適能來作為入學的參考標準；個人為生命財產保險時，保險業者也可以按照體適能指標，作為保險金額的參考；職場徵才時可以將個人體適能列入錄取標準；未來健保局應考慮依照體適能狀況作為設定健保費及其他個人權益的參考，如果缺少這些配套措施，「體適能護照計畫」、「體適能三三三計畫」的推展將會十分困難。

　　有鑑於此，國內各級學校有必要成立體適能教室，體適能教室一旦成立，除了配合教育部推廣校區附近居民、社會各界人士參與體適能檢測，而且可使各個學校能有完善的場所推展「體適能護照計畫」、「體適能三三三計畫」，進而提升學校教職員工與學生的體適能，養成規律的運動習慣。因此各級學校成立體適能教室，對學生與全民體適能護照計畫的推展，以及提升國民體適能將有正面性的意義。

第一節　體適能釋義

　　體適能是指人體適應生活、運動和環境的綜合能力，體適能的優劣，主要依據個人的肌力、肌耐力、柔軟度、心肺耐力的表現和身體組成來決定。肌耐力：是指在非最大負荷下，肌肉收縮的重覆次數、持續的時間。柔軟

度：是指身體關節所能活動的最大角度範圍。心肺耐力：是指心臟、肺臟、血管、血液與肌肉細胞，在長時間的身體活動時，運送氧氣的能力。身體組成：是指體內脂肪組織占全身組織的百分比（方進隆等人，1999）。

　　體適能較好的人，身體較健康、較不容易受疾病侵襲，罹病率與死亡率可以降低，平日工作有效率，也有體力享受休閒生活與避免緊急危險。對於e世代的少年，或許換成另一種說法，較能使其了解體適能對一個人的重要性。例如要享受高畫質、高速度的電玩軟體，電腦就必須有很好的運算速度的微處理器，沒有好的硬體搭載好的軟體，就玩不成電玩。一個人的體適能就如同電腦的微處理器，智能就如電腦的軟體，兩者是相輔相成，不能獨立存在的。個人也是如此，體適能與智能必須並行發展，不能有失衡的情況發生。

　　一般父母都希望自己的子女能成龍成鳳，傳統觀念由於過度強調唸書與文憑的重要性，導致學校教育偏重智能，而忽略孩子體適能的發展。這種傳統觀念無形中迫使孩子的成長發生失衡，這是很可怕的問題，值得教育工作者深思。因為孩子發展失衡後，要再恢復平衡所付出的國家成本，遠比一開始就注重孩子智能與體能平衡發展的教育成本還要高。

第二節　體適能教室規劃

　　花大錢來治病，不如花小錢來預防疾病。

　　花大錢購買醫療設備來救人，不如先花小錢來成立體適能教室預防疾病。

　　基本上，學校設立體適能教室，首先要有個清楚的構圖，哪一種理想的系統，能幫助學校經營體適能教室，達成全校教職員工生及校區附近居民的體適能檢測、評估、擬定運動計畫的目標，及資料的管理。考慮清楚哪一種系統確實可用及符合需要，列出一份清單，然後要求系統提供解答。如果現有的系統做不到，學校就應自行發展一套替代系統出來，不斷求新求變，以求體適能檢測能達到盡善盡美的地步。

　　學校體適能教室的建構目標，應以最少的經費成本，完成功能最強的體適能檢測系統，一來可減少學校設立體適能教室的經費負擔，二來使學校「體適能護照計畫」與「體適能三三三計畫」得以經營發展。

一、體適能教室架構

規劃體適能教室應考慮的基本原則：整體性的規劃、舒適性的布置、安全性的考量、經濟性的需求及前瞻性的設計等（教師體適能指導手冊，1997）。同時各校亦應保持自己獨立的特色，按各校的運動設施及實際需求來發展。

一般較完整的學校其運動設施應包括有：田徑場、游泳池、籃球場、排球場、羽球場、網球場、桌球場、足球場、高爾夫練習場、休閒健身房、韻律房等。除了提供學生上課，及運動代表隊訓練之外，還可開放給各學校教職員工生、社團及鄰近社區民眾使用。

由於每一位從事運動者的體適能狀況各有不同，水準也不一樣；有人心肺適能好，柔軟度差；有人可能柔軟度極佳、肌肉適能普通，而心肺適能不好。因此，每一位運動者要改善的部分各有不同。所以，從事運動前應該先到體適能教室，針對自己健康體適能的諸項要素進行檢測評估，才知道哪些要特別加強，哪些須要繼續維持。

過去筆者曾參與體適能教室的規劃，並作成體適能教室軟硬體架構，如圖 9-1 所示，在規劃的過程中集合了許多學者意見，同時為了簡化檢測流程，提高測量資料的精確性，並利用餘暇時間研發「體適能檢測軟體」。在軟體設計上，考慮每個人所喜好的運動項目，並整合學校各項運動設施，其功能除了檢測、評估體適能之外，還能按個人喜歡的運動項目，提供多項運動計畫以作選擇，包括健身房雕塑、登山健行、體重控制、慢跑、直排輪、籃球、羽球、有氧舞蹈、桌球、棒壘球、手球、足球、網球、游泳、舞蹈等。

由於不同的運動項目對體適能的影響效果不同，因此在擬定運動計畫時，除了考慮每個人喜好的運動項目之外，還需針對各個運動項目，對體適能的影響效果較弱的部分，額外規劃相關的輔助運動予以改善。盡可能使每個人的運動計畫既可滿足自己的興趣，而且能改善自己的健康體適能。

每一位受測者至體適能教室檢測完後，可以獲得一份檢測報告書，內容包括體適能檢測結果、評估、運動計畫。每位受測者可以按照運動計畫，經體適能老師指導進行 8 週訓練。之後，可以再進行體適能後測，以了解自己的體適能是否有進步，是否需要重新更新運動計畫。

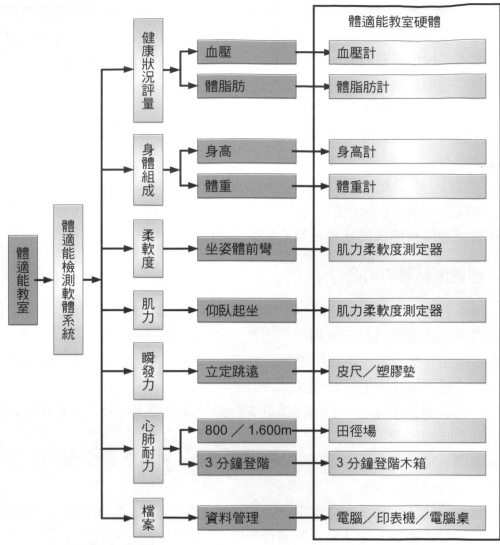

圖 9-1　體適能教室軟硬體架構

二、體適能檢測軟體

　　教育部近年來相繼推動教育改革，其施政要項包含學生體適能的提升，已於 1999 年頒布「提升學生體適能三三三計畫」，於 1999 年至 2003 年實施。又於 2000 年公開擴大推廣「體適能護照計畫」，繼續宣揚「運動三三三計畫、提升體適能的理念」。

如果受測者完成體適能檢測之後，能立即獲得檢測資料、評量結果及運動計畫，將能更加落實體適能的推展。由於體適能的推展是屬於全國性的事業，全國各校所需要的軟、硬體設備，及相關經費將十分龐大，因此，以下有三個問題很值得思考：

㈠如何研發電腦軟體來協助體適能檢測的推展。

㈡如何設計一套體適能檢測資料統計分析，以降低紙張、印刷、人事等相關經費成本。

㈢如何設計一套系統提供各個學校單位的體適能檢測資料建檔，同時可透過網際網路，將資料傳送至「全國性的體適能資料管理中心」，以適時了解全國體適能檢測推展結果，及定期更新體適能常模。

三、體適能軟體的功能

基本上，在未來對於體適能軟體系統的開發，必須考慮到學生及社會民眾的體適能檢測項目是不相同的，因此在功能上應具備：

㈠基於運動安全考量，系統採用問卷方式以事先了解受測者的身體狀況，以及評估能否接受體適能檢測。

㈡在心肺功能檢測方面，必須能提供 3 分鐘登階測驗及 800 ／ 1,600 公尺跑走等不同的檢測項目。

㈢依據體適能檢測及評估結果，規劃運動計畫，可供受測者按照自己的興趣，選取運動計畫。

㈣整個系統設計從問答、體適能評估、運動計畫，全文列印的資料內容是採用寫信方式輯寫，使受測者閱讀資料時倍感親切。

㈤提供體適能前、後測試成績比較，及更新運動計畫。

㈥配合教育部「體適能護照計畫」，提供體適能護照參考資料之列印及建檔。

㈦可以直接對所有受測者的資料進行統計分析，並可利用網際網路，將資料傳送至「全國性的體適能資料管理中心」進行管理。

其次，軟體的作業流程如圖 9-2 所示，受測者從「開始」，必須先「填寫資料與問卷」，接著按順序進行測驗「身高／體重」、「坐姿體前彎」、「1 分鐘屈膝仰臥起坐」、「立定跳遠」、「800 ／ 1,600 公尺跑走」、「3

分鐘登階測驗」。當測驗完成之後將「資料輸入電腦」，並「列印」、「取表」，最後「結束」。每位受測者皆能獲得一份體適能檢測、評量、運動計畫報告書。

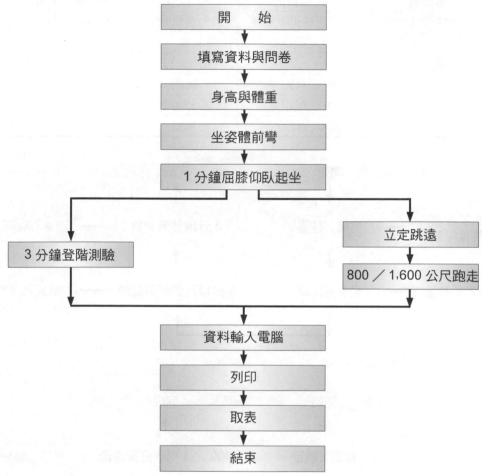

圖 9-2　體適能軟體作業流程

軟體的檢測流程，必須要有一般社會民眾及學生不同的兩種體適能檢測方式。如表 9-1 及圖 9-3、圖 9-4 所示，受測者可按實際的需要，選擇其中一種方式進行檢測。檢測方式一：適合年齡 24～65 歲社會民眾。檢測方式二：適合年齡 9～23 歲學生。其中身高與體重、坐姿體前彎、1 分鐘屈膝仰臥起坐是共同的檢測項目。而檢測心肺耐力項目，社會民眾採用 3 分鐘登階測驗，學生採用 800 ／ 1,600 公尺跑走。而立定跳遠是目前教育部推廣「學生體適能護照計畫」所規定的檢測項目。

表 9-1　體適能檢測方式

檢測方式一	檢測方式二	目　的	年　齡	對象
身高與體重	身高與體重	身體組成	9～65	男女
坐姿體前彎	坐姿體前彎	柔 軟 度	9～65	男女
1 分鐘屈膝仰臥起坐	1 分鐘屈膝仰臥起坐	肌力及肌耐力	9～65	男女
	立定跳遠	瞬 發 力	9～23	男女
3 分鐘登階測驗		心肺耐力	24～65	男女
	800 公尺跑走	心肺耐力	9～12	男
	800 公尺跑走	心肺耐力	9～23	女
	1,600 公尺跑走	心肺耐力	13～23	男

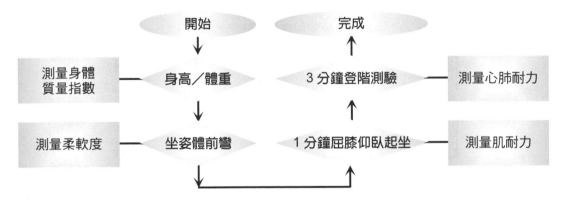

圖 9-3　適合 24～65 歲體適能檢測流程

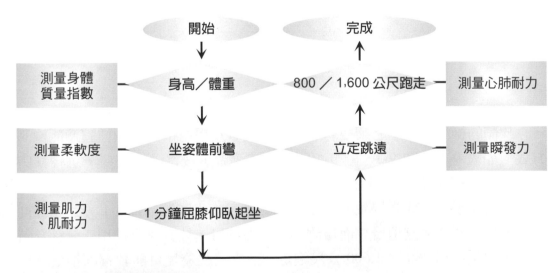

圖 9-4　適合 9～23 歲體適能檢測流程

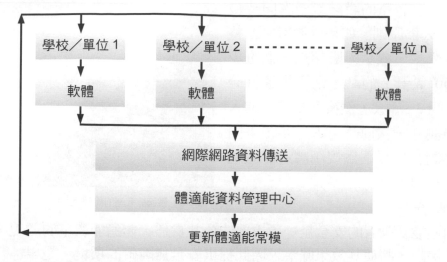

圖 9-5　體適能資料管理流程

四、全國性體適能資料管理模式

　　體適能檢測資料管理流程，首先需各個學校（或各個單位），運用全國性統一的體適能系統軟體，直接將各校學生的檢測資料輸入「網路資料管理系統」，並將資料傳送至「全國性的體適能資料管理中心」，以進行統計分析。

　　研發體適能資料管理中心的軟體系統，在功能上，主要是在於利用網際網路接收各校傳送的資料，接著再將各個年齡層分類，統計分析體適能常模，以及各校體適能的資料管理。如此將隨時可以了解全國體適能檢測的推廣情形，以及按照規劃的時間更新體適能常模。

五、體適能教室硬體規劃

　　基本上體適能教室的檢測動線，是按照體適能檢測流程來布置的。受測者首先由出入口進到待測區，填寫資料與問卷。接著按照箭頭指向，測量身高體重、坐姿體前彎、1 分鐘屈膝仰臥起坐、立定跳遠、3 分鐘登階測驗（教職員工及社區民眾的心肺耐力項目）、800 ／ 1,600 公尺（學生心肺耐力項目在操場實施），將檢測資料輸入電腦，接著列印個人檢測評量結果、運動計畫。

體適能教室的設計以一次同時檢測 3～5 人為原則，如果受測對象是整個班級學生，或是人數超過一個班級（以 50 人計）的話，則須先進行分組，每組 3～5 人，然後各組按序進入教室檢測（一次同時可進行多組不同項目檢測）。以下為規劃體適能教室時應注意的事項：

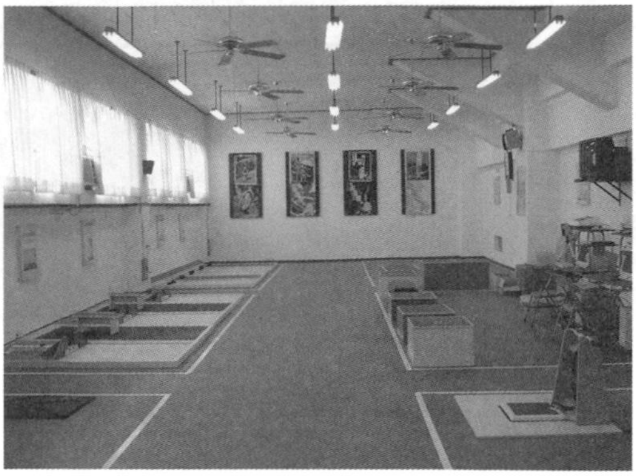

圖 9-6　體適能教室的設計

（一）運動安全

　　體適能活動者的安全是一項重要的公共責任，體適能教室的環境，如缺乏安全保障，將使其效果歸零，因此提供安全無障礙的環境，是場地設備規劃的重要任務，從工程材料品質及安全維護二方面來著手。

1. 工程材料品質：規劃時須注意體適能教室的地質、結構承載量，注意建材的容許應力、拉力、彎力、剪力、壓力等。

2. 安全維護：注意疏散動線須明確順暢，體適能教室應有兩個出入口，寬度至少要有 1.8 公尺以上，兩個人能並肩走過，當發生緊急事件時可作為疏散通道。主要測量器材如身高、體重計、測坐姿體前彎的尺規與坐墊、仰臥起坐墊、立定跳遠場地、3 分鐘登階木箱、電腦，皆靠牆平行擺設，以運動安全及不妨害檢測動線為原則。

（二）燈光設計

　　教室內應設有足夠的照明燈光，以利白天或晚上皆能進行體適能檢測。

（三）空調設計

　　教室的空調設備如果只依賴窗戶口，在冬天時檢測不成問題，但是如果在夏天，教室內空氣較為悶熱，受測者在檢測時往往不太能適應，因此學校應考慮設置完善的空調設備。

（四）視聽設計

　　教室內備有電腦、電視、放影機、音響各一部，主要用於體適能檢測，及一般體適能常識的介紹。

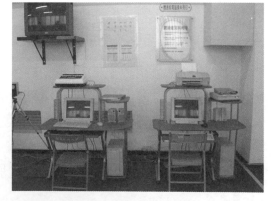

圖 9-7　體適能教室設備

㈤掛圖設計

　　教室入口處應設有公告欄。教室內牆壁應掛有一般體適能常識圖，及體適能檢測方法說明圖，如圖 9-8、9-9、9-10、9-11 所示。

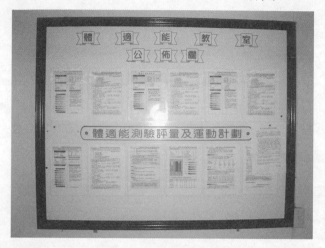

圖 9-8　體適能教室的公告欄

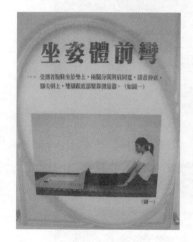 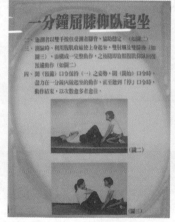 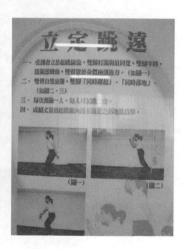

圖 9-9　坐姿體前彎　　　　　圖 9-10　1 分鐘屈膝仰臥起坐　　　　圖 9-11　立定跳遠

㈥檢測器材

　　如果學校經費不是很充裕，可請體育老師自行設計製作坐姿體前彎、1 分鐘屈膝仰臥起坐、3 分鐘登階木箱等相關器材，如圖 9-12、9-13、9-14、9-15 所示。

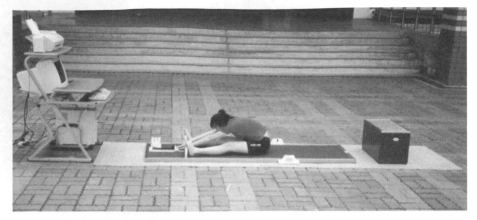

圖 9-12　坐姿體前彎動作示範

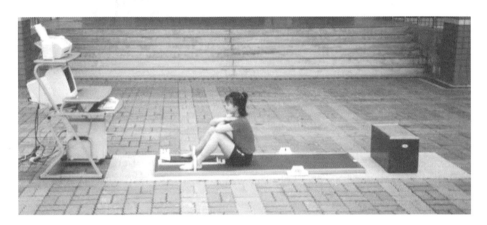

圖 9-13　1 分鐘屈膝仰臥起坐動作示範

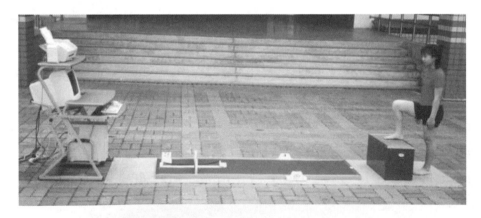

圖 9-14　3 分鐘登際測驗動作示範

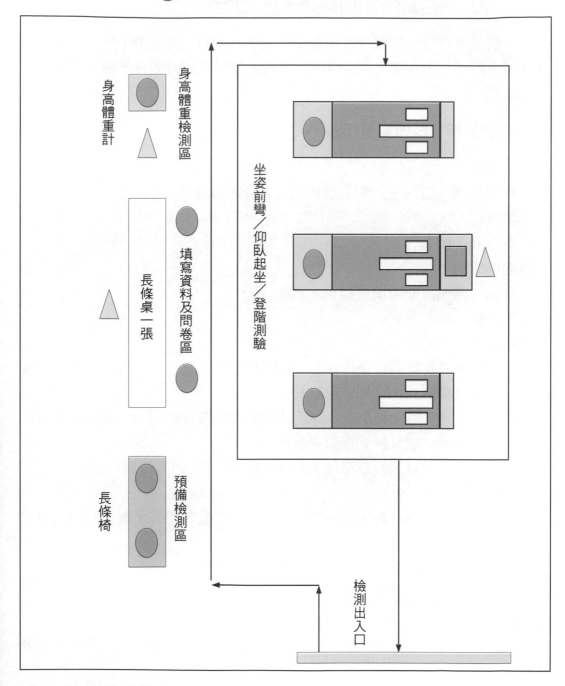

圖 9-15 體適能教室檢測流程示意圖

第三節 健康體適能檢測方法

　　一般民眾及學生的健康體適能檢測方法及項目，如表 9-1 所示。而根據教育部主辦「八十九年大專院校學生體適能護照試辦說明會手冊」公布的檢測方法如下：

一、測驗名稱：身體質量指數

(一)測驗目的

　　利用身高、體重之比率來推估個人之身體組成。

(二)測驗器材

　　身高計、體重計。

(三)測驗前準備

　　身高、體重計使用前應校正、調整。

(四)方法步驟

　　1. 身高

　　　(1)受測者脫鞋站在身高計上，兩腳踵密接、直立，使枕骨、背骨、臀部及腳踵四部分均緊貼量尺。

　　　(2)受測量者眼向前平視，身高計的橫板輕微接觸頭頂和身高計的量尺成直角，眼耳線和橫板平行。

　　　(3)測量結果以公尺為單位，計至小數點二位，以下四捨五入。

　　2. 體重

　　　(1)受測者最好在餐畢兩小時後測量，並著輕便服裝，脫去鞋帽及厚重衣物。

　　　(2)受測者站立於體重計上，測量此時之體重。

　　　(3)測量結果以公斤為單位，計至小數點一位，以下四捨五入。

(五)記錄方法

　　將所得之身高（以公尺為單位）、體重（以公斤為單位），帶入下列公式中：

$$身體質量指數（B.M.I.）= \frac{體重（以公斤為單位）}{（身高 \times 身高）（以平方公尺為單位）}$$

㈥注意事項

1. 身高、體重計測量前應校正、調整，並求精確。
2. 身高測量時，受測者站立時，應使其枕骨、背部、臀部及腳踵四部分均緊貼量尺。
3. 體重測量時，受測者應只著輕裝，以減少誤差。

二、測驗名稱：坐姿體前彎

㈠測驗目的

測量柔軟度，評估後腿與下背關節可動範圍，以及肌肉、肌腱與韌帶等組織的韌性或伸展度。

㈡測驗器材

1. 布尺或膠尺。
2. 固定膠帶。

㈢測驗前準備

1. 將布尺放置於平坦之地面或墊子上，布尺零點（起點）那端朝向受測者，用膠帶將布尺固定於地面或墊子上，並於 25 公分處畫一與布尺垂直之長線（以有色膠帶或粉筆皆可），另於布尺兩邊 15 公分處各畫一長線或貼有色膠帶，以免受測者雙腿分開過寬。
2. 測驗時，均保持受測者膝蓋伸直，除主測者外，可請人於旁督促提醒，但不得妨礙測量。

㈣方法步驟

1. 受測者坐於地面或墊子上，兩腿分開與肩同寬，膝蓋伸直腳尖朝上（布尺位於雙腿之間）。
2. 受測者雙腳跟底部與布尺之 25 公分記號平齊（需脫鞋）。
3. 受測者雙手相疊（兩中指互疊），自然緩慢向前伸展（不急速來回抖動），盡可能向前伸，並使中指觸及布尺後，暫停二秒，以便記錄。
4. 兩中指互疊觸及布尺之處，其數值即為成績登記之點（分）。例如：中指指尖觸及 25 公分之點，則登記為 25 公分；中指指尖若超過腳跟，所觸及之處在 27 公分，則成績登記為 27 公分；若中指指尖觸及之處小於腳跟，若在 18 公分處，則登記為 18 公分。

㈤記錄方法

1. 嘗試一次，測驗二次，取一次正式測試中最佳的成績。

2. 記錄單位為公分。

㈥注意事項

1. 患有腰部疾病、下背脊髓疼痛、後腿肌肉扭傷、懷孕女生皆不可接受此項測驗。

2. 測驗前做適度的熱身運動。

3. 受測者上身前傾時要緩慢向前伸，不可用猛力前伸，測驗過程中膝蓋關節保持伸直不彎曲。

三、測驗名稱：1分鐘屈膝仰臥起坐

㈠測驗目的

評估身體腹肌之肌力與肌耐力。

㈡測驗器材

1. 碼錶。

2. 墊子或其他舒適的表面。

㈢測驗前準備

準備適合測驗之墊子。

㈣測驗時間

1 分鐘。

㈤方法步驟

1. 預備時，請受測者於墊上或地面仰臥平躺，雙手胸前交叉，雙手掌輕放肩上（肩窩附近），手肘得離開胸部，雙膝屈曲約 90 度，足底平貼地面。

2. 施測者以雙手按住受測者腳背，協助穩定。

3. 測驗時，利用腹肌收縮使上身起坐，雙肘觸及雙膝，而構成一完整動作，之後隨即放鬆腹肌仰臥回復預備動作。聞口令時保持上述預備時之姿勢，聞「開始」口令時，盡力在 1 分鐘內做起坐的動作，直到聽到「停」口令時，動作結束，以次數愈多者為愈佳。

㈥記錄方法

以次數為單位，計時 60 秒。

㈦注意事項

1. 凡醫生指示患有不宜激烈運動之疾病患者或懷孕女生皆不可接受此項
   測驗。
2. 測驗前做適度的熱身運動。
3. 受測者於仰臥起坐過程中不要閉氣，應保持自然呼吸。
4. 後腦勺在測驗進行中不可碰地。
5. 坐起時以雙肘接觸膝為準，仰臥時則以背部肩胛骨接觸地面後才可開
   始下一次的動作。記錄計時內所完成之完整次數為基準。
6. 測驗過程中，受測者如身體不適可停止測驗。
7. 測驗前應詳盡說明，並提供適當的示範和一次練習機會。

四、測驗名稱：立定跳遠

㈠測驗目的

測驗瞬發力。

㈡測驗器材

石灰、皮尺。

㈢測驗前準備

1. 準備適合測驗之平坦不滑地面。
2. 畫一條起跳直線。

㈣方法步驟

1. 受測者立於起跳線後，雙腳打開與肩同寬，雙腳半蹲，膝關節彎曲，
   雙臂置於身體兩側後方。
2. 雙臂自然前擺，雙腳「同時躍起」、「同時落地」。
3. 每次測驗一人，每人可試跳二次。
4. 成績丈量由起跳線內緣至最近之落地點為準。

㈤記錄方法

1. 成績記錄以公分為單位。
2. 可連續試跳二次，以較遠的一次為成績。
3. 試跳犯規時，成績不計算。

㈥注意事項

1. 凡醫生指示患有不宜激烈運動之疾病患者或懷孕女生皆不可接受此項測驗。

2. 測驗前做適度的熱身運動。

3. 準備起跳時手臂可以擺動，但雙腳不得離地。

4. 受測時穿著運動鞋或赤腳皆可。

5. 試跳者一定要雙腳同時離地，同時著地。

五、測驗名稱：800 公尺跑走

㈠測驗對象

國小學生、國中、高中女學生。

㈡測驗目的

測量心肺功能或有氧適能。

㈢測驗器材

1. 計時碼錶、石灰、哨子、信號旗、號碼衣。

2. 田徑場或空曠之地面。

㈣測驗前準備

1. 測驗之空地或場地於測量前要準確丈量距離，並畫好起終點線。

2. 測量場地要保持地面平整。

㈤方法步驟

1. 運動開始即計時，施測者要鼓勵受測者盡力以跑步完成測驗，如中途不能跑步時，可以走路代替，抵終點時記錄時間。

2. 測驗人數過多時，可訓練或安排協測人員，或使受測者穿戴號碼衣。

㈥記錄方法

1. 記錄完成 800 公尺之時間（秒）。

2. 記錄單位為秒。

㈦注意事項

1. 凡醫生指示患有不宜激烈運動疾病（如心臟病）之學生和懷孕女生皆不可接受此項測驗。

2. 測驗前做適度的熱身活動。

3. 測驗時盡可能選擇適宜測量之氣候和時間。

4. 測驗時要穿著運動服裝及運動鞋。

5. 受測者之動機與成績有密切關係，施測者要鼓勵受測者盡力完成運動，並提高測驗的動機。

6. 測驗過程中，受測者如身體不適，可停止測驗。

7. 測驗前一日避免從事激烈運動。

8. 測驗前至少 2 小時前要用餐完畢。

9. 測驗前宜有適當的訓練。

六、測驗名稱：1,600 公尺跑步

(一)測驗對象

　　國中、高中男學生。

(二)測驗目的

　　測量心肺功能或有氧適能。

(三)測驗器材

　　1. 計時碼錶、石灰、哨子、信號旗、號碼衣。

　　2. 田徑場或空曠之地面。

(四)測驗前準備

　　1. 測驗之空地或場地於測驗前要準確丈量距離，並畫好終點線。

　　2. 測量場地要保持地面平整。

(五)方法步驟

　　1. 運動開始即計時，施測者要鼓勵受測者盡力以跑步完成測驗，如中途不能跑步時，可以走路代替，抵終點時記錄時間。

　　2. 測驗人數過多時，可訓練或安排協測人員，或使受測者穿戴號碼衣。

(六)記錄方法

　　1. 記錄完成 1,600 公尺之時間（秒）。

　　2. 記錄單位為秒。

(七)注意事項

　　1. 凡醫生指示患有不宜激烈運動疾病（如心臟病）之學生和懷孕女生皆不可接受此項測驗。

　　2. 測驗前做適度的熱身活動。

3.測驗時盡可能選擇適宜測量之氣候和時間。

4.測驗時要穿著運動服裝及運動鞋。

5.受測者之動機與成績有密切關係，施測者要鼓勵受測者盡力完成運動，並提高測驗的動機。

6.測驗過程中，受測者如身體不適，可停止測驗。

7.測驗前一日避免從事激烈運動。

8.測驗前至少 2 小時前要用餐完畢。

9.測驗前宜有適當的訓練。

七、測驗名稱：3 分鐘登階測驗

㈠測驗對象

　　男女生。

㈡測驗目的

　　測量心肺功能或有氧適能；得知心跳恢復能力，以評估你的心、肺臟功能。

㈢測驗器材

　　1.計時碼錶。

　　2.機械節拍器、或可用電腦節拍器。

　　3. 35 公分高之平面木箱。

㈣方法步驟

　　使用 35 公分高臺階，以每分鐘 96 拍速度上下臺階 24 次（4 拍上下 1 次，持續 3 分鐘）。

㈤記錄方法

　　測量運動後 1 分至 1 分 30 秒、2 分至 2 分 30 秒、3 分至 3 分 30 秒的心跳數。

㈥注意事項

　　1. 測驗過程中，受測者如身體不適，可停止測驗。

　　2. 上下臺階雙腿要伸直並注意安全。

3. 中途可更換先上臺階之腳，但先上臺階的腳先下，且登階速度要合節拍。

4. 凡醫生指示患有不宜激烈運動疾病（如心臟病）之學生和懷孕女生皆不可接受此項測驗。

5. 測驗前做適度的熱身活動。

6. 測驗時盡可能選擇適宜測量之氣候和時間。

7. 測驗時要穿著運動服裝及運動鞋。

8. 受測者之動機與成績有密切關係，施測者要鼓勵受測者盡力完成運動，並提高測驗的動機。

9. 測驗前一日避免從事激烈運動。

10. 測驗前至少 2 小時前要用餐完畢。

11. 測驗前宜有適當的訓練。

摘　要

　　體適能教室的未來發展：學校體適能教室是老師與教職員工生及民眾建立起良好關係的地方，在未來各校應自行按實際需求成立「體適能教室」。並擬請教育單位招集更多的專家學者，研發在操作上更具人性化，內容更為豐富，功能更多樣化的檢測軟體。盡可能將體適能檢測器材，全部發展成由電腦控制的系統，使整個檢測過程更快速、簡便。從目前學校教職員工生的運動習慣來看；有些人幾乎不運動，有些人偶爾運動一下，有些人經常在運動，而運動強度、持續時間也不同。針對這些問題每校應成立體適能推廣小組，持續鼓勵全校教職員工生及社區民眾善加利用體適能教室的設備，參與體適能檢測，了解自己的體適能狀況，積極參與各項運動，培養規律的運動習慣。

關 鍵 詞

體適能三三三計畫	體適能護照計畫
身體組成	肌力
柔軟度	心肺耐力
登山	健行
體適能評估	運動計畫
檢測	體脂肪百分比
熱身運動	仰臥起坐
立定跳遠	3 分鐘登階測驗
800 公尺跑走	1,600 公尺跑走

複習問題

1. 何謂體適能？何謂體適能教室？
2. 體適能教室如何維護管理？
3. 如何檢測成人與學生體適能？

參考文獻

中華民國體育學會（2000）。八十九年大專院校學生體適能護照試辦說明會手冊。臺北：教育部。

方進隆、卓俊辰、錢紀明和黃永任（1999）。臺灣地區大專院校學生體適能常模研究。臺北：中華民國體育學會。

方進隆（1993）。健康體能的理論與實際。臺北：漢文書局。

行政院 體委會網站（2001），*http://163.29.141.191/spo/publish/book/hea/hea_05.htm*。

邱靖華、張惠峰、王正松（2001）。興大體適能教室規劃。興大體育，第 5 期，頁 105～116。

邱靖華（2001）。體適能探索系統。興大體育，第 5 期，頁 117～132。

洪嘉文、詹彩琴（2000）。提升大專學生體適能之策略與展望。大專體育，第 50 期，頁 62～68。

國立臺灣師範大學學校體育發展中心（1997）。教師體適能指導手冊。臺北：教育部印行。

教育部體適能網站（2000），*http://www.edu.tw/physical/index.htm*。

樂爲良譯（1999）。數位神經系統。臺北：商業週刊出版股份有限公司。

Note

運動與健康科技發展

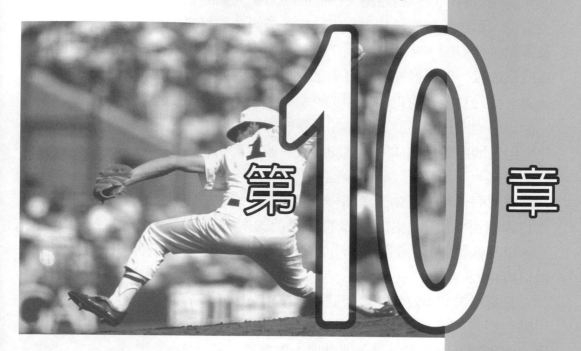

第**10**章

 學習目標

讀完本章，你應該能夠：

1. 說明科技的意義。
2. 說明運動健康科技的發展。
3. 說明 SPA 的類型。
4. 說明國內體適能軟硬體的研發。
5. 解釋運動與人工智慧之結合。

前 言

科技的意義，乃是一種了解如何創造的過程，藉由運用知識、工具、設備、資源、系統來解決實務問題與對環境的控制，以滿足人類的需求，擴展人類的能力與地位。科技是文明的原動力，人類的生活不斷的改善及進步，主要是人類善於發展科技，應用科技從最簡單的材料，藉由不斷的努力創造及嘗試各種方法，才能締造現今的文明。近代科技與資訊的發展和應用，已經成為衡量一個國家強弱盛衰的重要指標，因此培養國民運用科技及資訊的能力，更是目前教育的重要目的（運動科技與資訊，2004）。

目前國內民眾對於運動休閒品質與內容的需求，愈來愈高也愈要求多元化，但是國內的運動休閒產業的發展，並沒有相對展現其活力，仍停留在傳統的模式，無法展現應有的效益與價值。現今全球科技產業因電腦及網際網路的應用與普及，運動產業和經濟模式重新調整，新的運動健康休閒商業模式也因應而生，衍生出許多商機，目前國內有許多經營團隊將運動休閒產業，以及軟體開發與網路技術作為相關服務的核心，集中各方面資源發展運動科技相關的產品。

臺灣有幾個重要的運動與健康科技產業，正處於萌芽階段，目前發展的重點包括水療器材研發、體適能檢測系統的研發、肌力、心肺耐力器材研發、健康體適能軟體研發、運動與人工智慧之結合。

第一節　SPA 水療器材研發

溫泉療養池 SPA 起源於約莫在十五世紀前後的比利時，其發跡地是靠近比利時烈日市的一個叫做 SPAU 的小山谷。SPAU 是一個含有礦物質的熱溫泉區，SPA 即由此得名而來。在一次世界大戰之後，由於大多數國際健康醫療組織，對現代醫學的興趣漸濃，現代醫療技術與醫療組織不斷更新，而傳統溫泉療養在醫學的目的與效果的重要性，因受到強勢挑戰而逐漸式微（楊永祥，1999）。

歐洲許多國家早將這種旅遊方式視為一種健康的預防辦法，德國是開啟這種傳統風氣的領導國家。十七世紀時，德國人在溫泉區興建供病人復健用的「溫泉保養館」，德文名為 KURHUS，極力鼓勵國民前往渡假療養，並由政府補助保險費，當時德國全年有好幾萬人受惠。開發 SPA 的類型，根據企業家楊永祥（1999）「The SPA 健康美容新指標」，包括有以下幾種類型：

一、美容溫泉療養池

這類溫泉療養中心以美容為主，吸引的客戶對象多屬女性。義大利的蒙地卡提尼（Terme Montecatini）就是一處著名的美容礦泉浴療勝地。據說西元前 400 年時，這座位於義大利北部的葛城，就因為湧現礦泉而頗負盛名，並吸引不少名媛淑女來此享受溫泉美療的護膚功效。

二、健康與減肥溫泉療養池

美國艾維達 Aveda Spa Retreat Learning And Wellness Center 溫泉療養池，是一個典型的例子。在這裡，除了提供臉部、手部、腳步美容之外，更有養生、塑身與減肥的各項療程。此種形式的療養中心客戶群除了有女性客戶來做塑身之外，還能促使陪同而來之男性客戶做身體之健康保養。這類型之溫泉通常對胃腸方面之疾病有顯著的療效，另一方面可促進淋巴循環，代謝身體內部多餘的脂肪及廢物，讓身體消化系統更加的健康。療養地周圍的環境有廣闊的庭院與游泳池，可供客戶滑雪、騎腳踏車，讓人遠離世俗、忘卻擾人的塵囂。

三、醫學溫泉療養池

雖說溫泉有治療疾病的功效，但是如果客戶本身有以下疾病時應特別小心注意，以免發生危險，如：心臟疾病、高血壓、低血壓、癲癇、月經期、懷孕期，除此之外，溫泉在醫學方面對很多疾病均有其顯著之療效。另外，因溫泉可促進血液循環、放鬆緊繃之肌肉，所以也可用於治療現代人常患之文明病。醫學溫泉療養池，是溫泉療養池中最初始及最古老的類型。客戶來此的目的除放鬆外，最主要的就是治療身體疾病。

四、消費貴族化的現代美容沙龍

　　這類浴療就設在都市叢林，在都會叢林裡提倡Day Spa的美療風氣，推出以 SPA 為主要訴求的美容用品，美國著名的伊麗莎白亞頓紅門沙龍與台北信義計畫區內的亞太休閒會館水療區為二個代表性的範例。

五、綜合性 SPA

　　由於近年來全球 SPA 的設立，皆由知名之企業財團投資，因此格局一家比一家大，設備一家比一家先進，服務項目更讓顧客目不暇給，目的是要將老、中、青、少、幼五代同堂一網打盡，亦讓您多留宿幾天以提升住房率。

第二節　體適能檢測系統的研發

　　體適能檢測器材，主要是設計來評估個人的身體組成、肌力、肌耐力、柔軟度、心肺耐力的能力表現。評估身體組成是以身高體重測量器來進行測驗，2004 年，國內邱靖華博士曾研發的體適能 ESPFitness 體適能檢測系統，功能包括：一、坐姿體前彎測定器。二、1 分鐘仰臥起坐測定器。三、3 分鐘登階測驗測定器。四、ESPFitness 體適能軟體，能夠在 15 分鐘內檢測出個人體適能，及列印出個人的運動計畫。此系統在使用時必須注意的事項包括：一、進行操作時必須要有體適能指導員或老師在場指導，受測者限一次一人進行檢測。二、進行操作時周圍 3 公尺以內不可放置其他影響體適能檢測的物品。

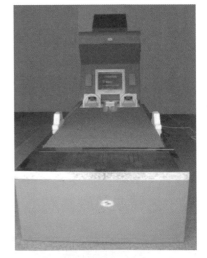

圖 10-1　體適能檢測系統

一、坐姿體前彎

　　ESPFitness 體適能檢測系統中的測量柔軟度，主要是評估後腿與下背關節可動範圍，以及肌肉、肌腱與韌帶等組織之韌性或伸展度。如圖 10-2 所示，測驗坐姿體前彎時，電子自動計次（左側儀表），使用前須歸零。

二、1分鐘屈膝仰臥起坐測驗

如圖10-3所示，測驗1分鐘屈膝仰臥起坐時，不需再藉由施測者壓住受測者踝關節進行測驗，腳掌直接套入 U 型繩套內即可，電子自動計次（右側儀表），使用前須歸零。操作時須配合 ESPFitness 體適能檢測系統之1分鐘仰臥起坐計時軟體。

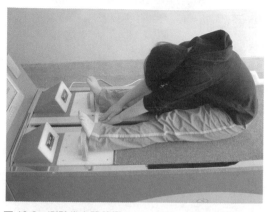

圖 10-2 測驗坐姿體前彎

三、3分鐘登階測定器

如圖10-4所示，3分鐘登階測驗主要在測驗受測者之心肺耐力。操作時須配合ESPFitness體適能系統3分鐘登階計時軟體。使用35公分的高臺階，以每分鐘96拍速度上下階梯24次，4拍上下1次，持續3分鐘。

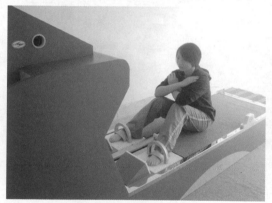

圖 10-3 1分鐘屈膝仰臥起坐

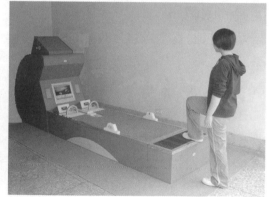

圖 10-4 3分鐘登階測驗

第三節 健康體適能軟體研發

一、成人體適能管理系統

成人體適能軟體，是邱靖華博士搭配ESPFitness體適能檢測系統，及依照教育部「中華民國體適能護照」中之檢測項目進行開發的軟體，如圖10-5

所示。它的功能包括輸入身高體重、
坐姿體前彎、仰臥起坐及 3 分鐘登
階測驗資料。此系統可以直接評估
體適能，及提供跑步機運動、橢圓
機運動、直立式健身車運動、臥式
健身車運動、踏步機運動、划船器
運動、跑走運動、健身房雕塑、登
山健行、體重控制、慢跑運動、直
排輪、籃球運動、羽球運動、有氧

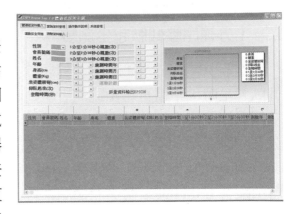

圖 10-5　ESPFitness 成人體適能軟體

舞蹈、手球運動、足球運動、網球運動、游泳運動、舞蹈運動等多項運動計
畫，受測者可依照自己的興趣選取運動計畫。

二、學生體適能管理系統

學生體適能管理系統是 2004 年
開發的軟體如，圖 10-6 所示。此系
統基於運動安全考量，採用「運動安
全問卷」，事先了解受測者的身體狀
況，以及評估能否接受體適能檢測。
此系統依照教育部「國小、國中、
高中職、大專學生體適能護照」中

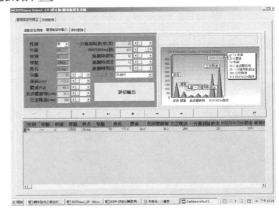

圖 10-6　ESPFitness 學生體適能軟體

之檢測項目進行開發，包括身高體重、坐姿體前彎、立定跳遠、仰臥起坐、
800 ／ 1,600 公尺跑走項目。可以直接從軟體中列印出檢測項目的測驗表格，
同時有二十多項運動計畫，可供受測者按照自己的興趣選取運動計畫。

三、幼童體適能管理系統

幼童體適能軟體，是針對 4 至 6 歲幼童體適能測驗開發的系統，如圖
10-7 所示。主要的測驗項目包括：㈠身高、體重，測驗目的是在於評估個人
之身體組成。㈡俯臥弓身，測驗目的在於評估關節可動範圍，以及肌肉、肌
腱與韌帶等組織之韌性或伸展度。㈢立定跳遠，測驗目的在於評估彈性。㈣
單足立，測驗目的在於評估平衡能力。㈤雙手支撐，測驗目的為評估肌力及

肌耐力。㈥ 20 公尺跑步，測驗目的在於評估速度。

四、體重控制與熱量消耗預估系統

　　體重控制與熱量消耗預估系統，是 2003 年邱靖華博士研發的軟體，如圖 10-8 所示。主要功能是用於評估六十多項運動的熱量消耗。軟體的使用方法：首先點選系統管理介面，選取列印機機型與列印表格，接著填寫受測者基本資料，並將資料輸入能量消耗預估模擬系統。其次是分別將資料輸入能量消耗預估系統介面，輸入項目包括：㈠姓名，㈡性別，㈢年齡，㈣身高，㈤體重，㈥職業型態，㈦休閒型態，㈧運動型態；資料輸入完成之後，直接列印個人一天的能量消耗資料。

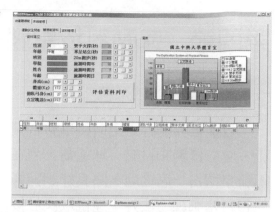

圖 10-7　ESPFitness 幼童體適能軟體

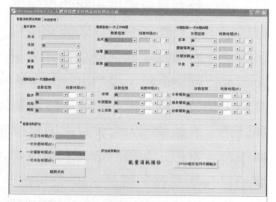

圖 10-8　體重控制與熱量消耗預做系統

五、壓力管理系統

　　壓力管理系統軟體（如圖 10-9 所示）的主要功能是依據受測者自己的狀況，填寫三十項的壓力診斷表，軟體會自動評估受測者，在最近一個月內曾經有過的壓力情形。評估結果可分成四個等級：㈠正常。㈡輕度壓力。㈢中度壓力。㈣相當嚴重。此軟體評估結果可提供受測者了解自己目前所承受的壓力狀態。

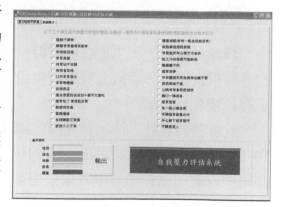

圖 10-9　壓力管理系統

第四節　運動科技電腦軟體

一、桌球科學選才系統

目前世界體育正走向科學整合潮流，處於優勢項目的桌球運動，欲在國際桌壇占一席之地，除良好訓練條件和科學訓練方法外，還得取決於接受訓練者的身心條件是否具備棟樑之材。因此針對具有桌球天賦的兒童進行科學選才乃勢在必行。若能藉由科學方法，將種種桌球運動員選才考量

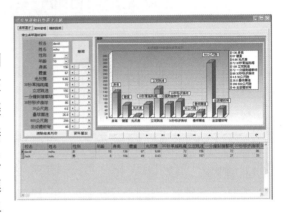

圖 10-10　桌球科學選才系統

因素加以歸納分析，規劃出一套完整的選才常模，作為選才之依據，以發揮其最大功效，對於提升桌球競技運動成績有所助益。國內張妙瑛、張惠峰、邱靖華、許銘華等人，曾以十項桌球運動選手選才要素，建立桌球運動選手科學選才常模，並設計成一套桌球選才電腦系統軟體，如圖 10-10 所示。檢測項目包括身高、體重、30 公尺跑、立定跳遠、30 秒單搖跳繩、800 公尺跑、壘球擲遠、光反應、1 分鐘對牆擊球、30 秒移步換球等十項桌球選才項目，用於評估 9 至 12 歲的男女桌球選手。

二、棒球模擬系統

棒球模擬系統，主要在於模擬投手在不同投球速度、轉速、轉向條件下的各種飛行路徑。模擬資料可提供投手了解各種球路變化的情形，以便有效掌握投變化球的竅門。

此軟體的設計方法，首先設定棒球在三維空間中旋轉飛行的狀態，如圖 10-11、10-12 所示，並定義坐標系 0xyz 為一附體坐標系，其原點與棒球球心同一位置，當棒球速度方向是沿著 x 軸方向運動，球體旋轉軸（y 軸）與水平方向形成 γ 角，這種現象稱之為「側旋」，γ 稱之為「側旋角」。按右手定則（right-hand rule），當 γ＝ 90°時，y 軸方向同垂直方向，稱為「左旋

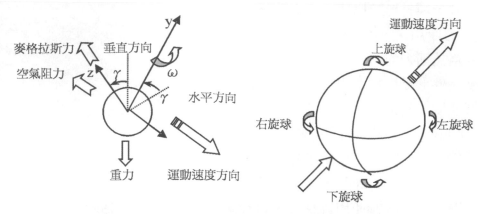

圖 10-11　棒球飛行示意圖　　　　　　　　圖 10-12　棒球旋轉飛行示意圖

球」。當 γ ＝ 180°時，稱為「上旋球」。當 γ ＝ 270°時，稱為「右旋球」。當 γ ＝ 0°時，稱為「下旋球」。不管 γ 角度為何，如果轉速是零，皆稱之為「無旋球」。

　　軟體模擬棒球在飛行過程中的數值運算流程，如圖 10-13 所示。首先設定棒球的輸入變數，如：投球出手位置、速度、轉速、側旋角、角度與風速。再來是設定時間及投球角度的演算步距，最後輸出棒球的飛行軌跡。

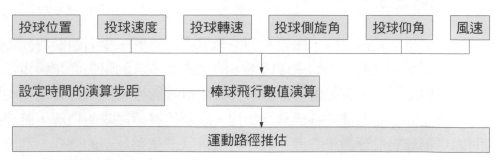

圖 10-13　棒球的電腦演算流程圖

三、網球發球模擬系統

　　在臨場的網球賽中，除了要靠反應、體力及智慧之外，技術是決定勝負的主要關鍵。而在技術層面上，其中高旋轉球的擊球方法是經常被選手使用的。根據一般物理原理得知，網球擊出以後會受到三種外力的影響，一種是重力，重力是造成飛行中網球最後往地面掉下的原因。另外是網球在空氣中飛行時所形成的兩種力量，即空氣阻力與麥格拉斯力。空氣阻力會隨網球的

運動速度，與外形結構和大小而改變，空氣阻力的作用，主要是會造成縱向的減速。麥格拉斯力的形成因素，除了網球運動速度、外形結構和大小之外，尚有網球的旋轉速度，麥格拉斯力主要的作用會造成橫向的偏移。因此在比賽中的高級選手經常運用不同的擊出方法擊出旋轉球，讓對方無法預測我方的球路，以達成最後的

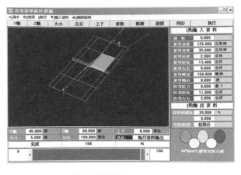

圖 10-14　網球發球模擬

勝利。譬如，當我方使用近擊時，對方極少會大膽的跑到網邊，如果遇到這樣的情形，則可以採用高旋轉球（Top-spin）以壓倒對方。為了讓選手了解旋轉球對網球飛行路徑的影響，邱靖華博士（2003）研發的網球攻防模擬系統軟體可提供：

(一)比較平擊球、抽球及切球打法在不同擊球速度下的飛行路徑。

(二)比較平擊球、抽球及切球打法的擊球有效角度範圍。

(三)單打及雙打之最佳防守位置及最佳打點。

四、羽球模擬系統

羽球在穿越空氣運動時，由於受到空氣阻力的影響，拋射軌跡會變得更為彎曲。影響空氣阻力大小的主要因素，除了物體本身的阻力面積與重量之外，還有一個重要的因素是阻力係數，其大小直接影響物體飛行時所受的空氣阻力。因此要模擬羽球的各種飛行特性，以及比賽時之攻防情況，首要解決的問題是羽球的飛行數學方程。羽球的飛行狀況依擊球時的強弱、高度，

及球拍變化等，可分為高遠球、殺球、吊網前球、切球、抽球、輕調球等。如果能將各種情況加以配合，就可以產生數種不同的攻擊球使比賽更複雜、更有趣。當選手在進行單打比賽時，其守備的範圍很明確，不會像雙打比賽受陣式變換的限制。單打選手如果只熟練羽球擊球技術，戰術固定而僵化，就不能成為一位具有威力的

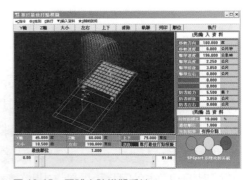

圖 10-15　羽球攻防模擬系統

選手。只熟悉某種特定球路的選手，臨場
比賽也同樣不會有很好的成績。在單打比
賽過程中端視攻者的預測能力找出對手弱
點，擊出最佳的打點，才是致勝的主要關
鍵。相對的防守者若能預測出自己所處的
最佳防守位置，就能減少比賽的失誤。

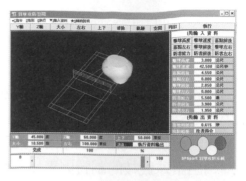

圖 10-16　羽球最佳防守系統

在進行單打比賽時，選手爲了縮小移
動守備範圍通常都以半場的中心位置，做
爲隨時準備接下一球的固定位置，選手間你來我往一球接一球，一直延續到
分出勝負爲止，整場比賽可視爲單一球的連結延續所組成。而針對羽球飛行
的物理特性，及選手在單打比賽時所面臨的各種攻防預測問題，本模擬系統
的主要目的有：

㈠模擬羽球的防守空間。

㈡模擬單球之最佳打點。

㈢模擬單球之最佳防守位置。

名詞解釋：

防守空間：攻者擊出球後在落地之
前，防者所能將球擊回的最大防守空間範
圍，稱之爲防守空間。如果球飛入該空間
範圍內，表示該球將會被防者擊回。

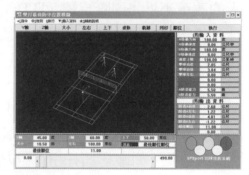

圖 10-17　雙打最佳防守位置

最佳打點：係指攻者所擊球的落點位置，是防者需耗費最多時間才能攔
截的。

最佳防守位置：攻者與防者在設定的比賽條件下，防者所處的預備回擊
位置，是失誤率最低的位置。

五、桌球模系統

桌球運動是從中世紀的網球運動直接演變而來，於 1880 年創始於英格
蘭。當時是以 Goossime 或 Flim-Flam 等奇特的名稱盛行於英國。最初，桌
球是一種家庭娛樂活動，沒有統一的規則。記分法有 10 分、20 分、50 分、
100 分爲一局。球是用軟木或橡膠做成。直到 1890 年左右，球體的材質才

由英格蘭的一位退休的越野運動員 James
Gibb，從美國帶回具有高彈跳性、由賽璐
珞製成的空心玩具球而沿用至今。桌球是
屬於高技術的對抗運動，其特色在於球
小、速度快、旋轉變化多。根據中國大陸
桌球隊科研人員經過多年的實踐和探索，
歸納出桌球競技的制勝因素為：快、轉、
準、狠、變五大因素。在現代桌球技戰術

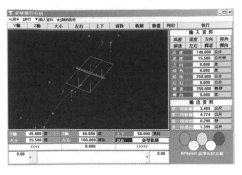

圖 10-18　桌球之飛行分析

的運用中，選手從比賽開始至比賽結束，所使用的技術幾乎是離不開「旋
轉」（邱靖華、許銘華，2000）。尤其隨著球拍性能不斷的創新與改良後，
「高旋轉」球更是優秀選手決定勝負的主要關鍵因素。二十世紀末，桌壇最
大的改革不外是國際桌總（ITTF）宣布將具有百年歷史的 38 mm 直徑的桌
球，從 2000 年 10 月 1 日起取而代之為 40 mm 的大球。從各國高手在 2000
年 10 月 12 日於揚州舉辦的第 21 屆世界盃（首次採用大球的正式比賽）中
得之，他們一致認為改為大球後，不論在球的彈跳、速度和旋轉方面都有所
減弱，在訓練上必須重新調整。由此可知，由於大、小球體的不同特性，選
手如何擊出高質量的旋轉球，不論在飛行路徑及擊球位置上都有所不同，針
對上述問題，此軟體將採用流體力學原理及數值方法，探討不同直徑大小的
桌球在不同擊球速度、轉速下的飛行路徑。

六、投擲運動模擬系統

㈠鉛球

1988 年奧運男子鉛球比賽項目中，
第一名成績 22.47 m，第二名成績 22.39
m，兩者之間只有 8 cm 的差距，如果第二
名選手，在投擲技術上做些調整，是否可
贏得第一名呢？Soong（1982）曾針對

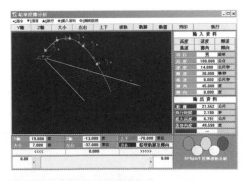

圖 10-19　鉛球投擲分析軟體

1972 年奧運紀錄保持者進行分析，在考慮空氣阻力的情況下，如果投擲角
能從 45° 改為 42.5°，成績將可增加 6.8 cm（從 21.184 m 提升到 21.252 m）。
除了調整投擲角之外，是否可謀求其他方法來增進投擲的成績？從流體力學

中得知，運動中的旋轉球體，會因受到空氣阻力與升力的作用，改變原來的飛行軌跡。

筆者根據流體力學原理研發鉛球投擲分析軟體（1998），曾經應用此軟體，根據男、女世界鉛球紀錄保持者的出手高度與投擲角資料，推估下旋投擲與無旋投擲的最佳成績，以及比較無風與有風影響時，下旋投擲與無旋投擲的優劣。結果發現下旋投擲成績優於無旋投擲。本文所謂的「下旋投擲」，代表鉛球旋轉方向是由球頂繞向球底，而球底的切線速度方向，是朝向鉛球質心飛行的速度方向。而「無旋投擲」則表示鉛球在飛行過程中完全不旋轉的情況。

(二)標槍

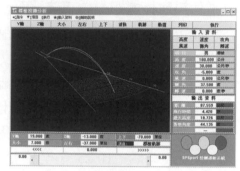

當選手以「最佳的出手條件」投擲標槍時，對投擲成績有什麼影響？它能幫助選手獲得最遠的投擲距離嗎？基本上，標槍從擲出至著地期間，影響飛行距離的因素有兩方面：一方面是標槍的結構，包括標槍的相對質心的轉動慣量、總表面積、

圖 10-20　標槍投擲分析軟體

側面積、表面摩擦係數、側面阻力係數及飛行期間，不同攻角的壓力中心與重心的距離（Soong, 1982）。另一方面是選手的出手條件，包括出手高度、出手速率、投擲角（Release Angle）、攻角（Angle of Attack）、體角（Attitude Angle）及槍身擲出時的角速度等。

本標槍投擲分析軟體是採用新標槍規則條件設計及出手參數分析，而推估「最佳出手條件」及投擲距離，輔助選手獲得更好的成績表現。

(三)鏈球

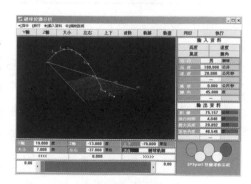

自 1986 年 Yuriy 締造鏈球世界紀錄以來，迄今一直未被刷新，有鑑於將世界紀錄再創新高，本研究乃推估世界紀錄保持人 Yuriy，分別在無風及有風影響下的最佳投擲成績，以了解在締造世界紀錄的當時，是否有可能將紀錄提高？筆者曾以本鏈球投擲分析軟體模擬發現，無風時，假

圖 10-21　鏈球投擲分析軟體

如 Yuriy 出手高度維持在 1.66 m，而且將投擲角 39.9°改成最佳投擲角 43.760° 進行投擲，其世界紀錄可提升 0.704 m。另一方面，如果 Yuriy 處於順風環境下投擲，應採用高於 43.760°的投擲角，將有助成績的提高，當順風速率 10 m/s 時，其最佳投擲成績可達到 92.115 m/s。反之，如果處於逆風環境下投擲，則投擲角應低於 43.760°，以減少成績下降，當逆風速率 10 m/s 時，最佳投擲成績爲 81.115 m/s。

㈣鐵餅

關於鐵餅擲分析軟體，主要是爲了了解推估鐵餅投擲距離的正確性而設計的，在功能上可用來推估及比較投擲距離與出手條件。筆者曾以本軟體推估男女世界紀錄保持者之最佳攻角及投擲角，結果如表 10-1 所示，發現男選手以最小的出手速率

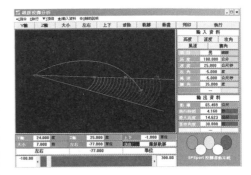

圖 10-22　鐵餅擲分析軟體

26.662 m/s，便可達到世界紀錄成績 74.08 m（1998），此時，最佳投擲角爲 36.50°、攻角爲 −10.25°。至於女選手，則以最小的出手速率 27.044 m/s，便可達到世界紀錄成績 76.80 m（AAAA, 1998），最佳投擲角爲 32.75°，攻角爲 −9.25°。

表 10-1　無風時男女世界紀錄保持者之最佳攻角及投擲角

性別	出手參數					投擲距離
	出手速度	出手高度	投擲角	體角	攻角	
	(ms^{-1})	(m)	(°)	(°)	(°)	(m)
男	26.662	1.80	36.50	26.25	10.25	74.08
女	27.044	1.80	32.75	23.50	− 9.25	76.80

第五節　人工智慧與運動科技電腦軟體

類神經網路（artificial neural network）是一種計算系統，它使用大量簡單的相連人工神經元，模仿生物網路的資訊處理系統來進行演算（葉怡成，1994）。其中，倒傳遞類神經網路（簡稱 BP）是類神經網路的一種，具有學習及回想能力，是由 Rumelhart 等人在 1985 年所提出，目前此種網路運

算法則已經成功的被運用到許多領域中。

從過去人工智慧的文獻得知，有關類神經網路的研究鮮少被運用在運動比賽方面，大部分都是集中在電路診斷、期貨交易、市場預測、心電圖分類、閃電預測、疾病診斷及專家系統等各個領域中。

一、羽球運動與人工智慧之結合

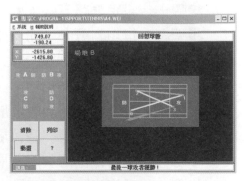

圖 10-23　羽球單打攻防模擬

為了提供羽球選手在賽前能了解及模擬對手的擊球方向及打法，本研究主要目的是運用人工智慧——倒傳遞類神經網路演算法，建立一套可用於學習羽球比賽擊球方向，以及模擬預測擊球方向之運算系統。

本軟體主要設計方法是建立一套預測羽球比賽擊球方向的方法，將羽球比賽時的擊球位置及擊球角度參數，轉化為倒傳遞類神經網路演算所需要之訓練樣本，並確定網路能進行推論預測輸出擊球角度。

二、網路架構

如圖 10-24 所示，本研究的網路架構，共設有輸入層、隱藏層、輸出層三層。圖 10-24 中各層間神經元的數目：輸入層節點 x_j（$j = 1,...,m$），隱藏層節點 z_q（$q = 1,...,l$），輸出層節點 y_i（$i = 1,...,n$）。其次，倒傳遞類神經網路在做學習演算時，需要輸入值 x_j 及輸出層目標輸出值 d_i（$i = 1,...,n$）（Lin & Lee, 1996, p.238），作為訓練樣本。

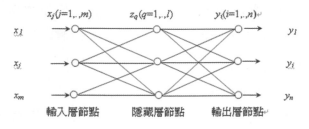

圖 10-24　羽球單打球路預測之三層類神經網路模型

三、演算法

倒傳遞類神經網路主要分成學習及回想兩部分，包括學習及回想演算步驟：

㈠學習演算（Learning）

步驟一　設定網路有輸入層、隱藏層、輸出層，共 3 層。

步驟二　以均勻分布、隨機亂數設定網路的初始加權值及偏權值。

步驟三　輸入一個訓練的輸入向量 x_j 及目標輸出向量。

步驟四　計算推論輸出向量。

步驟五　計算輸出層與隱藏層的差距量。

步驟六　計算輸出層與隱藏層的加權值修正量及偏權值的修正量。

步驟七　更新輸出層與隱藏層的加權值及偏權值。

步驟八　重複步驟三至步驟七直到網路收斂。

本軟體是以目標輸出值與推論輸出值的差距量的最小平方和為基準，達到 0.0025 以下，則評定為已達到收斂效果。而當網路達到收斂效果時，此重複步驟三至步驟七的演算步驟稱為「學習循環」（learning circle）。

㈡回想演算（Recalling）

步驟一　設定網路有輸入層、隱藏層、輸出層，共 3 層，各層間神經元的數目。

步驟二　讀入羽球比賽已訓練好的網路加權值及偏權值。

步驟三　輸入一個測試樣本的輸入向量。

步驟四　計算推論輸出向量。

㈢學習與回想

根據倒傳遞類神經網路原理，如果羽球的訓練樣本量多而且具有代表性的話，那麼網路的預測能力就會更準確。所以本軟體的設計方法是採隨機方式，針對比賽最後決定勝負之 2、4、6 球路，個別皆採集 30 個訓練樣本，並以作者所編寫的羽球攻防系統軟體來進行網路的運算（邱靖華，2003）。倒傳遞類神經網路的優點在於能歸納（generalization）所輸入的訓練樣本，亦即網路的學習在於找出訓練相同類別的樣本，而不相關的類別將會被忽

略。所以應避免一次訓練同類別的樣本，又再轉至另一個類別，如此一來網路將忘記先前所學習的。

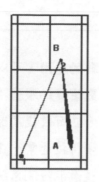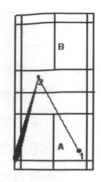

因此本軟體採集決定勝負 2 球的訓練樣本時，盡可能排除相同位置擊球點的樣本，盡量使擊球點均勻分布在整個比賽場地。經模擬最後決定勝負 2 球的結果，如圖 10-25(A)、(B)所示，當選手 A 在第 1 點位置擊球給選手 B 時，則網路預測選手 B 在第 2 點位置回擊得分球

圖 10-25　模擬單打決定勝負之最後 2 球的結果

方向，球的運動方向如圖 10-25(A)、(B)中的箭頭方向，偏離選手 A 第 1 點的擊球位置，顯示網路預測結果與原來訓練樣本相近。

本軟體模擬最後決定勝負之 4 與 6 球的戰術是比較複雜的，選手使用的戰術有時網前、有時底線、有時忽左、有時忽右，網路預測結果如圖 10-26、10-27 所示。

其中模擬最後決定勝負之 4 球的結果，如圖 10-26(A)、(B)所示，當選手 A 在第 1 點位置擊球給選手 B 時，則網路預測選手 B 在第 2 點位置回擊得分球方向，接著選手 A 在第 3 點位置回擊給選手 B 時，則網路預測選手 B 在第 4 點回擊得分球方向。另外模擬最後決定勝負之 6 球的結果，如圖 10-27(A)、(B)所示，當選手 A 在第 1 點位置擊球給選手 B 時，則網路預測選手 B 在第 6 點回擊得分球方向。經由以上的模擬分析得知，本網路確實能訓練好網路的加權值及偏權值，並且計算推論輸出向量。

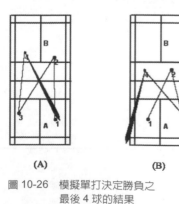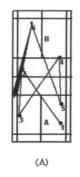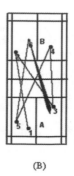

| (A) | (B) | (A) | (B) |

圖 10-26　模擬單打決定勝負之最後 4 球的結果

圖 10-27　模擬單打決定勝負之最後 6 球的結果

摘　要

　　現代科技工具的應用，可以活化運動休閒產業機能，加強行政效率，提供更好、更便捷的服務；而透過科技的引進，降低其運動休閒事業的開發成本，並有效提高運動健康休閒的經濟效益。國內有幾個重要的運動與健康科技產業，正處於萌芽階段，目前發展的重點包括水療器材研發、體適能檢測系統的研發、健康體適能軟體研發、運動與人工智慧之結合。

關鍵詞

運動	健康
科技	休閒
SPA	水療
代謝	測定器
測量器	運動計畫
跑步機	健身車
踏步機	划船器
飛輪	橢圓機
體適能管理系統	體適能軟體
人工智慧	預測模式

複習問題

1. 何謂科技？如何運用科技改善生活？
2. SPA 有幾種類型？
3. 國內有哪些體適能軟體的研發？

參考文獻

周政宏（1995）。類神經網路理論與實務。臺北：松崗電腦圖書資料股份有限公司。

邱靖華、李素箱、簡英智（2001）。羽球之飛行軌跡分析。興大體育，第 5 期，頁 67～76。

邱靖華、張惠峰、王正松（2001）。興大體適能教室規劃。興大體育，第 5 期，頁 105～116。

邱靖華、許銘華（2000）。不同直徑桌球之高旋轉球之力學分析。大專體育學刊，第 3 卷，第 1 期，頁 147～157。

邱靖華（1999）。鏈球世界紀錄保持者在風速影響下之最佳投擲成績推估。興大體育，第 4 期，頁 69～82。

邱靖華（2000）。男女世界鉛球紀錄保持者之最佳投擲成績推估。大專體育，第 48 期，頁 157～164。

邱靖華（2000）。男子世界標槍紀錄保持者之最佳出手條件推估。大專體育學刊，第 2 卷，第 1 期，頁 83～94。

邱靖華（2000）。足球踢遠與射門分析。中華體育，第 55 輯，頁 118～128。

邱靖華（2000）。排球傳球、發球與扣球之飛行軌跡分析。大專體育，第 50 期，頁 121～130。

邱靖華（2001）。比較網球平擊球、抽球及切球三種打法對球體飛行路徑的影響。中華體育，第 58 輯，頁 81～89。

邱靖華（2001）。體適能探索系統。興大體育，第 5 期，頁 117～132。

邱靖華（2002）。跑步支撐期之動力系統模型。興大體育，第 6 期，頁 81～94。

邱靖華（2003）。棒球變化球之飛行分析。興大體育，第 7 期，頁 83～92。

邱靖華（2003）。應用類神經網路建立羽球單打比賽的擊球方向預測模式。興大體育，第 7 期，頁 71～82。

邱靖華（2004）。羽球單打比賽之攻防模擬系統。<u>大專體育學刊</u>，第 5 卷，第 2 期，頁 1～12。

張妙瑛、張惠峰、邱靖華、許銘華（2003）。桌球運動選才模式電腦系統建立之研究。<u>中華民國體育學會九十二年論文發表會</u>，頁 54。

張妙瑛、張惠峰、邱靖華（2003）。桌球運動選才模式電腦系統建立之研究。<u>國科會研究計畫</u>，編號：NSC91-2413-H-005-001。

楊永祥（1999）。<u>THE SPA 健康美容新指標</u>。臺北：德育文化事業有限公司出版，頁 7～15。

葉怡成（1994）。<u>類神經網路模式應用與實作</u>。臺北：儒林圖書有限公司。

運用科技與資訊（2004），資料引自：*http://dns.csjhs.tc.edu.tw/ 020606-Mnine/ ten-ability/8.htm*。

AAAA (1998). *Results. The XII Asian Athletic Championships, Fukuoka'98*. The 25th Anniversary of AAAA July 19th-22nd, 1998.

Anand, V. B. (1993). *Computer Graphics and Geometric Modeling for Engineers*. New York: John Wiley & Sons, Inc.

Bartlett, R. M. (1992). The biomechanics of the discus throw: A review. *Journal of Sport Sciences*, 10, pp. 467-510.

Chiu, C. H. (2002). Estimation of Male and Female World Record Holders' Optimal Throw in Discus. Program & Abstract (p. 64). *Taipei, Taiwan: 2002 AS-PES International Conference*.

Chiu, C. H. (1999). The Optimal throwing angle estimation of 1986 world hammer record holder. Program & Abstract (p. 52). Taipei, Taiwan: 1999 *Internationalconference on physicaleducation and sport for the disabled*.

Cooper, I., Dalzell, D., & Silverman, E. (1959). *Flight of Diiscus*. Division of Engineering Science E.Sc.472. Layfayette: Purdue University.

Craig, J. J. (1989). *Introduction to Robotics Mechanics and Control* (2nd ed.). New York: Addison-Wesley Publishing Company, Inc.

Cybenko, G. (1989). Approximation by superpositions of a sigmoidal function. *Mathematics of Control, Signals, and Systems*, 2, pp. 303-314.

Danielson, D. A. (1992). *Vectors and Tensors in Engineering and Physics*. U.S.A.: Addison-Wesley Publishing Company, Inc.

Freeman, J. A., & Skapura, D. M. (1991). *Neural Networks Algorithms, Applications, and Programming Technigues* (pp. 89-124). Addison-Wesley Publishing Company, Inc.

Frohlich, C. (1981). Aerodynamic effects on discus flight. *American Journal of Physics*, 49, pp. 1125-32.

Ganslen, R. V. (1964). Aerodynamic and mechanical forces in discus flight. *Athletic Journal. 44*, 50, 52, 68, 88, 90.

Gregor, R. J., Whiting, W. C., & McCoy, R. W. (1985). Kinematic Analysis of Olympic Discus Throwers. *International Journal of Sport Biomechanics*, 1, pp. 131-138.

Hagan, M. H., Demuth, H. B., & Beale, M. H. (1996). *Neural Network Design*. Chapter 11. PWS Publishing Company. Singapore.

Haykin, S. (1999). *Neural Networks A Comprehensive Foundation (2nd ed.)*(pp. 202-203). New Jersesey: Prentice-Hall, Inc.

Hertz, J., Krogh, A., & Palmer, R. G. (1991). *Introduction to the Theory of Neural Compution*. Addison-Wesley Publishing Company, Inc.

Kreighbaum, E., & Barthels, K. (1985). *Biomechanics* (2nd ed.). Minnesota: Burgess Publishing Publishing Company.

Lin, C. T., & Lee, C. S. (1996). *Neural Fuzzy Systems*. America: Prentice Hall, Inc.Rao, D. B., & Rao, H. V. (1995). *C++ Neural Networks and Fuzzy Logic*. New York: MIS press.

Munson, B. R., Young, D. F., & Okiishi, T. H. (1994). *Fundamentals of Fluid Mechanics* (2nd ed.)(pp. 622-626). Canada: Lehigh press.

Rumelhart, D. E., Hinton, G. E., & Williams (1986). *Learning internal represen-tation by error propagation.Parallel Distributed Processing*, Vol.1, pp. 318-362, Cambridge, MA: MIT Press IAAF. (1986). Official Handbook 1985/86. London:International Amateur Athletic Federation.

Soong, T. C. (1982). Biomechanical analyses and applications of shot put, discus and javelin throws. In D. N. Ghista (Eds.), *Human Body Dynamics: Impact, Occuptional, and Athletic Aspects*, pp. 462-497. Oxford: Clarendon press.

Tutjowitsch, V. N. (1976). Theorie derSportlichen Wurfe Teil 1. *Leistungssport*, 7, pp. 1-161.

Welstead, S. T. (1994). *Neural Network and Fuzzy Logic Applications in C/C++*. Canada: John Wiley & Sons, Inc.

運動與健康的行銷管理

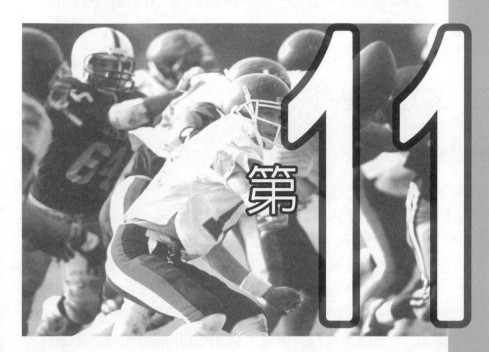

第11章

 學習目標

讀完本章，你應該能夠：

1. 了解運動管理的發展與趨勢。
2. 說明人力資源的理論與管理模式。
3. 詮釋運動場設施的功能與規劃。
4. 討論財務管理的重要性。
5. 描述公共關係與運動管理的關係。
6. 定義運動與健康行銷的區隔。
7. 區分運動與健康行銷的組合。
8. 解釋價格的策略。
9. 說明促銷的元素。
10. 利用贊助規劃。

前 言

　　本章將提供基本的行銷管理概論，並能夠應用在運動與健康的領域，其分成二大部分：管理與行銷。第一節為管理的理念，涵蓋管理的發展、人力資源管理、場地設施管理、財務管理、及公共關係等；第二節是行銷的理念，將介紹基礎的行銷觀念，如行銷的發展、市場區隔、顧客與消費群、行銷組合、價格策略、促銷概念、贊助企劃，及資訊系統管理等。

第一節　管理的理念

一、管理的發展

　　運動組織與管理的模式已經存在很長的歷史，從幾千年前希臘雅典時代的奧林匹克運動會及十六世紀中期英國的騎士俱樂部等；而運動行銷的模式，也早在西元 1820 年就開始萌芽。不過早期的運動管理（Sports Management）理念，大部分是利用商場上成功的理論基礎。但隨著運動組織的蓬勃發展與商業化，也需要一些專業的管理模式來應付日益龐大的資金與複雜的運作。換言之，就是需要專業的運動管理人才，以符合市場的需求。

　　美國一向是站在世界運動舞台的頂端，自 1950 年開始，便著手進行專業運動管理人員的培養，並且陸續在全美各地提供相關且完整的系所課程。其成果在 1984 年的洛杉磯奧運一併向全世界展現出來，他們將運動管理的應用發揮的淋漓盡致，使得奧林匹克委員會有史以來第一次「賺錢」。有了此次成功的經驗並受到這股風潮的影響，國內自 1995 年開始，許多大專院校積極規劃成立運動管理的相關課程系所，以便培養其專業人才。運動管理領域所包含的專業知能非常的廣泛，舉凡運動社會學、運動心理學、體育史、體育行政到運動法規（令）、運動行銷、運動贊助、運動財務、運動場館、運動賽會、運動人力資源、公共關係、風險管理等，並依照課程的規劃，栽培不同屬性的運動管理人員。

事實上，愈來愈多的體育教師在選擇進修領域時，會將運動管理列入其主要課程之一；因為在學校各項經費短絀的情況下，如何善用學校現有資源，經營學校體育等相關事務，便顯得相形重要。而這些運動管理的立論基礎，將有助於學校開發新的資源並開源節流。現今，運動與健康的觀念已成功的推展開來，接下來，如何有效的將管理應用在運動與健康上，將會是未來的趨勢。

二、人力資源管理

「人」是公司或組織最重要的財產，但也是最難統整的資源。為了達到人盡其才的目的，不論在選才、訓練和發展、績效的評核和激勵性的報償等這些因素，都需要非常嚴謹，儘量使人力與公司運作的系統能產生良好的互動，讓每一個人都明白其在組織所扮演的角色，及所採取的工作態度，並如何與組織的理念、目標與策略契合。所以，幾乎所有的大型企業與組織都設立專門的人力資源發展部門（Human Resource Developing Department），提供員工訓練、教育及發展的機會（黃金柱，1997）。

(一)人力資源的理論

早期的企業或組織並不關心員工的發展，稱為L理論（L Theory）；後來隨著技術的進步，給予員工技術上的訓練，但並不注重他們的個人需求，這是 X 理論（X Theory）。二十世紀中期以後，社會科學和行為科學的知識，對傳統管理模式的績效檢討，發現企業組織中的工作系統問題、人力運用問題、人際互動問題等，最初由哈佛大學推動的人際關係模式，改變了傳統的人力X理論，走進人力的Y理論（Y Theory）。Y理論的觀點，視人為具有高度的價值及潛能，有待管理單位加以運用和開發。人力關係模式的理論也啟發了公司，使過去公司在管理上的觀點，對錢與事的重視轉移到人，但因過度開發員工個人的需求，卻忽略了公司或組織的整體發展。七〇年代後，產業環境產生新的變化，例如：能源危機、國際經濟體系新關係的發展、生態環境的關懷、人權意識的提高、國際貿易的盛行、新技術的發展、電子革命的衝擊等，使企業經驗到人力發展與企業發展需同時進行。這時候學者便開始推行Z理論（Z Theory），不但重視員工的生涯發展，也配合公司或組織的需求。因人力資源的管理與運用，直接與組織的經營、運作、發展有直接關係，人力資源管理便成為公司或組織經營的核心管理。

(二)人力資源的管理模式

　　人力資源的管理工作，是組織中各部門的主要工作：生產是人的活動，銷售是人的活動，研發是人的活動。這些人的活動可分為操作性的活動及思考性的活動。操作性的活動是以行為，尤以體力為主的專業活動，包括手腳的技術動作。思考性活動是腦的活動、認知的活動、判斷的活動等。人力資源主要的活動為任用、發展、激勵及評核等工作，使人力在企業經營管理中，得以發揮其潛力，對一個企業的經營作出最大的貢獻（John, 1991）。管理就是在求組織的各種活動能整合成為一個有績效的工作機體，即由人力資源的管理所提供的任用、發展、激勵及評核等措施，供組織內各功能單位來操作。任用主要是為功能單位招募合適的人選。發展即是安排在工作中或工作以外的訓練措施，使員工在各部門能執行優質的工作活動。受過管理訓練的管理人員會以較適合於人性管理的方式來指揮員工，把員工當成企業的夥伴。Friend（1991）提出「體育運動組織人員管理的系統方法」，探討員工個人生涯發展的問題，以下將介紹其 7 種元素：

1. 工作分析（Job Analysis）：大部分利用觀察法、調查法及面談法來分析，而工作分析的結果可作為人力資源規劃的依據，並可製成工作記述（Job Description）及工作規範（Job Specification）。

2. 需要性評估（Needs Assessment）：這是用來評量人力資源的方法，需配合公司或組織的發展目標。

3. 管理資訊系統（Management Information System）：小至員工的個人資料，大至公司或組織的長程發展計畫等，都需要電腦化的資料庫管理。

4. 策略性規劃（Strategic Planning）：策略性規劃大都由高階主管來規劃運作，其中包含人員的升遷與發展等事宜。

5. 人員選拔（Selection Process）：其有 4 個過程：徵才（Recruiting）、篩選（Screening）、錄用（Selection）及安置（Placement）。

6. 訓練（Training）：訓練的模式可分成 4 種：適應訓練（Orientation Training）、初步訓練（Preliminary Training）、專長訓練（Specialized Training），及增強訓練（Improvement Training）等。

7. 績效評估（Performance Evaluation）：需設計多元化的評鑑方法，所得到的結果會比較客觀。

三、場地設施管理

　　完善的運動場館，可以刺激群眾的參與度。這裡所指的完善，硬體部分，如主要運動場地、次要運動場地、運動設備、運動器材、附屬設備、販賣部、飲食部、盥洗室、廁所、休息區、及辦公室等；軟體部分，如管理人員、管理制度、科技軟體應用、危機處理、安全機制、及人性化等。運動場館能夠貢獻的功能相當多，以學校為例，蔡長啓（1983）認為具備下列功能：民眾運動場地、各項競賽場地、各項運動表演場地、協助成立區域性運動組織、訓練專業運動選手、培養專業運動教練、推廣運動相關活動及建立地方運動資訊等；但是隨著健康體適能與全民運動的推展，其功能亦隨著豐富，如製造健身與活動場所、提供運動與健康保健資訊、休閒觀光場所，及開發推廣新的休閒運動（官文炎，1992）。

　　另外，不論是興建或是改善，事前的規劃必須要完善，因為會影響到完工後的使用效益。首先，第一個考量是使用目的，是以教學、訓練、競賽或休閒為主要目的，必須先釐清，而且要有長遠的考量，最好能夠符合未來的趨勢；再來決定場地的規模、附屬空間、服務區域與設備等，須具備多用途的觀念；接下來是安全考量，防火、防災、防震、緊急出入口，及中央控制等；最後才是經費預算。軟硬體的規劃與日後經營與管理的收支經濟掌控，也要事先規劃委善。

四、財務管理

　　財務管理（Financial Management）在各種型態的企業都相當重要，而且，財務管理在政府組織中也是必備的。財務管理的工作有很多種，如給予顧客何種信用條件、企業的存貨水準、持有現金水準、購併分析，以及公司盈餘中再投資於公司的比例，或應發放多少股利等。以運動組織而言，有營利性質與非營利性質之區別，但不論屬於哪一種，財務管理的基本概念都是一樣的。大致來說，幾乎所有的決策都與財務有關係，而且非管理財務的人員也都必須有相當的財務相關知識。舉例來說，一個運動組織編列大筆預算整建運動場館及舉辦比賽，如果沒有財務管理的專業人員處理相關事務，參與比賽的選手、教練及觀眾沒有達到預期，且沒有編列事後維修的經費，這

樣的投資報酬率實在是有待商榷。另外，對於運動產業或組織來說，舉凡運動相關產品及服務的提供、價格的訂定、授權商品的銷售、運動賽會的財務分析、運動場館的營建等，都需要專業的財務管理人員來規劃管理。事實上，財務管理在 1990 年代初期才獨立成為一學門，當時的研究重點在於合併、成立新公司、公司發行證券、籌資等問題；而在 1930 年代經濟大蕭條時期，便轉移至破產和重整、公司清算，以及證券市場的法令規章；1940 年代和 1950 年代早期，財務仍舊是敘述性、制度性等理論的學科；到了 1950 年代末期時，才開始轉向理論分析與教導學生如何做管理決策及如何實際應用。一直到 1990 年代，價值極大化還是研究焦點，不過另兩個趨勢在最近幾年也愈來愈重要，分別為企業全球化及電腦科技的大量使用。隨著財務管理的演進與運動組織的健全，其所扮演的角色也逐漸的受到重視。

(一)財務管理的功能

在商場上，財務管理的主要功能在於如何擬定企業的投資、理財與股利政策。依著組織性質差異，細節內容也會有所不同。企業自內部營運單位與外部來源籌措資金，然後依不同用途配置。企業內部資金流動會受到監督，而提供資金可以獲取的效益包括報酬、償還、產品與勞務。凡是企業機構或政府單位，甚至非營利事業，都必須執行這些功能。而對於運動組織而言，財務管理具備下列幾項功能（黃金柱，1997；彭小惠等，2003）：

1. 財務分析：必須包含組織現況的分析與未來發展趨勢。
2. 集資：對於資金不是非常龐大的組織來說，資金的籌措是需要的，且必須按照相關的程序。
3. 運用：其分配與利用的方式有許多種，例如：購置運動器材、設備、衣物等，甚至做其他投資，但是資金過多則形成浪費，過少則有周轉不靈之虞。
4. 管理與規劃：如財務報表的編制與分析、短期流動資金的管理、固定資產的安排、及長期投資的規劃等，必須了解如何才能做最有效的管理。
5. 控制：隨時掌握資金的動向，適時調度資金。

(二)預算的編製

預算（Budget）在財務管理方面是非常重要的一環。在企業裡，預算包括銷售預算、生產預算、開銷預算、行政管理預算、資本門預算，及總財務

預算等，如此繁雜項目中，預算的目的就是在於能夠規劃、協調及控制經濟狀況。姑且不論大型的運動組織，如教育部體育司或行政院體育委員會等，動輒數千萬元的預算，在此只利用運作較少經費的國立大學體育室的狀況來討論。基本上，隨著學生的需求與教職員工運動休閒參與度的增加，各個學校都編列一筆數目不小的體育行政業務費，以便應付學生體育課程、學生運動校代表隊、教職員工運動俱樂部、系際杯運動競賽、全校運動會、運動場館清潔，及運動設施維護與管理等，而如果要興建或擴增運動設施及場館，則另需編製特別預算，但必需能夠說服學校，由日漸減縮經費中爭取，所以預算編製與計畫的內容便顯得非常重要了。以下將提供其步驟以供參考：

1. 蒐集資料：預算及計畫的提出必須有根據，就好像請購之前要提出數家廠商的估價單一樣，數據是會說話的，說穿了就是要徹底評估。

2. 分析：將從前同性質的預算加以分析比較，可作為現在及未來發展趨勢的依據。

3. 計算：所編列的預算必須要能夠具備合理的計算結果，例如：興建一座新的游泳館，有多少比例由政府補助、學校可提供多少配合款、人事行政費用、經營收支預算等，現在各單位比較重視的問題是投資報酬率，也許教育部的投資是在評估後認為，可以作為推廣提升游泳人口，也許學校編列預算是因為未來對於校務基金有長期助益，而這些都能夠計算出來。

4. 解釋：預算的計畫中任何細節的部分，都可以解釋，這必須根據分析與計算所得到的結果。

5. 評鑑：預算的編製必須經過一連串嚴謹的評鑑後，才能真正執行，一般而言，專業評鑑小組的設置是必要的。

㈢財務管理的趨勢

　　稍早之前曾提到有兩個未來的新趨勢，在此詳加說明：

1. 企業全球化：這裡有四個因素促使企業全球化：運輸及通訊的進步、消費者購買行為改變、科技的日新月異、生產線的轉移。由於這四個因素，迫使企業的營運範圍遍及全球，因為如此，才能提供給多國客戶更好的服務，並提升其國際市場的競爭力。

2. 資訊科技：電腦及通訊科技的不斷發展，將會徹底改變財務決策與管理的方式，企業利用網際網路（Internet）與全球資訊網（World Wide Web），可以無限制的與顧客溝通。如此，財務管理者很容易與消費者分享訊息，雖然這種資訊科技產生的力量奇大，但也同時表示，現在的財務管理人員將需要具備更強的電腦及數量分析能力。另外，拜科技之賜，還有一個更強而有力的發展趨勢，那就是電子商務（electronic commerce），電子商務使得消費者與企業可以隨時隨地直接交易。所以，在未來的歲月裡，財務管理者必須持續的跟隨科技發展的腳步，使企業能適應瞬息萬變的市場。

五、公共關係

公共關係（Public Relations）的運用已經有很長一段時間，它在企業部門或是政府機關，以不同的形式發揮其功能，但直到最近這十年，公共關係才真正被重視，且有更多的傳播人才投入此行，加速其專業的發展（袁自玉，1992）。公共關係涵蓋的範圍相當廣泛，如公共宣傳、廣告、行銷、促銷、媒體、社區意識、危機處理及形象等，都與其有相當關聯。體育運動組織如果可以善加利用公關的技巧，對於其業務的推展有相當的幫助，因此在運動管理與行銷中，公共關係是相當重要的。

(一)公共關係的定義

Edward Bernays（1955）在其知名的著作 *The Engineering of Consent* 一書中指出，公共關係最重要的工作是說服性的宣傳（persuasive publicity）。因此公關人員必須盡力運用各種可以溝通的管道進行宣傳，以取得溝通對象的共識，從而達成公關目標。而這樣的單向溝通方式，以媒體宣傳為核心的理論，在現在競爭激烈的市場中已經不敷使用。從前，公共關係僅被當成行銷的手段，為產品或服務與顧客間的溝通角色，但實際上卻複雜許多。例如：棒球比賽的規劃，不但需要運用公共關係來宣傳比賽，更需要為比賽產生噪音及夜間燈光的問題與周遭居民溝通協調。Cutlip, Center 與 Broom（2000）認為行銷者負責公司或組織的產品銷售任務，而公共關係者提供內部公關顧問資訊並適時與外部溝通，共同達成目標。所以，公共關係為行銷組合中促銷的一個元素（Shank, 2001），或獨立成為一個主要的元素（Kotler & Armstrong, 1999）。

(二)公共關係的元素

　　基本上，公共關係是由四個基本概念所組成的：溝通、管理、社會責任、善意關係。

1. 溝通：公關人員的基本條件是善用溝通管道與資源，並具備良好的溝通能力，這裡所謂的溝通，從與客戶的溝通、媒體的溝通、目標對象的溝通、員工的溝通等，方式不同，但是基本的溝通能力是一樣的。一般而言，溝通大致分為兩種：人際溝通與大眾傳播。

2. 管理：公共關係的管理也是企業或組織的要素，最主要的任務是對內與對外的溝通工作，所以專業的公關人員，必須具備敏銳的分析能力，提供管理者做最後的決策。

3. 社會責任：即製造形象，大部分的人對企業有著負面形象，認為其是以賺錢為目的的金錢主義掛帥，而忽略他們對於國家社會生產力之提升、維持經濟繁榮、增加就業機會等，具有相當的貢獻。所以，一個擁有較堅強公共關係的公司或組織，會妥善運用公關手段，主動走入公眾之間，主動關懷社會，積極建立其正面形象。

4. 善意的關係：公共關係最終的目標就是要和所有的群眾建立善意的合作關係。事實上，在公共關係的研究與實務領域中，有專業系統來評估是否達到這樣的境界，不論是民意調查、分析趨勢，或是媒體的內容分析，都可提供為公關人員的參考。

(三)公共關係的功能

　　隨著社會環境的進步，公共關係相形重要，公關學者強烈提出公共關係所扮演的雙向溝通的重要性（Grunig & Grunig, 1992），但是公共關係的功能是否能充分發揮，對於公司或組織仍然不明朗。根據 Wilcox、Ault 與 Agee（1998）在《公共關係：策略與戰術》（*Public Relations: Strategies and Tactics*）一書中提到，公共關係分為三種功能：

1. 強制性諮詢（compulsory advisory）功能：當企業或組織將公關視為強制性諮詢功能，代表著公共關係功能在管理階層中舉足輕重，它不但影響了決策制定的過程，也代表著所有員工必須配合公關部門的主導。

2. 同時授權功能：當公共關係被定位為同時授權的功能時，表示與其他部門的重要性相當，任何決策的制定必須與其他部門配合協商，而不能像強制性諮詢功能一樣。

3. 命令功能：當公共關係是命令是授權功能時，這代表公關部門所能夠發揮的功能有限，任何經由公關部門的聲明、消息稿、宣傳資料等文件，必須經過管理階層的審核後才能對外公布。

第二節　行銷的理念

一、行銷的發展

現代行銷的根源可追溯到行銷概念開始萌芽的 1950 年。早期，大多數廠商從事行銷活動，是以產品或銷售為導向的行銷概念為主。然而，從最近歷史的分析，在 1950 年之前，行銷活動及顧客導向在美國、德國及英國已經相當普遍。在 1500 年代早期的德國及英國與 1600 年代的美國，資本主義尚未出現，因此，生產與運輸的方式十分原始。但還是有一些行銷者，將奢侈品賣給貴族及成長中都市的中產階級，將軍火賣給政府，或將紡織品及基本日常用品賣給特定的消費者。

自 1750 年及 1830 年工業革命以來，商業的行銷也產生了重大的變革。因機械化生產方式及運輸工具大為改善，人口也大量向都市移動，而形成了具有潛力的商業市場。由於激烈競爭，廠商便開始針對特定的顧客群，發展專門的產品，並且加強產品的推銷。所以在這一個階段，重要的行銷活動為市場區隔、目標市場的行銷及推廣，此為現代行銷的萌芽階段。事實上，與運動有關的行銷手法，也在 1824 年開始，例如：William Fuller 利用報紙與宣傳單，吸引當時社會階級較低的顧客群，藉由地下拳擊比賽，透過賭注賺錢（Riess, 1989）。根據 Aadelman（1986）的敘述，Michael Phelan 於 1854 年開始，與 Hugh Collender 合作，利用其美國撞球冠軍的名聲來推銷他們生產的球桌，並經由舉辦全國大賽，將他們的事業推向最高峰。另外，第一場收取門票費用來觀賞比賽的商業模式，開始於 1858 年紐約隊與布魯克林隊的棒球決賽（Goldstein, 1989），但真正利用門票收入來平衡收支的制度，

一直到 1862 年才建立（Rader, 1990）。在Fullerton（1988）的研究中提到，與運動有關的促銷活動在 1880 年至 1920 年間蓬勃發展，且在 1920 年前後，所有的公司都有其獨立的銷售能力。

在二十世紀初期，學者開始探討行銷學的概念，例如：1901 年 Crowell 提出農產品分配報告，探討農產品的通路與分配制度；1911 年Batles出版第一本討論製造品行銷問題的教材《銷售／採購與運送方法》；1912 年 Weld 開始在美國明尼蘇達大學開設農業行銷課程，並在1916年出版《農業行銷》一書，亦是行銷學的萌芽時代（楊必立等著，1999）。運動行銷（Sports Marketing）一詞最早出現於 1978 年，當許多消費、產品及服務透過運動的行銷手段來促銷時，便廣爲盛行（Mullin, Hardy & Sutton, 1993）。而雖然運動行銷學是一門正在發展中的學門，尚未被視爲單一學門，但學者認爲所有應用行銷原則於運動產業，例如：器材、服務、場地等產品，即是運動行銷（Pitts & Stotlar, 2002）。事實上，從 1966 年北美成立第一個運動管理系所開始（彭小惠等，2003），與運動相關的行銷課程便一直是其主修學分之一，且在 1992 年 Fitness Information Technology 公司發行全世界第一本專業的運動行銷季刊（Sport Marketing Quarterly），更提升其相關研究的質與量（FIT, 2004）。

二、市場區隔

市場區隔（market segmentation）在行銷領域是最基本的觀念，Shank（2001）指出區隔顧客市場的六個基礎：

(一)人口統計學區隔（Demographic Segmentation）

這是最廣泛使用的技巧，其中包含：年齡、性別、種族背景、家庭生命週期等。

1. 年齡是最簡單且有效的市場區隔元素，例如：美國職業棒球（Major League Baseball）設計許多招待兒童（14 歲以下）觀賞或參與球賽的活動，因爲這些兒童將會成爲他們的死忠球迷。
2. 關於性別的區隔，這裡提供一個有趣的數據：平均每一個週末，超過 4 億的婦女觀看職業美式足球比賽（Littman, 1998）；另外，美國職業女子籃球隊與足球隊的成立，更開拓了另一個賺錢的市場。

3. 因爲種族背景的元素，美國職業籃球隊重金聘用世界各國的籃球精英，以邁向眞正的國際化事業爲目標，最明顯的例子是休士頓火箭隊的中鋒姚明，開啓了 13 億球迷的一扇大門。

4. 家庭生命週期考慮的因素包含：家庭成員的年紀、婚姻狀況及小孩等，根據年輕已婚無小孩或有小孩等不同的家庭狀況，設計出多樣的推銷方案吸引顧客，已經是許多運動相關產業的手法。

㈡社會經濟性區隔（Socioeconomic Segmentation）

談論社會經濟性區隔，必須先了解社會階級（Social Class），而大部分是以收入、教育程度與職業等因素來區分其社會階級。這三個因素與其所參與的運動項目有直接的關聯性，舉例來說，高爾夫與網球長久以來就是鄉村俱樂部運動，馬球是有錢有勢者的運動，另外所謂藍領階級的運動指的是保齡球。

㈢性格分析區隔（Psychographic Segmentation）

這種方法是以顧客最想要的生活方式及性格爲根據。與人口統計學區隔最大的不同在於：人口統計學區隔讓我們知道「誰」會買這些產品；而性格分析區隔讓我們了解顧客「爲什麼」會買這些產品（Solomon, 1996）。

㈣地理位置區隔（Geographic Segmentation）

利用不同的地域，如鄉鎮、地區、城市、國家、及國際等，區隔其獨特的消費市場。舉例來說，日本相撲的周邊產品，就鎖定在日本或夏威夷銷售。

㈤行爲區隔（Behavioral Segmentation）

運動行銷最重要的兩件事是吸引更多的顧客及留住他們，這牽涉到所謂的「忠誠」（Loyalty）。如果顧客對特定的品牌具有忠誠度，就會花錢購買其產品；相同的，死忠的運動迷不會吝嗇於所屬球隊的各項相關產品，最具代表性的是「喬丹的籃球鞋」。

㈥優勢區隔（Benefits Segmentation）

所謂優勢區隔就是爲什麼顧客會花錢購買產品或服務，換句話說，這樣的產品或服務可以解決顧客的問題。例如：擁有 20 多年經營歷史的亞力山大健康休閒俱樂部，強調以複合式健身俱樂部爲經營方向，有多元化的健身器材、專業的水療設備、室內溫水游泳池、針對女性的養身美容SPA、三溫暖設施等，以「年輕、健康、活力」爲號召，將其優勢區隔發揮的淋漓盡致（亞力山大集團，2004）。

三、顧客與消費群

　　在運動行銷領域中，不管是實際參與運動，或是觀賞運動比賽及表演，最大的顧客與消費群就是這些參與運動者，所以必須考慮「參與者消費行為」（Participant consumption behavior）的因素。這裡「參與者消費行為」所指的是當參與者（顧客與消費群）搜尋、參與，及評量運動活動時，他們可以感受到滿足個人的需求（Shank, 2001）。Shank（2001）提出「參與者消費行為」模式（如圖 11-1），更清楚解釋其意義。依照Bryant（1987）的研究顯示，美國成年者參與運動及休閒活動可分成五種區隔：尋求刺激競爭型、渡假性質型、體適能型、健康意識型、及無動機目的型；在 1996 年，Milne 等學者亦針對「為什麼參與運動」提出三個區隔：

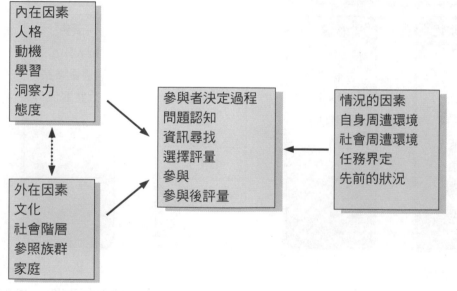

圖 11-1　參與者消費行為模式

㈠個人進步：例如：消除緊張／放鬆、成就感、技術熟練、改善健康及體適能、在運動技術上受到他人尊敬、釋放攻擊慾、享受冒險、個人成長、正面價值觀的發展、自尊心等。

㈡運動的獲得：例如：享受比賽、運動競賽，及勝利的快感等。

㈢社會的便利性：例如：與親密的朋友或家人共同消磨時間，及參與感等。

四、行銷的組合

當一個公司確定其目標市場之後，必須開始計畫適當的行銷策略，而行銷組合（Marketing Mix）在現代行銷裡是最主要的概念。行銷組合包含許多的可能性，但是最常被使用的四個元素稱為 4P：產品（Product）、價格（Price）、通路（Place）、及促銷（Promotion）（McCarthy, 1960; Waterschoot & Bulte, 1992; Harvey, Lusch & Cavarkapo, 1996）。行銷組合詳細如圖11-2 所列。

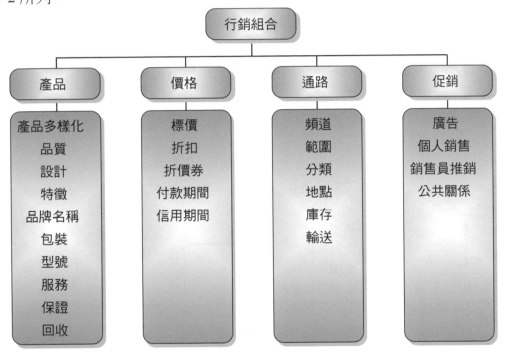

圖 11-2　行銷組合的 4P

(一)運動產品可以是物品、服務或這兩種的結合，其目的在於針對觀眾、參與者及贊助者提供利益，且這裡的利益可以是有形或無形的。例如：兄弟象對興農牛的棒球比賽是無形的；他們的周邊產品如帽子或衣服，就是一種有形的產品。

(二)一般而言，價格代表用金錢換取同等值的產品，例如：買門票進場觀看比賽，並面對面的接近運動明星。事實上，可以利用各種形式的價格行銷方式吸引更多的顧客，例如：折扣或抵用券等。

㈢通路 Place 亦可用 Distribution 代表，指的是將產品送到顧客面前的過程，也就是說一支在臺灣製造的高爾夫球桿，經過總公司的分配至美國的代理商，再透過美國加州的經銷商轉到堪薩斯州羅倫斯地區零售商，由零售商直接銷售給 University of Kansas 的高爾夫球校隊，這就是有形的通路。而無形的產品通路如球賽進行或比分狀況，隨著科技的進步，也充分滿足顧客的需要。例如：電視與電臺的轉播，電腦網際網路的即時更新，甚至手機與通訊公司的結合等，讓這些通路更容易取得。

㈣所謂的促銷，即是利用溝通來說服及吸引顧客購買產品。溝通的方式，也就是大家所熟知的促銷五大元素（Promotion mix）：廣告（Advertisement）、個人推銷（Personal Selling）、公共關係（Public Relation）、推銷活動（Sale Promotion）及贊助（Sponsorship）（Kotler & Armstrong, 1999）。

五、價格的策略

Zikmund 與 Amico（1993）曾為「價格」下一個簡單而清楚的定義：對產品價值的聲明；而這也適用於運動產品。產品的價值取決於這個產品的優勢與價格，有一個公式可以代表（Lovelock, 1996）：價值（Value）＝產品優勢（Perceived Benefits of Product）／價格（Price）。價格的訂定必須考慮內在與外在的一些因素（Shank, 2001），內在因素由公司自己控制，包含行銷組合的四個元素、成本及公司的目標等；除了公司本身可控制的之外，能夠影響價格的因素，則為外在因素或稱為環境因素，例如：顧客的要求、市場競爭、合法問題、經濟及科技等（如圖 11-3）。至於決定價格的策略，Shank（2001）針對運動行銷提出三大類型。

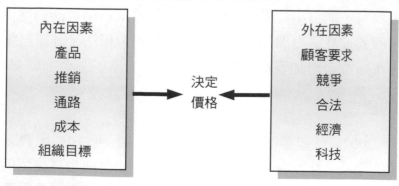

圖 11-3 影響價格的內在與外在因素

㈠心理的價格策略（Psychological Pricing Strategy）

通常任何一雙NIKE的Air Jordan系列籃球鞋的價格遠遠超過其他品牌，甚至高於NIKE自身其他系列的籃球鞋，但是其銷售量供不應求。因為這樣的顧客會考慮自我觀念，而摒除經濟的考量，這是典型的心理的價格策略；在美國任何一個大型的運動場館均提供不同等級的貴賓室，通常只要一促銷，所有的座位或包廂便銷售一空。

㈡產品混合的價格策略（Product-Mix Pricing Strategy）

最常見的是團體票的推銷，同一個團體超過相當的人數就給予特殊的價格。另外將相關或一系列產品加以組合成一個包裹（Package），並訂定特殊價格來銷售，這樣的包裹通常會有一單價較高的主產品，搭配其他較低價位的附屬產品，例如：網球拍搭配一筒球、帽子、頭巾、浴巾、襪子等周邊產品來促銷。

㈢成本基礎的價格策略（Cost-Based Pricing Strategy）

有兩種常用的方法：

1. 成本加成定價法（Cost-Plus Pricing）：所決定的價格是將成本加上其利潤（Stanton et al., 1991）而成，例如：一頂成本僅需 100 塊臺幣的 NIKE 高爾夫球帽，加上 NIKE 的版權、Tiger Woods 的親筆簽名金、其他相關稅金及利潤金等，消費者或許需要花費 600 塊臺幣才能買到。

2. 損益平衡分析法（Break-Even Analysis）：利用成本與收益間的分析來決定價格（Pride & Ferrell, 1991）；舉例來說，如果學校舉辦運動研討會，其成本為 20 萬，學校從報名費、政府補助或贊助商集資 20 萬來舉行，則為損益平衡；但假設學校希望藉由這活動獲得額外 5 萬元來改善健身房設備，便可利用損益平衡分析法，計算出報名費需增加多少，或者增加贊助廠商等。

六、促銷的概念

Stotlar（2002）就運動促銷的觀點提出其定義：告知或影響人們對於相關運動公司的產品、社區參與、或形象的認識。稍早前也討論到促銷即是公司與顧客間的溝通，事實上，促銷最主要的目的便是提供消費者產品的相關

訊息。而溝通的方式有很多種，亦稱為促銷的五大元素（Promotion mix）：廣告（Advertisement）、個人推銷（Personal Selling）、公共關係（Public Relation）、推銷活動（Sale Promotion）及贊助（Sponsorship）（Kotler & Armstrong, 1999）。

(一)廣告（Advertisement）

是一種單向的溝通方式，公司提供產品訊息，消費者無需支付任何費用便可接收到。廣告有三個基本的元素：

1. 瞄準觀眾：也就是尋找產品的主要顧客群。
2. 資訊：提供完整的產品訊息。
3. 宣傳工具：在什麼時候、什麼地點可以傳遞到主要顧客群（Well, Burnett, & Moriarty, 1998）。

(二)個人推銷（Personal Selling）

在消費者購買的過程中，個人推銷是最有效的一個方式，一個成功的推銷員可以吸引顧客的興趣並維持長久的關係，但談到經濟層面與廣告作比較，對公司來說確實是非常昂貴。

(三)公共關係（Public Relation）

運用公共關係最大的優勢是將產品的訊息製造成消息（news），而並非廣告或推銷，其目的是吸引運動族群的注意與評量大眾的趨勢，並創造產品的正面形象。

(四)推銷活動（Sale Promotion）

透過一些特殊方式，如折價券、回饋金等，刺激顧客立即的購買慾，但只適合短時間的促銷。

(五)贊助（Sponsorship）

邀請產品相關的明星，支持並認同公司的目標，對於產品的推銷極具說服力，例如：標榜青春與健康的運動休閒健身俱樂部，如果邀請時下的運動明星代言，將可吸收更多的會員。

七、贊助的企劃

自 1984 年洛杉磯奧運開啟商業化經營，並成功創下 2 億 2500 萬盈餘之後（Stotlar, 1993），運動贊助便成為行銷的利器。近十年來，國內大型企業

也積極運用贊助的力量，不斷提升其行銷競爭力，例如：中華汽車的國際體操邀請賽、統一企業的鐵人三項、美商安麗的世界盃女子撞球賽等，另宏碁電腦也在 1998 年曼谷亞運嶄露頭角（程紹同等，2002）。McCarville 與 Copeland（1994）認為運動贊助是企業利用資金、產品、器材、服務、技術等，提供給運動組織、賽會、活動、運動員等，透過贊助的關係達到行銷的目的。為了能夠周詳規劃贊助的方案，一個有系統的規劃過程是需要的。Shank（2001）認為贊助的規劃必須具備幾個元素：贊助目標（Sponsorship Objectives）、贊助經費（Sponsorship Budget）、贊助獲得（Sponsorship Acquisition）、執行與評量贊助（Implementing and Evaluating the Sponsorship）。

(一)贊助目標（Sponsorship Objectives）

目標包含廣泛，例如：提升產品曝光率、加深消費者對產品的認識、了解競爭的威脅、深入主顧客群、建立顧客長期的關係、創造品牌形象、增加銷售量等。

(二)贊助經費（Sponsorship Budget）

決定贊助經費的方法包括：競爭的平價、任意的分配、銷售的百分比、目標與任務的方式等。

(三)贊助獲得（Sponsorship Acquisition）

取決於贊助的機會，首先要決定贊助的範圍，是贊助全球項目、國際項目、或是國家項目；再來是決定哪一種運動的平臺或特殊運動平臺。

(四)執行與評量贊助（Implementing and Evaluating the Sponsorship）

坦白來說，企業贊助就是利用錢賺錢，如果投資報酬率不高，那麼贊助的動機便降低。這裡提供一些評估的方法來幫助企業了解其贊助效益：媒體曝光率、品牌知名度、品牌形象、消費者購買度、銷售量與主要顧客群等。

八、資訊系統的管理

行銷資訊系統（Marketing Information System）的目的是蒐集相關資訊以便發展行銷計畫，幫助做最後的決策。一個完整的行銷資訊系統，由人員、設備，及程序組成來收集、分類、分析、評量，及分配需求，適時並準確的提供訊息給決策者（Kotler & Armstrong, 1999）。行銷資訊系統的過程如下：

㈠第一個步驟是，真正去了解哪些訊息是公司需要的，及提供適當的訊息。資訊太少會不了解市場趨勢，而過多的資訊也會造成反效果。

㈡第二個步驟是發展訊息。訊息的獲得可藉由三種方式：

  1. 內部數據：就是電腦化收集公司內部數據。

  2. 行銷情報：透過了解行銷環境每天的走向與變化，公司可隨時準備與調整其行銷計畫。

  3. 行銷研究：公司必須針對競爭對手與環境的變化作較正式的研究，以便跟上整體的發展趨勢與潮流。

  4. 訊息分析：從行銷情報與研究所得到的訊息，需要更多與更深入的分析，分析後得到的結果，可幫助公司做最好的決策。

㈢第三個步驟是分配訊息。如果訊息無法提升公司的行銷，那麼這些訊息就不具有任何價值。最後的這個步驟，必須將訊息分送給正確的部門，或是正確的決策者，然後決定正確的方針。

案例

    Mandy 是一位電腦工程師，因為工作的原因，從台北市搬到台南市。Mandy 她熱愛運動並希望能夠參與較有組織性的運動團體，但工作及家庭因素，她只能在眾多的項目中選擇其中的一種。因為剛到陌生的新環境，Mandy 也想藉由參與運動來認識新的朋友，不過，她想要的運動項目是低受傷率，且不會受到契約限制的。在此，我們將自己當成是一位專業的運動顧問，利用參與者決定程序來幫助 Mandy 找到適當的運動。

    第一個步驟是認清問題。所謂認清就是指「Mandy 想要從事的運動與真正可以參與的運動是否有差異」？而且必須考慮二個因素：這個差異的程度與問題相關的重要性。事實上，Mandy 每天有跑步的習慣，而且想要參與一個有競爭性、有組織性，及有積極性的團隊運動。Mandy 現在所從事的運動（慢跑）與她想要的是有相當程度的差距，加上她想要的遠超過其他

的考量，如時間、金錢及精力等，換句話說，Mandy 比較不會讓其他因素影響她理想中的運動項目，這時，我們就可以進入第二個階段。

第二個步驟是尋找資訊。可以從四個資訊來源來搜尋：㈠內在來源，也就是自己本身過去的經驗，Mandy 參與運動已經有很長的歷史了，可以藉由回想來重新考慮；㈡個人來源，外在的因素之一，Mandy 可以向親朋好友詢問他們的經驗與建議；㈢市場來源，外在的因素之二，廣告、銷售員、促銷小冊、電視、廣播及網際網路等；㈣經驗來源，外在的因素之三，Mandy 可以先觀看不同的運動比賽，再選擇適合的項目。

第三個步驟是評量可以供選擇的運動項目。首先，必須設計一個評量的標準，很明顯的Mandy列出的標準為：團隊運動、有組織性、中強度競賽、中強度競爭、地點。在幾個運動項目裡，Mandy發現羽球符合她所需要的。

第四個步驟是實際參與。當然一開始，Mandy需先購置相關設備器材，如衣服、鞋子、球拍及球等，但是因為還相當陌生，所以 Mandy 僅購買一個月的試用會員。

最後的步驟稱為參與後的評量，這是最重要的一個步驟。實際參與之後，才會發現是否達到預期的效果，也就是說，是否有與認知不一致的現象。在這個階段，Mandy 所考慮的純粹是她個人的感受，例如是否會焦慮或是否充分享受運動。如果 Mandy 無法達到預設的情況，那麼她可以回過頭來，修正標準，然後從第一個步驟到最後步驟重新來過。

摘　要

　　運動與人類的生活息息相關，觀賞運動、參與運動、閱讀運動消息、購買運動產品等，可以說是從早上一起床穿上運動衫開始，便接觸到「運動」。運動相關企業與組織在這十年間如雨後春筍般的蓬勃發展，甚至竄升至全美前十大產業。最近幾年，全球的趨勢是將健康與運動融合在一起，讓這個市場也更加發揚光大，例如健步鞋、計步器、運動飲料等。而因為如此，創造出許多與運動相關的工作機會，亦代表著愈來愈多的人力投入這個市場，因此專業的訓練是不可缺少的。事實上，有許多大專院校早已經開發相關課程，積極栽培專業的運動行銷管理人才，相信對於整個體育運動領域的發展，具有實質提升的效果，並能儘早與世界接軌。

關鍵詞

運動管理	徵才
人力資源管理	篩選
L 理論	錄用
X 理論	安置
Y 理論	訓練
Z 理論	適應訓練
工作分析	初步訓練
工作記述	專長訓練
工作規範	增強訓練
需要性評估	績效評估
管理資訊系統	財務管理
策略性規劃	預算
人員選拔	電子商務

公共關係	廣告
運動行銷	個人推銷
市場區隔	公共關係
人口統計學區隔	推銷活動
社會經濟性區隔	贊助
性格分析區隔	心理的價格策略
地理位置區隔	產品混合的價格策略
行為區隔	成本基礎的價格策略
優勢區隔	成本加成定價法
行銷組合	損益平衡分析法
產品	贊助目標
價格	贊助經費
系統通路	贊助獲得
促銷	執行與評量贊助
促銷元素	行銷資訊系統

複習問題

1. 說明運動管理的概念。
2. 何謂人力資源管理模式。
3. 利用預算編製的流程，為興建新的游泳館提出一個計畫書。
4. 解釋公共關係的四個元素。
5. 對於目前市面上的運動相關產品，分析其市場區隔。
6. 試述行銷組合的概念與構成元素。
7. 敘述促銷的五大元素。
8. 簡述運動與健康行銷管理的未來發展與趨勢。

參考文獻

亞力山大集團（2004）。關於我們。網址：http://www.alexander.com.tw/about_a.htm。

官文炎著（1992）。論體育場的組織功能與運作。國民體育季刊，21 (1)，頁 56～59。

袁自玉著（1992）。公共關係。臺北：前程企業管理公司。

彭小惠等著（2003）。運動管理學。臺中：華格那企業。

程紹同等著（2002）。運動管理學導論。臺北：華泰出版公司。

黃金柱著（1997）。運動管理。臺北：師大書苑。

楊必立等著（1999）。行銷學史略。臺北：華泰出版公司。

蔡長啓著（1983）。體育建築設備。臺北：體育出版公司。

Aadelman, M. L. (1986). *A sporting time: New York City and the rise of modern athletics, pp. 1820-1870*. Urbana, IL: University of Illinois Press.

Bernays, E. (1955). *The engineering of consent*. Norman, OK: University of Oklahoma Press.

Bryant, B. E. (1987). Built for excitement. *American Demographic, 9* (3), 38-42.

Cutlip, S. M., Center, A. H., & Broom, G. M. (2000). *Effevtive public relations (8th ed.)*. Upper Saddle River, NJ: Prentice Hall.

Fitness Information Technology. (2004). *About FIT: background [Online]*. Available: http://www.fitinfotech.com/aboutfit.tpl? cart=1082988035559347

Friend, J. (1991). *Human resource in sport*. Chicago, IL: Nelson-Hall.

Fullerton, R. A. (1988). How modern is modern marking? Marketing's evolution and the myth of the production era. *Journal of Marketing, 52* (1), pp. 108-125.

Goldstein, W. (1989). *Playing for keeps: a history of early baseball*. Ithaca, NY: Cornell University Press.

Grunig, J. E. & Grunig, L. A. (1992). Models of public relations and communications (in Grunig, J. E. ed.), *Excellence in public relations and communications management*, pp. 285-325. Hillsdale, NJ: Lawrence Erlbaum Associates.

Harvey, M. G., Lusch, R. F., & Cavarkapo, B. (1996). A marketing mix for the 21st century. *Journal of Marketing Theory and Practice*, Fall, pp. 1-15.

Kotler, P. & Armstrong, G. (1999). *Principles of marketing(8th ed.)*. Upper Saddle River, NJ: Prentice Hall.

Littman, M. (1998). Women fans have gridiron pros grinning. *Marketing News*, February 2, 1, 14.

Lovelock, C. (1996). *Services marketing(3rd ed.)*. Upper Saddle River, NJ: Prentice Hall.

McCarthy, E. J. (1960). *Basic marketing: a managerial approach*. Homewood, IL: Irwin.

McCarville, R. E. & Copeland, R. P. (1994). Understanding sport sponsorship through exchange theory. *Journal of Sport Management*, pp. 102-104.

Milne, G., Sutton, W., & McDonald. (1996). Niche analysis: a strategic measurement tool for managers. *Sport Marketing Quarterly*, 5 (3), pp. 17-21.

Mullin, B. J., Hardy, S., & Sutton, W. A. (1993). *Sport Marketing*. Champaign, IL: Human Kinetics.

Pitts, B. G & Stotlar, D. K. (2002). *Fundamentals of sport marketing(2nd ed.)*. Morgantown, WV: Fitness Information Technology Inc.

Rader, B. G. (1990). *American sports: from the age of folk games to the age of televised sports*. Englewood Cliffs, NJ: Prentice Hall.

Riess, S. A. (1989). *The evolution of American urban society and the rise of sports*. Urbana, IL: University of Illinois Press.

Pride, W. M. & Ferrell, O. C. (1991). *Marketing concepts and strategies*. Boston, MA: Houghton Mifflin Company.

Shank, M. D. (2001). *Sports Marketing: A Strategic Perspective (2nd ed.)*. Upper Saddle River, NJ: Prentice Hall.

Solomon, M. (1996). *Consumer Behavior (3rd ed.)*. Englandwood Cliffs, NJ: Prentice Hall.

Stanton, W. J., Etzel, M. J., & Walker, B. J. (1991). *Fundamentals of marketing*. New Your, NY: McGraw-Hill.

Stotlar, D. K. (1993). *Successful sport marketing*. Dubuque, IA: Brown Benchmark.

Waterschoot, W. & Bulte, C. (1992). The 4P classification of the marketing mix revisited. *Journal of Marketing*, October, pp. 83-93.

Well, W., Burnett, J., & Moriarty, S. (1998). *Advertising: principles & practice (4th ed.)*. Upper Saddle River, NJ: Prentice Hall.

Wilcox, D. L., Ault, P. H., & Agee, W. K. (1998). *Public relations (5th ed.)*. New York, NY: Addison-Wesley Educational Publishers.

Zikmund, W. & Amico, M. (1993). *Marketing(4th ed.)*. St. Paul, MN: West.

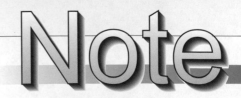

運動與健康的測驗與評量

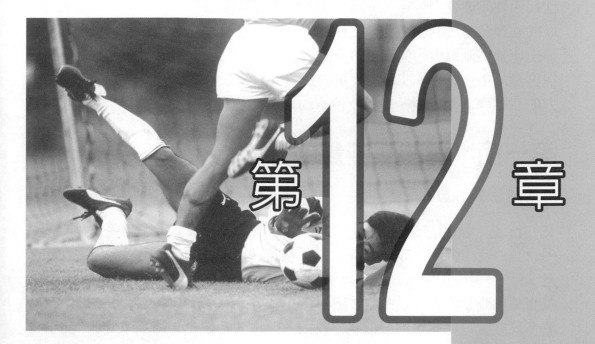

第**12**章

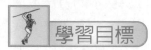

讀完本章，你應該能夠：

1. 定義運動與健康的測驗與評量。
2. 說明測驗與評量的功能。
3. 區分與了解測驗與評量的種類。
4. 解釋電腦科技化的測驗與評量。
5. 有效的利用統計工具。
6. 定義及說明信度、效度與常模。
7. 討論及描述健康體適能的評量。
8. 了解針對青少年及老年體適能的評量。
9. 說明認知與情意的評量。

前 言

　　本章將提供基本的運動與健康相關的統計及測驗與評量的方法。事實上，運動與健康的測驗與評量所涵蓋的範圍相當廣泛，大多分成三個部分：在技能方面包括一般體適能，如肌力、肌耐力、柔軟度、心肺耐力，或是其他技術性的成就測驗等；認知方面的體育與健康相關知識測驗；以及情意方面的心理及態度測驗。測驗與評量的目的在於了解運動所能達到的效果，且藉由運動控制健康的情況。本章擬透過四節的討論來介紹運動與健康的測驗與評量。依序為一、測驗與評量的介紹；二、量的測驗與評量；三、運動能力的測驗與評量；四、認知及情意的測驗與評量。

第一節　測驗與評量的介紹

一、測驗與評量的涵義

　　首先，我們必須先清楚什麼是「測驗（Test）」、「測量（Measurement）」及「評量（Evaluation）」。根據《心理與教育測驗》（周文欽等，民 85）一書中指出，測驗具有廣義、狹義兩種定義。就廣義的層面而言，視測驗為測量的程序或歷程，例如 Cronbach（1990）認為：「測驗是指藉由數字尺度或是固定類別，以觀察及描述行為的系統化步驟」；又如 Walsh 及 Betz（1990）提出：「測驗是一種在控制的情境下，獲得行為樣本的方法」。而就狹義的層面來說，測驗則為測量的工具（張春興，民 78；周文欽，民 91；Murphy & Davidshofer, 1994）；換句話說，測量是利用工具，可以將其量化（數字化）來顯示結果的過程。

　　運動場上，因個別差異性的因素，每一個人都具有其特殊的體能狀況及體型。在這裡，測量就是用來判定個人特性的程度，而碼錶、皮尺、測力器、體脂肪測量器、計步器、跑步機、各項技術測驗、甚至各種心理方面的量表等，都是體育教師可以當成測量的工具（Baumgartner et al., 2003）。例如：一個中學的體育教師可以利用簡單的握力器來測量學生們的握力程度，所得到的數字將可代表握力；也可以利用態度量表來測量學生們對於體育課喜愛程度，結果可用數字表示其態度。所以測量並沒有受制於生理或心理方面，教師皆可利用相關的測驗工具，來測量想了解的內容。

至於什麼是「評量」，簡單來說，是根據測量的結果做進一步的分析討論及價值的判斷（Hart, 1994），它可以定義為一種決定學生達到教學目標程度的系統化過程（Linn & Gronlund, 2000）。教學評量所代表的是較複雜且多元的，包括測量的量化、質的敘述（如情意測驗）以及價值判斷等。

二、測驗與評量的功能

為何在教育領域上，測驗與評量是如此重要呢？余民寧（民 86）對於教育測驗與評量在教師及學生的用途曾提出完整的見解。他表示：教育測驗與評量的結果可以提供回饋訊息給教師，在教學過程中，幫助教師達成下列的使命：

㈠了解學生起點行為

在第一次上課時，教師先利用簡單的測驗，不論是體育知能的紙筆測驗或是專業技巧測驗，都可用來評估學生在學習之前已具有的背景知識，以作為修正教案的依據。

㈡作為改進教學的參考

測量的結果可以有效幫助教師明瞭教學上的遺漏處，例如在羽球的教學過程中，反手拍的高遠球擊球練習是否恰當？是否需要調整分組練習的編制？等相關的教學策略，以作為改進教學的參考。

㈢作為補救教學之依據

所謂的因材施教，即是此用途的最佳寫照。經過測驗的結果，對於獲得較低學習成就的學生，可提供符合個別需求的教學策略，以期達成相同的教學目標。

㈣評定學生的學習成果

教育測量最原本的用途即在測驗學生的程度，以作為學習成就的代表，亦可提供為其他教育研究用途的參考。

㈤診斷學生的學習

教師可以透過測量的結果了解學生的學習型態，每一項測驗都是精心設計的，而經過測驗分析之後，便能進一步讓教師診斷出學生在認知結構上部分缺失的訊息，這些訊息可以作為教師日後實施補救教學的依據。

㈥改善命題的技巧

　　藉由學生的回饋及測量的結果，教師可明瞭所編製之測驗是否恰當，並找出不適合的測驗工具及方式，加以修正，以確保其公平性、客觀性及有效性。日積月累後，便可利用大量的題庫，針對不同的情況給予適當的測量。

㈦確保教學目標的達成

　　教育測量的最主要目的在於達成教學目標，而根據其結果，教師可以清楚教學進度，適度調整測量方法、工具、教材、教法、目標，甚至修正教學的目標。

　　另外對於學生本質來說，教育測驗與評量在學習的成長過程中，也提供許多方面的協助，比如激勵學生的學習動機、加強學生的記憶與學習、促進學生的自我評量（余民寧，民 86）等，甚至提升學生的自信心，縮短達到學習目標的時間，進入更高階段的學習。

　　明白教育測驗與評量的用途之後，對於其所發揮的功能，便能更清晰的進一步了解。教育測驗與評量的功能，具體而言，可提供五項訊息：了解個別差異、落實輔導與諮商效能、分類與安置人員、協助診斷與評鑑，及促進研究與發展等（周文欽等，民 85）。而在運動與健康領域方面，測驗與評量最主要的功能是幫助了解學生或個人的習慣、認知能力、體能健康狀況以及個別技巧程度，以下將針對運動與健康測驗與評量列出六項功能（Baum-gartner et al., 2003）：

㈠分配／分組（Placement）

　　教師可藉由簡單的測驗，依照學生的運動能力區分上課的組別，避免過大的個別差異在同一組。對於成年的體適能課程，基本體能測驗的結果可以幫助了解個人體能狀況，並針對所缺乏的部分基本體能對症下藥。

㈡診斷（Diagnosis）

　　一般來說，測量可以診斷出較薄弱的部分。分配的功能僅能夠與其他人做比較，但診斷卻可深入探討個人特別不足的方面。舉例來說，在一個籃球的課堂上，罰球線投籃的測驗可以診斷出學生對於投籃動作的缺陷，再針對此缺陷施以個別修正；另外，簡單的三分鐘登階測驗對於心肺功能的診斷，也有相當的幫助。換句話說，對於診斷出來的結果，可以給予適當的運動處方來提升所缺乏的部分。

(三)成就的評量 (Evaluation of Achievement)

　　測量的目的之一是判斷學生或個人是否可以達成重要的學習目標。例如排球高手托球測驗，可以了解學生是否能達到穩定力、專注力及技巧的教學目標；坐姿體前彎測驗，可以了解柔軟度的進展。

(四)預測 (Prediction)

　　所謂預測就是分析現在測驗的結果，探索及提供未來可從事或可發展項目的訊息，或是接受更艱難的測驗；在這裡所指的更艱難的測驗，就是需要更多練習之後，才能接受的測驗，例如連續立定三次跳。這也許會有一點抽象的成分在裡面，但確實是一種可行的功能。事實上，已經有許多教師或教練利用基本體能的測驗，來作為選材的依據（張妙瑛等，民 92）。例如學生在雙腳立定跳遠的成績較突出，可從事短距離跑或水平跳躍的項目。

(五)課程評鑑 (Program Evaluation)

　　測量的結果可以當成評鑑整個課程的依據。將結果做每一年，或是與其他學校及教育部所訂的常模相互比較，可清楚的評鑑一學期甚至一學年的整個課程，作為課程發展的有力證據。

(六)激勵 (Motivation)

　　這是一個直接的心理層面功能。鼓勵學生達到更高階段的成就。

三、測驗與評量的種類

　　Bloom（1971）等學者認為教育評量的模式可分為形成評量（Formative Measurement）及結果評量（Summative Measurement）兩種。隔年，Airasian 與 Madaus（1972）更將此模式延伸為評量程序：首先為安置評量；再來是形成評量；第三個程序為診斷評量；最後一個為結果評量。安置評量著重的是了解學生學習之前的認知背景，並加以分組來決定學生在課堂上的名次；此評量影響的因素包含學生過去的學習經驗與成就、自陳報告量表及教師觀察技術等。形成評量的目的在於判斷學習的過程中，是否達到教學計畫的各個階段目標。在這個程序，學生的回饋將會影響到學習的成敗，而且學生持續性的回饋，也將提供有效的訊息來改善教學品質，但不足以評鑑整個

課程。診斷評量過程中，教師需要具備較專業的知能與經驗。它與第二個程序的區別在於，形成評量僅提供一個暫時的補救策略，但是診斷評量則必須一針見血的指出問題的根本，甚至需結合心理或是醫學專家共同診治，幫助學生完成教學目標。眾所周知的結果評量，亦即是期末的總評，在於了解教學目標的完成比例以及整體課程的評鑑。根據上述測量的模式，我們可以將測驗分成幾個種類：

㈠認知測驗（Cognitive Test）與知識取向測驗（Knowledge-based Test）

　　事實上，這兩者可視為同一種測驗，這是在測驗個人對於特殊的知識或本能的了解程度，例如智力測驗、性向測驗、全民英檢或是學科能力測驗等。一般而言，這類的測驗多是以紙和筆（paper-and-pencil）的方式來進行，因此又稱為紙筆測驗。

㈡情意測驗（Affective Test）與個人取向測驗（Person-based Test）

　　情意測驗即是個人取向測驗（Rust & Golombok, 1989）。情意測驗是測驗有關個人的態度、價值觀、興趣、鑑賞、動機、情緒、人格等特質測驗；體育課堂上，出缺席、參與度、合群度、配合度及運動精神等，將會視為情意測驗的參考。

㈢技能測驗（Skill Test）與成就測驗（Performance Test）

　　在體育領域裡，這兩種測驗的方式最常使用。不論技能測驗或成就測驗，都是幫助教師及學生本身了解個人的身體活動能力，其中包括本能性的及經過訓練的技巧。

㈣選擇反應測驗（Selected-response Test）與結構反應測驗（Construed-response Test）

　　此二種分類是由Popham於1981年提出。選擇反應測驗就是利用選擇、是非、配合或是李克特氏等題型讓學生來選擇答案；相反的，讓學生以一段文字或敘述來解釋他們的答案，則稱為結構反應測驗，例如簡答或申論題等，故又稱為論文測驗。另外，也有學者（周文欽，民91）將選擇反應測驗稱為客觀測驗，結構反應測驗稱為非客觀測驗。

㈤效標參照測驗（Criterion-referenced Test）與常模參照測驗（Norm-referenced Test）

如果測驗的目的是要了解學生本身學會什麼，是否達到教學目標，而不與其他同學作比較，則稱爲效標參照測驗；如果測驗的目的是要在學生之間作比較與區別，利用排名來了解學生的學習成就高低，則稱爲常模參照測驗。體育術科課程常常結合這兩種類型來作爲評分的依據，舉例來說，學生在游泳課堂上，在進行期中或期末的正式測驗前，如 1500 公尺自由式或 200 公尺混合式（常模參照測驗），通常會被要求參加所謂的過關考試，如 1 分鐘水底憋氣或 400 公尺浮板打水（效標參照測驗）。

測量與評量的方式有許多種，從最早期著重單一的紙筆測驗爲期末成績，到多元化的測量考量，確實幫助教師及學生了解其發展及學習潛能，不單只知道學生學到多少，而且知道學生能做什麼（黃國彥等，民 92）。而多元化的評量所指的是方式多元、目標多元、測量標準多元等（簡茂發，民 91）。在這樣的情況下，認知能力的高低不再與學習成就畫上等號，還必須加上情意與技能的學習過程。

四、測驗與評量的電腦科技化

自從 1970 年以來，電腦科技被廣泛的應用在每一個教育階段以及各個不同領域上。Ellery（1997）認爲電腦科技，尤其是網際網路，可以將人們的距離拉近，減少時間的浪費，且幫助教師在教學上更有效率，是一項非常專業化的教學工具。事實上，在小學、中學，甚至大學的教學過程裡，電腦科技一直扮演著非常重要的角色。隨著電腦科技蓬勃發展及價位降低，教師使用電腦科技的比率明顯的增加許多（Mckethan, Everhart & Sanders, 2001）。

研究顯示，如果體育課利用電腦科技爲教學工具，將會對教師及學生有很大的利益（LaMaster, Williams & Knop, 1998），而愈來愈多的文章也提供多樣化電腦科技的應用，如 Everhart（1997）的〈E-mail 教學〉，Mitchell 和 Hunt（1997）的〈電腦多媒體課程計畫〉，Mills（1997）以及 Ellery（1997）〈網際網路的應用〉等，均一再的顯露出電腦科技對教學的影響力。對於測驗與評量來說，教師與學生藉由電腦科技的應用所獲得的實質效益更不在話下，以下將列舉一二來說明：

(一)統計軟體

以教育統計來說，有三種受歡迎的統計軟體：Microsoft Excel、SPSS 及 SAS。學會了其中的軟體，將可以輕易統計、分析，比較及計算成績。

(二)圖表軟體

事實上，現在的統計軟體都具備非常完善的繪製圖表功能，如上述的三種軟體，不管是直線圖、橫條圖、圓形圖、區域圖、甚至股票圖等，應有盡有，五花八門。

(三)試算軟體與資料庫

Microsoft Excel 是最普遍的工具了。只要將所需的公式設定好，輸入資料後，立刻會顯示出所預期的結果，並同時建立一個完整的資料庫。

(四)軟硬體的結合應用

現在，大部分的儀器設備都已經電腦化。大至最大攝氧量測驗儀，小至計步器等，皆可與電腦結合，並透過特殊軟體直接計算出任何想知道的結果。

(五)電腦化測驗

全名為電腦化適性測驗（Computerized Adaptive Testing）。簡單來說，就是利用電腦科技化針對不同程度的受測者，在測驗的過程中提供符合能力的適當難易考題，以達到測驗結果的準確性（Lord, 1980），故又稱為「智慧型測驗」（Weiss & Kingsburg, 1984）。舉世聞名的托福電腦測驗，便是最具代表性的例子。

最近十年來，國內的學者與相關單位積極研發電腦適性測驗。行政院體育委員會在其官方的網站（http://media.justsports.net.tw/spo_demo/sport_fitness/d_appraise/d01.asp,2001），提供民眾線上體能評估的服務，將個人的性別、年齡、身高、體重，以及各項體適能測驗成績輸入，此系統將會告知其體能與健康的狀況，非常受用。

第二節　量的測驗與評量

一、統計的工具

收集測驗的分數之後，就必須分析與統計出最後的成績，在眾多的統計方法中，了解如何利用適當的公式來得到需要的結果是非常重要的。接下來

的部分，將簡略介紹一些常用在體育及相關領域的統計方法與例子，如果需要完整的教育統計知識，可以參考林清山的《心理與教育統計學》（1993）。

㈠次數分配（Frequency Distribution）

假設有 30 位男學生的 1 分鐘仰臥起坐成績如表 12-1 所列，這樣我們很難從雜亂無章的數字中了解學生的成就。次數分配最主要的功能，就是將這些成績變成有意義。首先，找出最好及最差的分數，然後由上而下依序列出所有的分數，分數越高在越上面，並列出每一個分數有多少學生達到的人數，如表 12-2。加了次數分配之後，所有的分數便一覽無遺了；唯一需要注意的是，分數由最好向下排到最差，如果是跑步的測驗，則秒數越少的成績越好！

㈡次數分配的圖示法

之前已經提過，統計軟體如 SPSS 或是 Microsoft Excel 都具有完整的統計圖繪製功能，只要利用這項簡單的工具，不論直線圖、橫條圖、圓形圖或多邊圖等，任何想要呈現的方式都不會錯過。

㈢中央趨勢（Central Tendency）

在一個班級裡，測驗後總是會發現大部分的分數會集中在一個中心點，也就是說，這個中心點將會成為這個班級在此次測驗的最佳代表值。以表 12-1 為例，成績最好為 55，最差為 8，其平均成績為 30 下；如果要猜測其中一名不熟悉的學生成績，以 30 下為答案的誤差將會是最小，因為 30 下就是代表這一個班級的集中點，亦稱為中央趨勢。以下將會介紹三種測量中央趨勢的方法：

表 12-1　男生 1 分鐘仰臥起坐成績

8	12	55	53	40	30
33	26	18	26	30	33
22	24	44	27	25	44
36	25	18	22	30	23
38	45	29	30	17	36

1. 平均數（Mean）：算法為所有分數的總合除以數量，
   Mean $= \Sigma X \div N$。
2. 中位數（Median）：所有的分數當中，最中間的分數，但首先必須以成績高低次序排列；當總人數（N）為奇數時，以第（N ＋ 1）÷2 位

學生成績爲 Md；而當總人數（N）爲偶數時，則是以第 N÷2 位及第（N÷2）＋1 二位學生成績的平均數爲 Md。

3. 眾數（Mode）：學生之中最多人數所得到的分數爲 Mo。

以表 12-1 爲例，其 Mean ＝（55 ＋ 53 ＋ 45 ＋ 44 × 2 ＋ 40 ＋ 38 ＋ 36×2 ＋ 33×2 ＋ 30×4 ＋ 29 ＋ 27 ＋ 26×2 ＋ 25× ＋ 24 ＋ 23 ＋ 22×2 ＋ 18× 2 ＋ 17 ＋ 12 ＋ 8）÷0 ＝ 30.25 大約爲 30 下，Md ＝（30 ＋ 29）÷2 ＝ 29.5，Mo ＝ 30。

表 12-2　男生 1 分鐘仰臥起坐成績次數分配表

成績	人次	累績人次
55	1	30
53	1	29
45	1	28
44	2	27
40	1	25
38	1	24
36	2	23
33	2	21
30	4	19
29	1	15
27	1	14
26	2	13
25	2	11
24	1	9
23	1	8
22	2	7
18	2	5
17	1	3
12	1	2
8	1	1

上面三種都適用來測量中央趨勢的方式，怎麼知道哪一種才比較適合呢？事實上，Mean 是最常用的，但是如果數據是比較牽強的或者數據之間較缺乏一般的間隔，這時，Median 則是最好的方法；而當 Mean 及 Median 都無法計算出中央趨勢時，Mode 就派上用場了。另外，Mode 也可以用來觀察最常發生的狀況，例如可以了解學生最常造成運動傷害的因素。

㈣測量變數（Measures of Variability）

藉由這種測量可以知道分數分布的情況。現在我們假設，需要從兩個組別之中的一組來挑選為校代表隊，甲乙組的 100 公尺平均皆為 11 秒整，甲組的成績從 10.5 秒到 12 秒不等，而乙組成績從 10.7 到 11.3 秒不等時，一般來說，大部分的教師與教練都會選擇乙組。理由很簡單，因為甲組的學生成績分布較廣，程度懸殊較大，而乙組則顯得能力較為接近。有兩種方法來測驗變數：

1. 全距（Range）：非常簡單，只要找出其最大值與最小值，然後算出之間的差距即可，尤其當使用 Mode 或 Median 為測量中央趨勢的工具時，這是一個最容易測量變數的方式。

2. 標準差（Standard Deviation）：其公式為：$SD = \sqrt{\dfrac{\Sigma(x-\bar{x})^2}{N}}$ 如果在同一個班級裡，每一個學生的分數都一樣時，其 SD 也等於 0，代表任何一個學生與其他學生所得到的該項測驗成績並無差別；如果 SD 值越小，則表示學生彼此之間的程度越接近；相反的，SD 值越大，學生之間的程度落差就比較大。

㈤百分等級（Percentile Ranks）

大部分的學生拿到分數之後，會想要知道自己的得分在整個班級裡所占的位置，也可以說想要知道自己的排名，百分等級便可以滿足學生們這樣的需求。其公式為：PR =（cfb + fw÷2）（100÷n）。當開始分配百分等級之前，需將所有的成績從好到差、由上到下依序排列，並同時列出次數（f）與累計次數（cf）。我們利用表 12-1 的例子來算出得分為 30（X）的學生的百分等級；由表 12-2 得知，cfb（X 下一級的 cf）= 15，fw = 4，n = 30，PR =（15 + 4÷2）（100÷30）= 56.66 大約為 56，也就是說班上有 56% 的學生低於 30 分。

㈥標準分數（Standard Scores）

每一次測驗，個人得到的分數在班級之中的排名，除了百分等級分配方法之外，還有最常用的方式，就是標準分數。Z-score 及 T-score 為其中的兩種測驗方法。

1. Z-score：代表個人分數與全體平均分數間的差別為 SD 的多少倍，公式為：Z =（X - Mean）÷SD。Z-score 可為正數，亦可為負數。

2. T-score：因爲有時 Z-score 爲負數，所以大部分的教師喜歡用 T-score 來計算，公式爲：T ＝ 10Z ＋ 50。

這裡我們要注意的是，如果所測驗的爲跑步的項目（以秒數爲單位），則 Z-score 的公式就變成 Z ＝（Mean － X）÷SD，以避免成績計算顛倒。

以上僅概略的介紹幾種較普遍常用的簡單統計方法，較複雜如常態分配（Normal Curve）、機率（Probability）、相關性（Correlation）、預測（Prediction）、回歸（Regression）、標準誤差（Standard Error）、t 考驗（t-Test）、變異數分析（ANOVA, analysis of variance）等，將不在此多做說明，各位可利用坊間的教育統計工具書尋找更深入的內容。

二、效度（Validity）

一般而言，如果測驗的結果能夠達到測量或教學的目標，這個測驗就具有效度（張志滿，民 81）。也就是說，效度是指測驗後的分數能夠反映出所要測量的潛在特性的程度（Thorndike et al, 1991），但這樣的解釋好像太過於抽象，無法讓人眞正明白。舉例來說，1600 公尺跑走測驗對於有氧能力程度的判定是具有效度的，但是測驗的結果對於衝刺的速度來說，並沒有意義。這樣應該清楚了吧！

American Psychological Association（1991）提出效度的種類可分成三種：內容效度（Content Validity）、效標關聯效度（Criterion-related Validity）、建構效度（Construct Validity）；在 1999 年，American Educational Research Association 也提供相同的效度驗證類別；Linn 及 Gronlund（2000）除了認同這三種效度之外，再加上第四種效度，就是結論效度（Conclusion Validity），每種各有其立論依據。

㈠內容效度（Content Validity）

內容效度又稱爲邏輯效度（Logical Validity），是將測量的內容做檢查，分析其是否已包含該項待測的特性。簡單來說，就是與內容相關聯的效度，因此一般多適用於成就測驗，尤其是效標參照測驗。內容效度已經非常成功的使用在運動與健康領域上，例如：健康體適能測驗的項目，其中身高、體重、年齡、性別對於身體質量指數，雙腳立定跳遠對於肌力，坐姿體前彎對於柔軟性，一分鐘仰臥起坐對於肌耐力，1,600 ／ 800 公尺跑走對於心肺功能等，各項測驗的結果都可視爲其內容與特質的依據。

(二)效標關聯效度（Criterion — related Validity）

又稱爲實證效度（Empirical Validity）或統計效度（Statistical Validity）（余民寧，民 86）。效標關聯效度是測量結果和效標間的關係，亦或測驗本身和效標間的關係；在此，效標代表著測驗所要測量或預測的行爲特質。例如：大學入學體育術科考試，可以用來預測學生未來進入體育相關科系的術科成就，此爲預測效度；預測效度的效標分數和測驗分數是在不同時間取得，其目的在利用測驗分數來預測未來的表現。另一種稱爲同時效度，是指效標分數和測驗分數同時取得，其目的是觀察測驗分數與效標上目前的實際表現間的關係，換句話說，也可以測量二個同時測驗間的關係；例如雙腳立定三次跳成績與三級跳遠成績間的相關性，如果之間產生高相關性，即顯示雙腳立定三次跳測驗是三級跳遠的一項重要指標。事實上，大部分的教師及教練也會利用專家評定（Expert Rating）與比賽級數（Tournament Standing）效度。

(三)建構效度（Construct Validity）

建構效度即表示測驗分數能夠測量到理論構念或特質程度。基本上，建構效度是先建立理論架構，再根據理論架構分析有關的假設、驗證假設，修改與理論相反的試題，所以建構效度通常結合理論的建立與理論的測試（Gronlund, 1993）。假設測驗結果顯示長距離運動選手比一般人的心肺功能較好，則此測驗就具備有建構效度。

(四)結論效度（Conclusion Validity）

Trochim（2004）認爲結論效度是最重要的效度考驗，因爲結論效度是測量分析測驗結果（data）與測驗結論（conclusion）之間合理關係的程度；或簡單來說，測驗結果與所得結論可信度有多少。例如我們研究運動成就與運動動機之間的關係，所得到的結果爲正相關，也就是代表一位運動員如果具有較高的動機，那麼其運動成就也較高。

三、信度（Reliability）

在談信度之前，我們必須先清楚什麼是分數。每一個測驗之後，都會得到一個結果，大部分是指分數。根據 Salking（2003）的解釋，測驗得到的分數稱爲實際觀察分數（Observed Score），其中包含眞實分數（True Score）

及誤差分數（Error Score）。真實分數也就是真正的分數（Real Score），代表對於此測驗後得到的真正價值，而不受任何內外在因素的影響；誤差分數就是測驗誤差，這些誤差的發生是隨機的，並且會受任何內外在因素的影響，例如一位短跑選手在今天測驗 100 公尺，其成績為 11 秒整，那我們可否認定這位選手 100 公尺的成績是 11 秒？當然不行！因為這個測驗的成績僅能代表他今天的 100 公尺成績，並不能代表明天或是以後測驗的成績，也許今天是逆風跑（外在因素），也許今天這位選手狀況不佳（內在因素）。這三種分數可以用以下公式來表示：實際觀察分數（OS）＝真實分數（TS）＋誤差分數（ES）。

　　了解了分數之後，再來討論信度就容易多了。信度是指在不同時間使用同一個測驗或使用類似測驗題目，在不同狀況下，對相同的測試族群重複施測，所得結果的一致性或穩定性。簡單來說，指的是測驗本身的一致性及穩定性，其公式為：信度（R）＝真實分數（TS）÷〔真實分數（TS）＋誤差分數（ES）〕（Salking, 2003）。基本上，信度分成兩個種類：穩定信度（Stability of Reliability）及一致信度（Internal-consistency Reliability）；在眾多統計測驗信度的方法中，最主要的目的是在評估測驗的穩定信度或是一致信度，以下將介紹一些常用的方式。

㈠重測信度（Test-retest Reliability）

　　以相同的測驗對於同一群體在不同的時間內測驗兩次，並計算出兩次測驗分數間的相關係數，亦稱穩定係數（Coefficient of Stability）。再測驗的時間間隔，隨著受測者的特性、測驗的目的、測驗的性質等而有所不同，可以從數分鐘到數年。

㈡複本信度（Alternative forms Reliability、Parallel forms Reliability、Equivalence Reliability）

　　以相同性質的兩種測驗對同一群體在同一時間或不同時間內施測。所謂複本是指兩份測驗在內容、形式、題數、難度、作答時間等相似，且複本信度可讓施測者將個人在測驗上的得分推論到其他相似的複本，可以提供穩定性與等值性的依據。

㈢內部一致性（Internal- consistency Reliability）

　　對大多數的測驗來說，並不太容易利用上述的兩種方法取得資料，因為必須測驗兩次或提供兩份同類型的試題，所以如果可以在一次測驗中便能計算出其信度，將是相當方便的，這就是內部一致性的目的。下列三種方法常用在測驗內部一致性：

1. 折半法（Split-half Method）：所謂折半法是將測驗平分為兩部分，然後計算此兩測驗分數間的相關，與複本信度的方法有異曲同工之處，惟折半法所求得的信度會較高於複本法，因為是將單一的測驗分成二部分。一般而言，折半法多利用奇數與偶數題目來折半。

2. 庫李信度（Kuder-Richardson Reliability）：庫李信度的計算是依據學生對於所有測驗題目的反應，來分析測驗內容的一致性，也就是用來判斷測驗內容是否為同一性質。對於傳統的是非題，僅有對與錯二種答案的測驗類型，可以利用庫李 20（KR20）和庫李 21（KR21）兩種方法來測驗其信度（Kuder & Richardson, 1937）。

3. α係數（Coefficient Alpha）：不同於庫李信度的KR20、KR21，Cronbach（1951）提出係數，跳脫出只能計算二個答案測驗信度的限制，並能應用於各種量表的測驗（如五等量表、七等量表）；也就是說，當答案或數據是按照順序排列的時候，這種方法是最佳測量信度的工具（Nunnally & Bernstein, 1994）。

㈣評分者信度（Inter-rater Reliability）

　　評分者信度是指二位或以上的評分者，在測驗過程中觀察、記錄及評分，並計算評分者所得結果間的一致性。利用評分者信度計算的方法有二種情況：第一種是計算評分者所得結果間的相關係數，即為相關法；第二種是將評分者對測驗每一題所得結果做比較，其完全相同的占全部試題的百分比有多高，即為同意百分法。

㈤測量標準誤差（Standard Error of Measurement）

　　標準誤差也可以用來測驗信度，特別是利用 SE 來探討個別的分數，葛樹人（民 76）表示：信度適用在比較不同測驗間的關係，而測量標準誤差則適用來判斷個別分數。舉例來說，如果有一位學生的體育常識測驗為 80 分，其測量標準誤差為 2.5，我們假設這位學生接受相同題型的測驗 50 次之

後，仍具有同樣的實力，則可以大膽的預測這位學生的分數都將會介於 77.5（80 － 2.5）與 82.5（80 ＋ 2.5）之間。

四、常模（Norm）

之前有稍微提到效標參照測驗（Criterion-referenced Test）與常模參照測驗（Norm-referenced Test）的比較，接下來將更進一步的介紹常模。通常利用常模參照測驗，都是將個別分數與其組別或族群作比較，而常模就是用來作為解釋測驗分數的參照標準（黃安邦，民 80），且測驗的整個過程，包含問題的設計、施測過程、測驗結果等，都是一致的標準化（Goetz, Alexander & Ash, 1992）。根據常模參照測驗的對照方式，常模可分成兩種型態：發展性常模（Developmental Norm）及組內常模（Within-group Norm）（周文欽等，民 85）。發展性常模指的是將個別在不同發展階層的成就表現與同性質，如年齡、性別、相同能力等的平均數做一比較，例如年齡常模（Age Norm）、年級常模（Grade Norm）、智商常模（Intelligent-quotient Norm）等；另外，如果是要了解個別成就在與相似背景的組別內的相對位置，也就是有一個高低程度的比較，稱為組內常模，常利用百分等級（Percentile Rank）、z 分數（z Score）、T 分數（T Score）、常態分配（Normal Distribution）等方法來確定其成就的高低。組內常模的標準化常常利用在測量個人的體適能狀況，或是作為運動成就的評分依據。

第三節　運動能力的測驗與評量

這裡的運動能力，是針對體能（Fitness）的基本要素而言，並不是所有的術科，例如籃球、排球或跑、跳、擲等能力。根據黃彬彬（1998）對體能提出的廣義解釋，包含身體的要素（physical factor）與心智（mental factor）的要素，與訓練的理論（Training Theory）有異曲同工之處。國際田徑總會（International Association of Athletic Federation, IAAF, 1991）指出運動哲學（Sports Philosophy）、運動心理學（Sports Psychology）、運動生物力學（Biomechanics）、體育史（Sports History）、運動營養學（Sports Nutrition）、運動傷害與急救（Sports Injuries and First Aids）、生長與發展（Growth and Development）、解剖學（Anatomy）、運動生理學（Sports Physiology）與技術教學（Teaching Skills）等，都是訓練理論的一環（圖 12-1）。因此，運動能力的測驗範圍是非常廣泛的。以下將依照教育部提出的體適能測驗項目，身體組成（Body Composition）、肌力（Muscles Strength）、肌耐力（Endurance）、柔軟度（Flexibility）與心肺功能（Cardiorespiratory Capacity），以及青少年、老年與技術成就詳加討論。

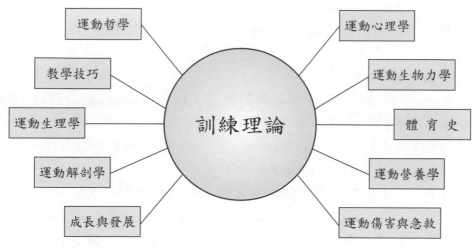

圖 12-1　訓練理論圖

一、身體組成（Body Composition）

㈠身體質量指數（Body Mass Index, BMI）

現在大部分，亦是最簡單的測量方法，就是利用 BMI 值來檢測是否超重、正常或太輕。世界衛生組織（1998）有一套完整的 BMI 值對照表（表 12-1），其公式為：體重（kg）÷（身高 m）^{2}。

㈡水中秤重法（Hydrostatic Weighing）

在實驗室中，此法最常被使用，且其準確性非常高。水中秤重法是利用阿基米德原理，必須先知道幾個元素（黃彬彬，1998）：水中體重（Underwater Weight-Ww）、地面重量（Land Weight-Wt）、肺部殘氣量（Residual Lung Volume-RV）、水的密度（Density of Water-Dw）、身體體積（Body Volume-BV）及身體密度（Body Density-BD）；身體體積公式為：BV ＝（Wt － Ww）／ Dw － Ba（Ba 為體內空氣組成，是利用 RV 再加上 100ml），身體密度公式為：BD ＝ Wt － BV。

(三)體圍（Body Circumferences）

　　大部分是利用 Hodgdon 及 Beckett 在 1984 年所提出的回歸方程式（Regression Equations）：

男性 $BD = 1.21142 + (0.00085 \times V_1) - (0.0005 \times V_2)$
$- (0.00061 \times V_3) - (0.00138 \times V_4)$

女性 $BD = 1.168297 - (0.002824 \times V_4) + (0.000012 \times V_1)^2$
$- (0.000733 \times V_3) + (0.00051 \times V_5) - (0.000216 \times V_6)$

　　其中，V_1 代表體重（kg），V_2 代表腸骨圍，V_3 代表髖關節圍，V_4 代表下腹部圍，V_5 代表身高（cm），V_6 代表年紀。

(四)皮下體脂肪（Skinfolds）

　　Jackson 與 Pollock 於 1978 年針對男性，以及 Jackson 研究群於 1980 年針對女性所發表的方程式：

男性 $BD = 1.112 - (0.00043499 \times V_1) + (0.00000055 \times V_1)^2$
$- (0.00028826 \times V 附下)$

女性 $BD = 1.097 - (0.0004697 \times V_1) + (0.00000562 \times V_1)^2$
$- (0.00012828 \times V_2)$

　　其中，V_1 代表 7 處皮下脂肪總合，V_2 代表腸年紀；7 處皮下脂肪為胸部（Chest）、肱三頭肌（Triceps）、肩胛骨下方（Subscapula）、腹部（abdomen）、腸骨上方（Suprailium）、大腿（Thigh）及腋下（Midaxillary）。

二、肌力（Strength）

　　肌力是所有運動甚至是身體任何活動中重要的基本因素之一，可以分成兩類：一為最大肌力（Maximum Strength），亦稱為爆發力（Explosive Strength）；另一為彈力（Elastic Strength）。事實上，肌力的測驗可根據肌力的幾種型態來區分：等張收縮（Isotonic Contraction）、等長收縮（Isometric Contraction）、向心收縮（Concentric Contraction）與離心收縮（Eccentric Contraction）。

(一)等張收縮（Isotonic Contraction）

　　一般的重量訓練，較常使用等張收縮的原理來達成目標，例如仰臥起坐、單槓引體向上、仰臥推舉（Bench Press）或腿蹲舉（Squat）等，通常利用已研發完全的常模評定其優劣程度。

㈡等長收縮（Isometric Contraction）

　　最具代表性的等長收縮測驗項目為握力測驗，通常這類型的測驗都利用可以馬上顯示出結果的設備，並參考相關的常模對照表，以便了解自身的狀況。

㈢向心收縮（Concentric Contraction）與離心收縮（Eccentric Contraction）

　　以引體向上為例，當二頭肌用力收縮，把身體向上提升時，就是進行向心收縮；反過來說，在引體向上的下降階段，讓肌肉在受控制的情況下延長並回復至原來的長度時，就是離心收縮。

　　測驗力量（Power），有一個通用的公式：力量（Power）＝〔力氣（Force）×距離（Distance）〕÷時間（Time）（McCloy, 1932）。這裡所指的力量就是肌力，但是肌力的測驗方式可分為數種：50公尺衝刺（速度）、曲折跑（敏捷）、立定跳遠（爆發力）、垂直跳（彈力）、壘球擲遠（爆發力）等。

三、肌耐力（Muscular Endurance）

　　常見肌耐力的測驗內容有三大類，上半身肌耐力、腹背肌耐力及心肺耐力。

㈠上半身肌耐力

　　最主要以手臂與肩膀為測驗的部位，例如單槓引體向上與伏地挺身等。

㈡腹背肌耐力

　　通常是利用屈膝仰臥起坐為測驗腹背肌耐力的項目。

㈢心肺耐力

　　將在以下詳加介紹。

四、柔軟度（Flexibility）

　　Kraus及Raab（1961）研究顯示背部及腿部如果能夠保持相當程度的柔軟度，對於預防下背部疼痛非常有效。事實上，全身性柔軟度如果增加，其肢體延伸的角度及範圍也相對提升，對於身體活動的能力亦有顯著的幫助。當然測驗柔軟度的種類琳瑯滿目，可以針對不同運動項目的需求，設計不同的測驗。最簡單也最方便的項目，就是坐姿體前彎。

五、心肺功能（Cardiorespiratory Capacity）

心肺功能亦稱為有氧適能（Aerobic Fitness），如果具備較好的有氧適能，不但能有效的控制體重及降低超重的比率，最主要能夠預防心臟血管的疾病（U.S. Public Health Service, 1996）。美國運動醫學會（American College of Sports Medicine-ACSM, 1999）指出最大攝氧量（VO_2 max）是有氧適能最好的指標，其公式為：VO_2（ml・kg^{-1}・min^{-1}）＝（VO_2L・min^{-1} ×1,000ml・L^{-1}）÷（weight-kg）。

(一) 踩腳踏車（Cycling），其攝氧量公式為 VO_2（ml・kg^{-1}・min^{-1}）＝（1.8 ml・kg^{-1}・m^{-1}×kg・m・min^{-1}÷body weight-kg）＋7 ml・kg^{-1}・min^{-1}（ACSM, 1999）。

(二) 跑步機—走路（Treadmill-Walking），其攝氧量公式為 VO_2（ml・kg^{-1}・min^{-1}）＝0.1（速度）＋1.8（速度）（坡度）＋3.5（ACSM, 1999）。

(三) 跑步機—跑步（Treadmill-Running），其攝氧量公式為 VO_2（ml・kg^{-1}・min^{-1}）＝0.2（速度）＋0.9（速度）（坡度）＋3.5（ACSM, 1999）。

(四) 12 分鐘跑，其最大攝氧量公式為 VO_2 max（ml・kg^{-1}・min^{-1}）＝（距離－0.3138）／0.0278（Cooper, 1968），距離的單位為英里（mile）。

(五) 1.5 英里跑，其最大攝氧量公式為 VO_2 max（ml・kg^{-1}・min^{-1}）＝3.5＋（483／時間—分鐘）（ACSM, 1999）。

(六) 1 英里跑，其最大攝氧量公式為 VO_2 max（ml・kg^{-1}・min^{-1}）＝108.94－8.41（時間）＋0.34（時間^2）＋0.21（年紀×性別）－0.84（BMI）（Cureton, 1995），時間的單位為分鐘，1 代表男性，0 代表女性。

六、青少年

對於青少年的體適能測驗，美國從 1958 年就已經有一套完整的模式（American Association for Health, Physical Education, and Recreation - AAHPER, 1958）。接下來，透過簡單的介紹，了解美國青少年體適能的發展（Baumgartner et al., 2003）：

㈠總統的挑戰體適能測驗（President's Challenge Physical Fitness Test, the President's Council on Physical Fitness and Sports, 1966）

　　1/4 英里跑（6、7 歲）、1/2 英里跑（8、9 歲）、1 英里跑（10 到 17 歲）、仰臥起坐、引體向上、伏地挺身、V字體前彎、坐姿體前彎及曲折跑。

㈡德州青少年體適能測驗（Texas Youth Fitness Test, 1973）

　　項目有引體向上或單槓支撐、2 分鐘屈膝仰臥起坐、1 英里或 9 分鐘跑走（4 到 6 年級）、1.5 英里或 12 分鐘跑走（7 到 12 年級）、50 碼衝刺、曲折跑及立定跳遠。

㈢曼尼托巴身體成就測驗（Manitoba Physical Performance Test, 1977）

　　項目有 800 公尺跑（5 到 9 歲）、1,600 公尺跑（10 到 12 歲）、2,400 公尺跑（13 到 19 歲）、坐姿體前彎、1 分鐘屈膝仰臥起坐、單槓支撐、預估體脂肪百分比。

㈣南卡羅來納測驗（South Carolina Test, 1978）

　　項目有 1 英里或 9 分鐘跑走、三頭肌與腹部體脂肪總合、坐姿體前彎及 1 分鐘屈膝仰臥起坐。

㈤美國健康、體育、休閒及舞蹈聯盟健康相關體適能測驗（American Alliance for Health, Physical Education, Recreation, and Dance-AAHPERD, Health-Related Fitness Test, 1980）

　　項目有 1 英里或 9 分鐘跑走（所有的學生）、1.5 英里或 12 分鐘跑走（13 歲以上的學生）、三頭肌與肩胛骨下方體脂肪總合、坐姿體前彎及 60 秒屈膝仰臥起坐。

㈥適合當今青少年（Fit Youth Today-FYT, Jackson & Baker, 1986）

　　項目有 20 分鐘規律跑、屈膝仰臥起坐、坐姿體前彎及預估三頭肌與小腿體脂肪總合。

㈦FITNESSGRAM（The Cooper Institute for Aerobics Research-CIAR, 1992）

　　1 英里跑走、身體質量指數（BMI）、三頭肌與小腿體脂肪總合、仰臥起坐、軀幹提升、伏地挺身、引體向上、單槓支撐及坐姿體前彎。

　　事實上，從 1966 年開始，美國就開始利用效標參照標準（Criterion-referenced Standards）作為是否健康的依據。而臺灣也自 1997 年成立體育委員會以來，積極為全民打造專屬與健康相關的體適能標的，並同時推展全民運

動，期達到強身建國的宗旨，完整的訊息可到行政院體委會網站取得（http://media.justsports.net.tw/spo_demo/online_body.asp）。

七、成年及老年

　　根據內政部（http://www.moi.gov.tw/moi/indes.asp）所發布的臺灣地區人口統計資料顯示，臺灣早在民國 82 年便已進入高齡化的社會；到了 92 年，65 歲以上人口占總人口的比率更超越了 9%，在十年之間，老年人口占總人口的比率便增加了 2%，顯然臺灣人口老化的問題愈來愈嚴重。根據謝明瑞（2003）指出：高齡化社會所帶來的問題可以歸納為健康、居住、經濟、社會適應及休閒等五方面，其中又以健康和經濟方面最為迫切；其中健康醫療問題是老年生活中最值得憂慮的。基本上，如果欲降低老年醫療成本，就必須盡量維護高齡族群的健康，有鑑於此，先進的國家早已研發出非常完善的成年及老年的體適能制度。在美國有二個非常實用的成年及老年體適能測驗，由 YMCA 及美國健康、體育、休閒及舞蹈聯盟（AAHPERD）所提供的。

(一) YMCA － Y's Way to Fitness

　　這個課程被喻為最受歡迎的成年及老年體適能（Golding, Myers, & Shinning, 1989），測驗的項目為：3 分鐘登階、三部位（腹部、腸骨與肱三頭肌）或四部位（腹部、腸骨、肱三頭肌與大腿）體脂肪總合、仰臥推舉（bench press）、1 分鐘仰臥起坐及坐姿軀幹轉體（trunk flexion）。

(二) Aging and Adult Fitness Test

　　是由美國健康、體育、休閒及舞蹈聯盟（AAHPERD）內的老年與成年發展委員會（Council on Aging and Adult Development）推出（Osness & Arapcs, 1996）。其測驗的項目有：重量指數（Ponderal Index）、軀幹／腳柔軟度（與坐姿軀幹轉體類似）、敏捷／動力協調、「汽水」罐統合（"Soda Pop" Coordination test）、手臂肌耐力及 880 碼走。

　　事實上，適合老年族群的運動以溫和、不激烈為原則，如散步、體操、騎固定腳踏車；另外屬於中國傳統文化的太極拳、外丹功、氣功等，皆為相當有益的運動項目。可惜的是，在臺灣並沒有可以參考的標準作為依據，來判斷從事這類運動時的質與量。

八、技術成就

　　大多數的運動技術測驗，是借重體育教師或專業教練的經驗累積而成，坊間有許多中小學體育教科書或各運動單項協會所訂定的測驗模式，例如：紅十字會的游泳技術等，均可供參考，因此就不再多占篇幅一一敘述。但是，編製運動技術的測驗有一些基本原則（張志滿，1992）：

㈠測驗項目須針對受測者整體的素質考量。

㈡測驗項目須簡單明瞭。

㈢測驗項目須符合課程目標。

㈣測驗前須有詳細的測驗說明。

㈤受測者須有充分的練習。

㈥測驗可清楚分辨出技術的優劣。

㈦測驗須有完整的計分系統。

㈧對於測驗的結果須有合理的解釋。

㈨需提功能彌補技術成就的方式。

㈩盡量減少受測者對於測驗的恐懼與降低無相關變項的因數。

　　以上幾點原則並不是絕對的，因為運動項目實在是琳瑯滿目，且可以編製成的測驗內容多如汗毛，但是有一點必須要謹慎的，就是人類的生長與發育，特別是對於正值青春期的青少年，除了性別差異之外，發育時間的早晚與適應性，也是要加以觀察的。所以對於中學生運動技術測驗的安排，需多花點時間與精力，以免設計出不適當的測驗項目。

第四節　認知（Cognitive）及情意（Affective）的評量

一、知能的評量（Knowledge-based measurement）

　　大部分的運動與健康課程，都具備認知的目標。教師希望學生不但能達到預期的技術成就，更能夠真正的了解規則、禮儀、專業術語、程序、策略等（Baumgartner et al., 2003），而學生也應該確實的知道運動與健康的相關性；這是為什麼許多完整的健康體適能課程，均包含認知測驗的主要原因。

（一）認知測驗的目的

　　不管是體育、運動或健康課程的教師，都想要傳達正確的相關訊息給學習者，而這些訊息就是知識的來源，包括為什麼運動是重要的、為什麼良好的飲食習慣是必要的、為什麼要有個人的壓力管理方式、如何保持健康體適能、如何發展全適能、如何預防傷害與疾病、如何建立終身運動（Lifelong Sports）等，都與人類的生命有著密不可分的關聯。Baumgartner 等學者（2003）認為認知測驗有下列幾種目的：

1. 可當成部分的學習成績或結果評量（Summative Measurement）的依據。
2. 可測驗學習進展或形成評量（Formative Measurement）的依據。
3. 對於學習者或參與者的學習狀況與課程期望提供相關的回饋。
4. 提高學習者或參與者去學習相關教材測驗的動機。
5. 呈現重要資訊，學習者或參與者透過認知測驗可以學到相關資訊。
6. 評估教學的有效性。

（二）認知測驗的種類

　　可分成兩大類型：簡答／申論（Essay）與目標（Objective）；熟練（Mastery）與區別（Discrimination）（Baumgartner et al., 2003）。

1. 簡答／申論與目標：簡答或申論的題目，是讓受試者針對相關的主題寫下他們所知道及學到的任何答案；目標測驗的題目僅針對所問的問題回答，例如是非題、選擇題與配合題等。
2. 熟練與區別：熟練的題目是利用效標參照（Criterion-referenced）的形成評量（Formative Measurement）來測驗學習者是否熟練教學內容，且其測驗應該包含知識性、理解性與應用性，大部分是用來評定受測者是否通過測試或不及格；區別的題目是利用常模參照（Norm-referenced）的結果評量（Summative Measurement）來區分學習者所具備的知能，換句話說，就是找出擁有能力較強的學生。所以這類的試題通常都比較專業性且較艱深，因為基本的知能測驗是無法區分出較好、較有潛力的學生。因此，區別測驗所得到的結果會遠低於熟練測驗。

二、心理因素的評量

　　運動心理學的發展已經有 40 幾年了，愈來愈多的心理學家，將心理學研究的結果應用在提升競技成就及身體活動能力方面，的確發揮很大的影響

（盧俊宏，1994）。事實上，簡單來說，最大的目的便是在於研究與了解在運動過程中所產生的種種複雜行爲及心理歷程。

㈠心理因素的分類

盧俊宏（1994）將心理因素區分成幾個部分：人格特質、焦慮與覺醒、放鬆、認知、壓力管理、參與動機、因果歸因論、攻擊與暴力、凝聚力與領導行爲等。美國學者 Ostrow（1996）蒐集 30 年間 314 篇利用心理學工具在運動領域上的研究，將其分類成 20 種，並詳細列出這些心理學量表、問卷與目錄。20 個種類爲：成就方針（Achievement Orientation）、侵略（Aggression）、焦慮（Anxiety）、專注（Attention）、運動與身體活動的趨向性（Attitudes toward Exercise and Physical Activity）、競技運動的趨向性／價值（Attitudes/Values toward Sport）、歸因（Attribution）、身體象徵（Body Image）、認知策略（Cognitive Strategies）、凝聚力（Cohesion）、自信—運動（Confidence-Exercise）、自信—競技運動（Confidence-Sport）、意象（Imagery）、領導（Leadership）、生活適應（Life Adjustment）、控制力（Locus of Control）、動機—運動（Motivation-Exercise）、動機—競技運動（Motivation-Sport）、多方面的（Multidimensional）與其他（Miscellaneous）。

㈡問卷（Questionnaires）

問卷是最常被用來當成研究與分析心理因素的工具，且對於所得到的資料，可以很容易又迅速獲得有效的詮釋。一份成功的問卷，取決於 7 個因素（Baumgartner et al., 2003）：

1. 邀請參與信：一個簡潔有力的說明或由有影響力的學者專家介紹的信，將會提升問卷的回收率。
2. 時間：如果在寒暑假期間寄送問卷，將是不智之舉。
3. 呈現：問卷必須利用打字且要工整、專業的顯示在好的紙張上。
4. 形式：必須讓受試者容易了解，並能迅速回答問題。
5. 長度：通常問卷如果看起來較短，則回收率會增加，可以利用較小的字體且雙面的格式。
6. 內容：問題太冗長或無趣，會降低受試者完成的動機。
7. 回饋：如果分享研究結果，將有助於回收率及縮短時間。

　　Ray是一位剛進大學任教的新鮮人，雖有相當的術科背景，但對於大學的體育課程僅略知一二。第一個學期，Ray負責教授學校安排的羽球課程，他花了許多時間設計課程大綱及授課內容，希望能滿足學生的需求，當然也利用期中與期末考來評量學生的學習效果，並作為學期成績的依據。Ray的羽球課評分方式如下：30%出缺席及上課狀況、30％期中測驗、40%期末測驗。期中測驗是以發球為主，所以幾乎每一位學生都可以得到滿分；而期末測驗則是利用單打比賽的方式，贏的得2分，輸的也有1分，目的在鼓勵學生從比賽中增加技術及經驗。

　　學期結束後，當 Ray 在計算總成績時，發現班級的分數並非呈現常態分配，而是相當不規則。於是，Ray便開始尋找導致評量失敗的原因。在研究探索之後，Ray整理出幾個影響評量的因素：(1)一般的大學體育課程，尤其是興趣選項，學生的技術層面落差相當大。(2)所有的測驗都是以技術為主，對於上課積極但身體活動能力較差的學生是不公平的。(3)沒有顧慮到情意與知能的部分。

　　經過參考測驗與評量的工具書之後，Ray調整了羽球課的評分方式，為學生創造更多學習機會，儘量達到多元化的測驗目的，其修正如下：出缺席及上課態度30%、期中測驗15％、期末測驗20%、分組報告25％、筆試10％。從第二學期之後，Ray的羽球課就顯得多采多姿，且不用考慮對學生評分不公平的問題了。

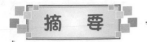

　　幾乎全世界的體育課程逐漸與健康結合的潮流興起後,如何利用有效的運動方式來保持健康,便是體育改革的新趨勢與新目標。當然,傳統的評量方式,必須隨著革新。運動技術取向的測量方式,正面臨著最大的衝擊。愈來愈多的研究顯示,不僅人類的體能狀況已經逐漸下降,其健康的情形亦是每況愈下,有鑑於此,相關單位正積極發展出各種身體活動,希望能夠提升健康體適能指數。而研究得到的常模對照表與測驗方式,就成為追求健康的指標。但是,除了這些健康相關的體適能測驗之外,不要忘了,這只是評量的一部分罷了,完整的模式,亦須包含另外兩個元素:認知與情意測驗。所設計的評量方式也必須是多元化的,讓學生或受試者可以接受較多方面的測驗來達到目標。

關鍵詞

測驗	知識取向測驗
測量	情意測驗
評量)	個人取向測驗
分配／分組	技能測驗
診斷	成就測驗
成就的評量	選擇反應測驗
預測	結構反應測驗
課程評鑑	效標參照測驗
激勵	常模參照測驗
認知測驗	電腦化適性測驗

次數分配　　　　　　　　　重測信度

中央趨勢　　　　　　　　　內部一致性

平均數　　　　　　　　　　折半法

中位數　　　　　　　　　　庫李信度

眾數　　　　　　　　　　　α係數

測量變數　　　　　　　　　評分者信度

全距　　　　　　　　　　　測量標準誤

標準差　　　　　　　　　　常模

百分等級　　　　　　　　　發展性常模

標準分數　　　　　　　　　組內常模

Z-score 及 T-score　　　　身體組成

效度　　　　　　　　　　　肌力

內容效度　　　　　　　　　肌耐力

效標關聯效度　　　　　　　柔軟度

建構效度　　　　　　　　　心肺功能

結論效度　　　　　　　　　複本信度

信度

複習問題

1. 說明效標參照測驗（Criterion-referenced Test）與常模參照測驗（Norm-referenced Test）的不同，並解釋體育教師如何應用這兩種測驗方式。

2. 將體育課堂的任何一個測驗成績，利用本章所提供的統計公式，列出次數分配（Frequency Distribution），並計算出中央趨勢（Central Tendency）的三個元素、全距（Range）、標準差（Standard Deviation）等。

3. 說明何謂信度（Reliability），並敘述計算信度的方式。

4. 說明何謂效度（Validity），並敘述計算效度的方式。

5. 說明健康體適能的重要性，並針對其各項元素提供一個適當的測驗方式。

6. 說明發展青少年及老年健康體適能的重要性。

7. 敘述認知測驗的種類。

8. 列舉出一項運動心理學問卷，並詳加解釋其功用與目的。

參考文獻

余民寧（1997）。教育測驗與評量——成就測驗與教學評量。臺北：心理出版社有限公司。

周文欽（2002）。研究方法——實徵性研究取向。臺北：心理出版社有限公司。

周文欽等（1996）。心理與教育測驗。臺北：心理出版社有限公司。

林清山（1993）。心理與教育統計學。臺北：東華書局。

張妙瑛等（2003）。臺灣地區桌球運動選才常模電腦評估系統建立。中華民國體育學會九十二年學術論文發表會。

張志滿（1992）。體育測驗與評價。臺北：水牛出版社有限公司。

張春興（1989）。*張氏心理學辭典*。臺北：東華書局。

黃安邦譯（1991）。*心理測驗*。臺北：五南出版社有限公司。

黃國彥等（2003）。*教育心理學*。臺北：心理出版社有限公司。

黃彬彬（1998）。*運動生理學*。姜慧嵐（第二版），*體適能指導手冊*。臺北：臺灣：中華民國有氧體能運動協會。

葛樹人（1987）。*心理測驗（上）*。臺北：桂冠出版社有限公司。

線上體能評估（2001）。行政院體育委員會。網站：http://media.justsports.net.tw/spo_demo/sport_fitness/d_appraise/d01.asp。

盧俊宏（1994）。*運動心理學*。臺北：師大書苑。

謝明瑞（2003）。臺灣人口老化的省思。財團法人國家政策研究基金會。網站:http://www.npf.org.tw/PUBLICATION/FM/092/FM-C-092-103.htm。

簡茂發（2002）。*心理測驗與統計方法*。臺北：心理出版社有限公司。

Airsian, P. W., & Madaus, G. J.; (1972).; Functional types of student evaluation. *Measurement and Evaluation in Guidance, 4*, pp. 221-223.

American Alliance for Health, Physical Education, Recreation, and Dance (AAHPERD). (1980). *Health-related fitness test manual*. Reston, VA: Author.

American Association for Health, Physical Education, and Recreation (AAHPER). (1958). *Youth fitness test manual*. Washington, DC: Author.

American College of Sports Medicine. (1999). *ACSM guidelines for exercise testing and prescription* (6th ed.). Philadelphia: Lippincott, Williams, and Wilkins.

American Educational Research Association. (1999). *Standards for educational and psychological testing*. Washington, DC: AERA.

American Psychological Association. (1991). *Standards for educational and psychological testing*. Washington, DC: Author.

Baumgartner, T. D., Jackson, A. S., Mahar, M. T., & Rowe, D. A. (2003). *Measurement for evaluation in physical education & exercise science* (7th ed.). New York, NY: McGraw-Hill.

Bloom, B. S., Hastings, J. T., & Madaus, G. F. (1971). *Handbook on formative and summative evaluation of student learning.* New York: McGraw-Hill.

Cooper, K. H. (1968). A means of assessing maximal oxygen intake. *Journal of the American Medical Association, 203*, pp. 201-204.

Cronbach, L. J. (1951). Coefficient Alpha and the internal structure of tests. *Psychometrika, 16*, pp. 297-334.

Cronbach, L. J. (1990). *Essentials of psychological testing* (5th ed.). New York: Happer Collins.

Cureton, K. J. (1995). A generalized equation for prediction of VO_2 peak from 1-mile run/walk performance. *Medicine and Science in Sports and Exercise, 27*, pp. 445-451.

Ellery, P. (1997). Using the World Wide Web in physical education. *Strategies, 10* (3), pp. 5-8.

Everhart, B. (1997). Using e-mail in student teaching. *Journal of Physical; Education, Recreation, & Dance, 68* (6), pp. 36-38.

Goetz, E. T.,; Alexander, P. A., & Ash, M. J. (1992). *Educational psychology: a classroom perspective.* NY: MacMillan Publishing Company.

Golding, L. A., Myers, C. R., & Shinning, W. E. (1989). *The Y's way to physical fitness: the complete guide to fitness testing and instruction* (3rd ed.). Chicago IL: YMCA.

Gronlund, N. E. (1993). *How to make achievement tests and assessment* (5th ed.). Boston: Alleyn & Bacon.

Hart, D. (1994). *Authentic assessment: a handbook for educators.* New York: Addison-Wesley.

Hodgdon, J. A., & Beckett, M. B. (1984). *Technique for measuring body circumferences and skinfold thickness.* Report No. 8439, Naval Health Research Center, San Diego, CA.

International Association of Athletic Federation. (1991). *Introduction to coaching theory*. Worthing, England: Hazelwood Press.

Jackson, A. W., & Baker, A. (1986). The relationship of the sit and reach test to criterion measures of hamstring and back flexibility in young females. *Research Quarterly for Exercise and Sport, 57*, pp. 183-186.

Jackson, A. S., & Pollock, M. L. (1978). Generalized equations for predicting body density of men. *British Journal of Nutrition, 40*, pp. 497-504.

Jackson, A. S., Pollock, M. L., & Ward, A. (1978). Generalized equations for predicting body density of women. *Medicine and Science in Sports and Exercise, 12*, pp. 175-182.

Kuder, G. F., & Richardson, M. W. (1937). The theory of the estimation of reliability. *Psychometrika, 2*, pp. 151-160.

Kraus, H., & Raab, W. (1961). *Hypokinetic disease*. Springfield, IL: Thomas.

LaMaster, K., Williams, E., & Knop, N. (1998). Technology implementation: let's do it!; *Journal of Physical Education, Recreation, & Dance, 69* (9), pp. 12-15.

Linn, R. L., & Gronlund, N. E. (1999). *Measurement and assessment in teaching* (8th ed.). Upper Saddle River, NJ: Prentice Hall.

Lord, F. M. (1980). *Applications of item response theory to practical testing problems*. Hillsdale, NJ: Lawrence Relbaum Associates.

Manitoba Department of Education. (1977). *Manitoba physical fitness performance test manual and fitness objectives*. Manitoba, Canada.

McCloy, C. H. (1932). *The measurement of athletic power*. New York: Barnes.

Mckethan, R., Everhart, B., & Sanders, R. (2001). The effects of multimedia software instruction and lecture-based instruction on learning and teaching cues of manipulative skills on preservice physical education teachers. *Physical Educators, 58*, pp. 2-13.

Mills, B. (1997). Opening the gymnasium to the World Wide Web. *Journal of Physical Education, Recreation, & Dance, 68* (8), pp. 17-19.

Mitchel, D., & Hunt, D. (1997). Multimedia lesson plans-help for preservice teachers. *Journal of Physical Education, Recreation, & Dance, 68* (2), pp. 17-20.

Murphy, K. R., & Davidshofer, C. O. (1994). *Psychological testing: principles and applications* (3rd ed.). Englewood Cliffs, NJ: Prentice Hall.

Nunnally, J. C., & Bernstein, I. H. (1994). *Psychometric theory* (3rd ed.). New York: McGraw-Hill.

Osness, W., & Arapcs, H. (1996). *Functional fitness assessment for adults over 60 years: a field based assessment* (2nd ed.). Dubuque: Kendall/Hunt.

Ostrow, A. C. (1996). *Directory of psychological tests in the sports and exercise science* (2nd ed.). Morgantown, WV: Fitness Information Technology.

President's Challenge Physical Fitness Test. (1966). *The President's Council on Physical Fitness and Sports*. Available online: http://www.fitness.gov/ challenge/challenge.html.

Popham, W. T. (1981). *Modern educational measurement*. Englewood Cliffs, NJ: Prentice-Hall.

Rust, J., & Golombok, S. (1989). *Modern psychometrics: the science of psychological assessment*. Lodon: Routledge.

Salking, N. J. (2003). *Exploring Research* (5th ed.). Upper Saddle River, NJ: Prentice Hall.

Texas Governor's Commission on Physical Fitness. (1973). *Physical fitness-motor ability test*. Austin, TX.

The Cooper Institute for Aerobics Research (CIAR). (1992). *Prudential FITNESS GRAMTM test administration manual*. Dallas, TX: Author.

Thorndike, R. M., Cunningham, G. K., Thorndike, R. L., & Hagen, E. P. (1991). *Measurement and evaluation in psychology and education* (5th ed.). New York: Macmillan.

Trochim, W. M. (2004). *The Research Methods Knowledge Base* (2nd ed.). Internet WWW page, at URL: <http://trochim.human.cornell.edu/kb/index.htm> (version current as Aug. 02, 2000).

U.S. Public Health Service. (1996). *Physical activity and health: a report of Surgeon General*. Washington, DC: U.S. Department of Health and Human Services.

Walsh, W. B., & Betz, N. E. (1990). *Tests and assessment* (2nd ed.). Englewood Cliffs, NJ: Prentice Hall.

Weiss, D. J., & Kingsburg, G. G. (1984). Application of computerized adapted testing to educational problems. *Journal of Educational Measurement, 21*, pp. 361-375.

WHO. (1998). *Obesity: preventing and managing the global epidemic*. Report of a WHO Consultation on obesity. Geneva: World Health Organization.

運動與健康策略

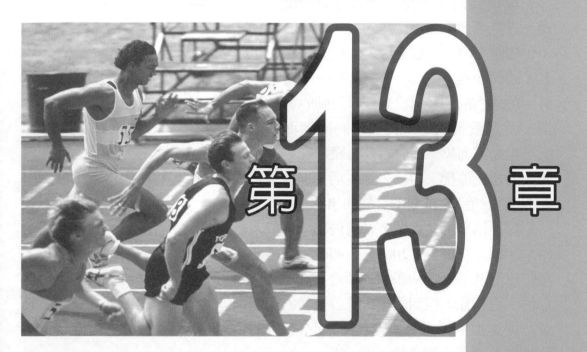

第13章

 學習目標

讀完本章，你應該能夠：
1. 了解運動在健康生活中扮演的重要角色。
2. 計畫符合個人特質且增進健康的運動處方。
3. 長期而有效執行個人體能活動計畫。

第一節　現代人的健康體能

一、坐式生活型態的挑戰

現代人的健康受到坐式生活的威脅，它是導致心血管疾病的最大危險因子，如圖 13-1。「麵龜族」（指體重過重、體脂肪過多的人）有愈來愈多的趨勢，超過六成的民眾沒有規律運動的習慣，而過重不只是外在美觀的問題而已，也是高血壓、高血脂及心臟病等文

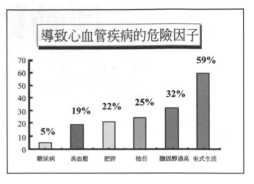

圖 13-1　導致心血管疾病的危險因子

明病的重大原因。由於坐式生活型態使得現代人各項慢性病的機率提高，因此改變生活型態是刻不容緩的事。

體能活動的益處眾多（陳俊忠，2002；行政院人事行政局，1998；謝伸裕，2002；卓俊辰，2001），如改善身體組成，控制心血管疾病危險因子，預防癌症及成人型糖尿病，調適及紓解工作壓力，增進身體及心智健康，更自信、更積極，控制體重，改善不當的生活型態。適當運動可提升身體攝氧量，促進血液循環及新陳代謝，改善體內各器官的氧氣供給、降低血中脂肪，以及減輕心臟負擔。

適當運動成為醫師口中的非藥物預防治療措施，其中耐力訓練（Endurance Exercise Training）可延緩高血壓的發生、降低舒張壓及收縮壓，預防冠狀動脈心臟病的發生；肌力及肌耐力的無氧重量訓練（Weight Training）則可預防骨質疏鬆症及下背痛。

二、關心健康體能商數

有關體能的商數可以 PFQ（王順正，2002b）來代表個體身體機能與運動條件的優劣；以 HPEQ（Health-related Physical Education Quotient）代表健康體能商數，此商數愈高則健康的趨向愈明顯，將肌力、肌耐力、柔軟度、心肺耐力、體脂肪百分比等五項不同特質的身體能力與構造所組成的成績，是建立良好生活品質的基本條件，因為活動精力充足，可輕鬆處理應付偶發

的身體活動，享受休閒生活；健康體能商數是否進步會受到運動習慣的影響，長期不運動，則此商數將會下降。是故，給予國人適當參與運動的機會，尤其是十五歲以上的國民，是健康的一大要務。

三、健康的促進

從適能教育（Fitness Education）的立場觀察，促進全人健康 （Total Well-being）的相關因素即與身體健康的整體觀念的安適狀態（Well-being）一致，是由五個成分所構成。以下所列舉的五類健康適能互相影響而形成的生活型態及其品質，呈現出全人健康（教育部，2008）：

(一)身體的適能（Physical Fitness）
(二)情緒的適能（Emotional Fitness）
(三)精神的適能（Spiritual Fitness）
(四)社會的適能（Social Fitness）
(五)文化的適能（Cultural Fitness）

其中尤其以身體的適能對健康的貢獻最為顯著。圖 13-2 的全人健康區是具備較好健康體能的個體，擁有較佳的健康狀態，屬全人健康的範圍，能獲得健康與幸福。多數人則處於游離區，若將生活習慣改變為動態生活則能由游離區進入健康區。圖 13-3 是身體活動、體適能及健康的關係圖，影響這些關係的

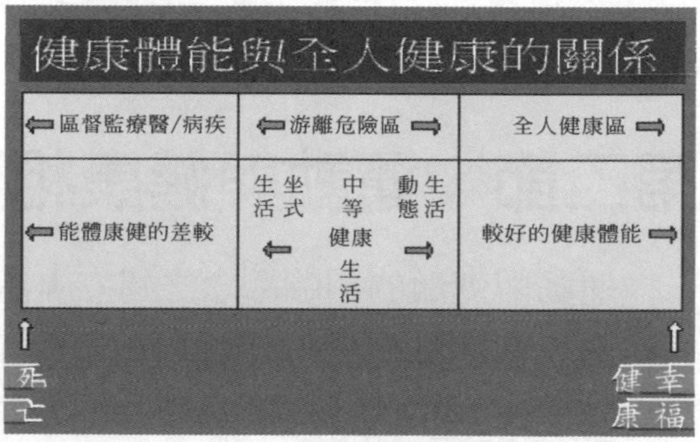

圖 13-2 健康體能與全人健康的關係

因素有遺傳因素、生活型態、環境因素及個人特質（蘇俊賢，2002）。飲食及運動習慣是影響生活型態的重要因素之一，不良的生活習慣如抽菸、喝酒，也是造成健康的疑慮之一。因此，健康是全面性的，應於生活中實踐。

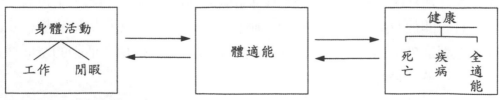

圖 13-3 身體活動、體適能及健康關係模型（蘇俊賢，2002，頁 83）

由圖 13-4 可知參與動態活動的生活型態是人類應該追求的，參與適當激烈身體活動可降低過早死亡率百分之三十，即使是不太激烈的休閒活動也可降低過早死亡率（陳俊忠，2002），因此鼓勵適當的休閒運動是促進健康的基本條件。

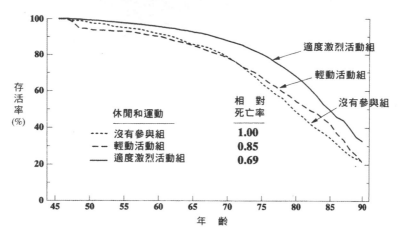

圖 13-4　適當激烈身體活動與存活率關係圖（陳俊忠，2002，頁 15）

第二節　運動與健康相關政策

運動與健康的相關觀念之建立，由政府制定政策且加以推動是直接有效的作法，我國政府對於這樣的政策也不遺餘力。

一、校園開放及空間活化

國民體育法第七條規定各級學校運動場地在不影響學校教學及生活管理原則之下，應酌予開放，供社區內民眾體育活動之用。各級學校體育實施辦法亦有相關的規定。各級學校由於法源有所依據，訂定各校體育及運動場地開放及管理辦法，有利於社區民眾從事相關的體育活動。例如，某校有一網球場，訂定開放及借用辦法，同時實施會員管理制度，使得場地除學校正課體育課上課之外，仍有充分利用的可能，並使附近居民增多活動的空間與選擇，是互惠的具體作法。

由於人口結構的轉變，臺灣地區許多學校的班級數急遽下降，造成部分校園空間閒置，於是強調將這些空間活化的政策陸續推動（張俊一，2013）。如樂活運動站及淋浴間的設置及規畫，皆可增加民眾運動的機會及提昇人民的健康。

二、推動全民體適能

民國 78 年國家體育建設中程計畫，即有關於全民運動的計畫，民國 86 年陸續有「厝邊相招來運動」系列活動，如各項運動聯賽、青少年週末假日休閒運動、暑期青少年休閒運動、社區親子運動競賽、社區休閒運動、職工體育活動、傳統民俗活動、水上救生站、原住民體育活動、離島地區體育活動、身心障礙國民運動、幼兒教師體能指導研習班等，各縣市及相關單位積極投入活動，將運動帶入生活中，且重視弱勢者、偏遠地區及文化相關活動，結合民間力量，活化運動世界。

教育部陸續推動國民體適能之提昇方案，包括學生體適能檢測、登錄及上傳資料並匯成年報，資料之建立已日見成效（教育部體育署，2013）。惟提昇體適能的重點仍在執行策略，推動的各項方案是否確實完整及專項體適能及全面體能提昇的具體作法是否落實。

三、在學校層面方面

透過學校宣導國家政令，學校撰述「家長須知」，把對學生的運動相關教育，擴大到家庭，如教育部三三三體能專案，體能檢測（如表 13-1 之項目）到體能護照的實施，從學生到成人，全面宣導正確的觀念，並積極加入運動行列，使運動成為生活的一部分，讓了解個人體能狀況，成為健康檢查必備的條件。若使得國人在一定時間內對於自己體能的定期了解成為習慣，健康及體能受重視的程度必然提升。15 歲以下的學生在自然生長與發育的條件下，學校體育課程必修，體育課程正常實施，並給學生日常體能活動，回家體能功課，再加上校內外體育活動頻繁，體能及健康環境良好。如此在學生體育活動的時間增多，以及休閒活動豐富的教育環境下，下一代的健康水準一定可以提高。

表 13-1　中華民國國民體能測驗項目

項　　目	對　　象	目　　的
1 分鐘屈膝仰臥起坐	6～65 歲國民	腹部肌力與肌耐力（健康體能）
坐姿體前彎	6～65 歲國民	柔軟度（健康體能）
800 公尺跑走	國小男、女學生 國中、高中、高職、大專院校女學生 15～30 歲非學生身分之女生	心肺耐力（健康體能）
1,600 公尺跑走	國中、高中、高職、大專院校男學生 15～30 歲非學生身分之男生	心肺耐力（健康體能）
3 分鐘登階	30 歲（含）～65 歲國民	心肺耐力（健康體能）
身體質量指數（BMI）	6～65 歲國民	身體組成（健康體能）
立定跳遠	國小、國中、高中、高職 大專院校男女學生	瞬發力（運動體能）

教育部　84.11.23 公布

四、管理制度及系統的建立

在政策層面確定之後，管理及執行才是重要的運作，例如開放學校場地之後，應設置相關管理辦法或規則，並附使用申請表，安排相關人員分工，才能開始實施及收效。

例如：

㈠志工制度的訂定與安排。

㈡指導員的培育及執行。

㈢政令宣導策略：如媒體的顯現，印製宣導手冊，成立宣導小組巡迴宣導等。

㈣結合與鼓勵投資民間健康俱樂部。

㈤舉辦各項活動及運動比賽，如慢跑、慢壘或槌球比賽等活動。

㈥改善運動與休閒環境，如整修健康休閒步道，亦可獎勵民間投資興建。

㈦學校體育課程朝適能課程模式設計與發展。

㈧自我監督系統之建立：掌握資訊，如作息（休閒調適）、體重控制（健康檢查及體能測驗）與健康因子等狀況。

AIDA 策略
 1.引起注意（Attention）
 2.激發興趣（Interest）
 3.刺激慾望（Desire）
 4.付諸行動（Action）

（黃月嬋，1993）

民國 85 年教育部推動體能方案，各校辦理許多體能指導班，提升社區居民的健康體能，下表以臺中市某校為例，辦理的成效及體能紀錄內容如下：

政府推動體能指導班規劃內容

一、目的

由於科技文明使人們缺乏身體活動，引發許多有關運動不足的慢性病（如肥胖、下背痛等）。因此，規律的運動已被視為健康生活的重要條件，而成立體能訓練班的目的就在於提升健康體能、增進運動保健和養成規律之運動習慣。

二、時間

本次的研習自民國 85 年 4 月 9 日起至 7 月 4 日止，共 13 週的時間，在此期間每週固定在星期二、四中午的 12：30～13：30 間集合所有成員進行有氧舞蹈及階梯性舞蹈。

三、上課地點

4F 舞蹈教室。

四、指導老師

由舞蹈教學經驗豐富的林老師擔任。

五、成員

本次的研習活動成員以教職員工為主，此外還有來自醫學院的職員以及附近的居民，共三、四十人；其中以 30～65 歲的女性居多，只有少數幾位 30 歲以下的女性。

六、活動內容

在每週二、四固定的上課中進行不同的活動，其中週二均固定為有氧舞蹈及韻律操；週四則採階梯有氧活動（Steps）。如：韻律操、柔軟伸展操等。

七、學員反應

本次活動的學員在開始時參與率頗高，且在午餐前就來跳有氧舞蹈，由於天氣轉熱，加上場地位於四樓（頂樓），每到中午就十分悶熱，但經過幾週的規律運動後，身體狀況明顯改善，爬樓梯不會像以前那麼喘，下班後仍有體力從事其他家事，體力有明顯的進步。

八、體能檢測的內容與目的

國民體能的檢測內容，教育部在民國 84 年公布，其中國小學生體能測驗項目有：1 分鐘屈膝仰臥起坐，坐姿體前彎，800 公尺跑走，身體質量指數（BMI），以及立定跳遠等項。由於這些項目具備代表性、簡易性、便利性及安全性，故選擇這些項目測驗。

實施體能檢測的目的是為了了解國人的身體狀況與症狀，引起國人對自己身體的重視與注意，就如同身體的定期健康檢查一樣的重要。未來，我國若能如同先進國家一樣，將體能檢測的結果與健保額度相關連，亦即體能差的人，就應繳交多一些的健保費等這一類的措施，那麼體能的重要性，將更廣泛為國人所重視。另外，體力等於國力說，仍受多數人的認同，假若國人體能好，則工作效率高，生活品質跟著提高，那麼國家的競爭力自然提升。

評價一個人的體能好壞，必須根據常模，可分為百分等級、七等級或五等級。1 分鐘屈膝仰臥起坐 30 秒測肌力，60 秒測肌耐力（約 20～22 下）；坐姿體前彎平均約 30 公分；身體質量指數（BMI），為體重（公斤）除身高（公尺）的平方，平均是 22，超過 30 表示肥胖。心耐肺力指數等於運動持續時間（秒）乘 100，再除以三次脈搏和的二倍，平均約 54，超過 65 為優。

九、體能測驗紀錄表

使用對象：30 歲至 65 歲之女性　　　　承辦單位：　　　　填表日期：

編號	姓名	身高	體重	出生日期		仰臥起坐		坐姿體前彎		3 分鐘登階				腰圍	臀圍
		cm	kg	年	月	30 秒	60 秒	cm	cm	時間	1~1,30	2~2,30	3~3,30	吋	吋
1	劉	157	62.5	41	3	14	23	29	28	分秒	58	55	51	31	41
2	羅	158	47	36	5	10	17次	25	30		58	54	51	25.5	33
3	廖	160	53	49	7	12	17	32	36		57	46	44	29	35
4	粘	157	55	29	9	8	8		0		50	40	38	29	38.5
5	曾	150	50	39	4	10	16	24	26		61	56	54	26	36.5
6	何	153	58.5	46	1	13	19	28	31		53	51	49	27	38
7	林	157	46	53	11			29	31		54	44	44	25	34
8	賴	150	49	45	5	10	16	22	22		61	55	52	26.5	35
9	齊	153	51	50	1	12	16	20	20		62	57	51	26	35
10	陳	153	48	51	12	11	20	35	32		54	46	42	25	34

第三節　促進健康的運動策略

一、建立個人健康的生活型態

　　坐式生活型態造成全球人類的生命危機，每年三十萬人死於飲食／生活型態（陳俊忠，2002），各國政府無不設法降低危險因子（戒菸或減重）回到健康的生活型態。12 項健康因子有：(1)健康體能，(2)不吸菸，(3)安全，(4)醫學身體檢查，(5)壓力管理，(6)癌症預防，(7)心血管危險因子的減低，(8)健康教育，(9)精神，(10)藥物濫用控制，(11)營養，(12)性生活（行政院體育委員會編，1998），如右圖，其中又

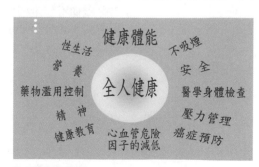

全人健康的範疇

以抽菸危害最嚴重，1999 年的調查四十萬人死於抽菸（陳俊忠，2002）。全人健康（Total Well-being）就個人而言，應含這十二個要素，健康體能好的人，可遠離疾病游離危險區，邁入幸福生活的領域（行政院體育委員會，1998）。

重視以下四項生活品質，才能進入全人健康的境地：

(一)均衡的飲食

多食高蛋白食物如納豆，定食定量不偏食，不暴飲暴食，注意衛生，多維他命 C 及蔬果，少抗生素，多攝取自然界草藥。

> 《腦內革命》一書倡導的健康策略
> 1.大步走
> 2.伸展操
> 3.適當的飲食
> 4.冥想
>
> （魏珠恩譯，1996）

(二)規律且適量的運動

如大步走每日五千步以上，或多做伸展操；並在日常生活中爭取身體活動機會，多找機會步行，如「看見樓梯，就不要搭電梯」。一個 64 公斤的人爬樓梯 30 分鐘能消耗 260 大卡，是與從事游泳、慢跑有一樣的強度。

(三)充足的休息

生活規律、作息正常，有正當的休閒娛樂活動，並配合定期的健康檢查。

(四)心靈活動及正面的思考

保持愉悅心情、積極樂觀，冥想、想像喜好的事物，可分泌腦內嗎啡（春山茂雄著，魏珠恩譯，1996；創意力編譯組譯，1997）。一笑一少，一怒一老，或參加宗教活動、寫日記等。

> 日常生活中增加身體活動量的小祕訣：
> 1.提早一站下車，走路到達目的地。
> 2.停車位找遠一點，走路到達目的地。
> 3.等電梯不如走樓梯。
> 4.與同事談公務，走到他／她的辦公室去。
> 5.自己動手洗車、倒垃圾。
>
> （行政院衛生署國民健康局，2002）

二、從事規律化的運動

> 從事規律運動之前提：
> 1.目標清晰：明瞭自己為什麼要從事運動。
> 2.找到同伴：固定從事運動的夥伴及時間。
> 3.學會技能：先具備該項運動的基本能力。

從事規律運動應先訂定運動處方（王順正，2002a），建議先實施體能檢測並定期加以複測，依據原則訂定適當的計畫，包含方式、強度、項目、時間、頻率次數。SPORT-FITT原則說明如下，運動者應持之以恆，才能達到目標（Virgilio, 1997）：

(一)特殊性原則（principle of Specificity）

了解運動的獨特性可能只提升某項能力，針對不同的目標，應該選擇不同運動方案，以四項健康體能為例，分別設計不同的活動，分別達成其目標。

(二)漸進原則（principle of Progression）

強度與時間漸增，小幅度增加。

(三)超負荷原則（Overload principle）

量及強度對身體而言是超載的，才能達到訓練的效果。

(四)反轉換邊（Reversibility）

左右兩邊都需反覆實施，才能平衡發展。

(五)訓練與維持（Train and maintain）

而FITT是指運動頻率（Frequency）、運動強度（Intensity）、運動時間（Time）及運動型式（Type）等要素，是個人運動處方不可或缺的要素。

> 運動計畫時間之分配：
> 1.暖身活動 10 分鐘：關節伸展操。
> 2.心肺活動 20 分鐘：配合主運動方法。
> 3.肌力運動 10～20 分鐘：特定部位。
> 4.特定基本運動能力與技能 50 分鐘：與心肺活動配合。

表 13-2　個人運動處方應包含之要項

項　　　目	內　　　容	備註或補充說明
體能評估	身體組成 心肺耐力 柔軟度 肌力及肌耐力	
運動方式 （Item）		詳細活動安排：
運動強度 （Intensity）		
持續時間 （Duration or Time ）		
運動頻率 （Frequency）	週一 週三 週五	
安全措施	場地 裝備 活動順序 動作注意要項 活動前後之處理 避免之動作	

三、選擇適當的運動項目

　　選擇適當的運動項目，因人而異，加強體能項目爲心肺耐力的活動，其條件如下表，許多運動項目皆爲不需要特殊器材的運動項目，實施的可行性更高。

加強的體能項目	運動種類或運動項目（item）	運動時間及次數	評估及測驗方法	備　　註
心肺耐力	網球 快走 跑步 游泳 騎單車 跳繩 有氧舞蹈 持續打球	每週至少三次 每次至少 20 分鐘	登階測驗 12 分鐘跑走 800 或 1,600 公尺跑走	每分鐘心跳率以達到 140 到 160 為訓練區或目標

（行政院人事行政局，1998）

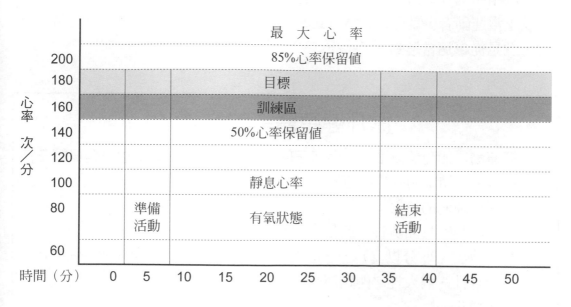

四、規劃可行的方案

　　為了達到良好的體能，以維護個人的健康，必須選擇適當的運動強度以從事運動。運動強度有時以個人感覺為準，運動時氣喘噓噓表示太強，運動者將自動調整降低運動強度。為了使強度的判斷較科學化、有數字的依據，較簡便的方式即是以心跳率計算。通常運動強度在最高心跳率的 65～80% 之間為優，以 70% 的運動量為最佳，故以此（最高心跳率的百分之 70%）為適當運動強度之標準。

運動強度之計算一：（220－年齡）× 70%

運動強度之計算二：（220－年齡）－安靜心跳率＝心率保留值

心率保留值乘於 70% 以後，再加上安靜心跳率即爲適當之強度。

　　規劃可行的方案時，選擇運動的正確時機使其能定時定量實施及能具備紓解壓力之管理，並能將家庭與社區關係融入方案中，則可提高方案的成功率（謝伸裕，2002）。這樣由自己掌握生命動力的方案，能減少慢性病等危險因子、延長壽命；因爲規律運動可改善心血管疾病之高危險因子，如高血壓、高脂肪病等，而次要危險因子如肥胖、糖尿病、尿酸過高、A型個性人格及不當運動者，是可以人爲方式改善的（蘇俊賢，2002），其中最明顯的例子就是從事適當運動。

提升健康體能的方法

㈠有氧運動（如有氧舞蹈）：目的在於提升心肺耐力（心肺耐力是身體在特定強度下，持續活動的能力）

　　1. 有氧運動的特質：

　　　時間長、具節奏性（節拍固定）。

　　　持續性（20分以上）、一定水平（適當）之運動強度（60～90%）。

　　　全身性、個人性之閉鎖運動。

　　　多樣化。

　　2. 方式：（配合音樂）連續而反覆的活動過程中，能消耗更多的能量。

　　3. 項目：如慢跑、快走、爬樓梯（登階）、游泳、騎腳踏車、跳繩、有氧舞蹈等皆是。

　　4. 提升心肺耐力（有氧適能）的作法：

　　　3～5次／週、20～60分／次（可將其他運動融入其中）。

　　　遵守全身性、持續性、節奏性原則及強度60～90%的運動原則。

　　5. 活動示例：三、五人輪流打一個羽球，連續運球投籃，連續踩階梯，連續跳繩，持續有氧舞蹈，連續相互丟（投）球越網等。

㈡重量訓練（如負荷自己的體重）：提升肌力及肌耐力

    1. 針對特定部位（特殊性原則）。

    2. 負荷一定的重量（漸進原則，指強度，60～85%）。

    3. 反覆操作（超負荷原則）。

    4. 提升肌肉適能的作法：

       2～3 次／週、8～10 個動作／次，每個動作反覆 6～10 次。

       共 1～3 回合（每 8～10 個動作算一回合）。

       例如：蹲伸（運動大腿及小腿）。

    5. 動作示例：手推車、平衡木（手）競走、拔河、背人賽跑、搬運重物（鉛球或沙包）、爬竿（雲梯）比快、持續互拉、單槓運動、跳上跳下（樓梯），持礦泉水重量訓練。

㈢伸展運動（俗稱拉筋）：提升柔軟度

    1. 固定部位。

    2. 伸張一定的角度（至微痛，可以說話）。

    3. 彈震或靜態停留一定的時間（6～30 秒）（方式之一：他人協助推壓）。

    4. 換邊及反覆。

    5. 提升柔軟度的作法：做伸展操（要先暖身）停留 10～30 秒／次，每部位反覆 3～5 次，換邊。隔天做，2 次／天，選擇需要加強的部位實施。

㈣健康的生活習慣：平衡身體組成

    1. 充分的休息（作息正常）。

    2. 均衡的營養（能量之攝取）。

    3. 持續而規律的運動習慣（適當之運動處方）。

    4. 平衡身體組成的作法：維持均衡的體脂肪百分比；良好的飲食、作息及運動習慣。

    5. 不良（不健康）的作法：節食、藥物。

提升運動體能的活動

㈠策略

    1. 道具應用。

    2. 加入音樂（節奏性）

    3. 分站循環。

    4. 二人一組（互壓、互背）

    5. 體能競爭比賽。

㈡例子

    1. 爬竿。

    2. 輪流打未落地之球。

    3. 追逐遊戲。

    4. 背人競走。

    5. 凌波舞。

㈢單一運動體能的活動

    1. 敏捷性：指人體快速改變身體方向及位置的能力，如躲避移動中的球。

    2. 協調性：跳繩、呼拉圈、打擊（躲避）移動中的人（球）。協調性是指統合神經肌肉系統，訓練正確而優雅之活動的能力。

    3. 速度是指最短時間內移動快慢之能力，如 20 公尺衝刺。

    4. 反應時間：聞哨聲急停、急轉彎。反應時間指身體對刺激的反應能力。

    5. 平衡感：三點立（低）、一點立（高）。平衡感是指身體維持平衡的能力。

    6. 瞬發力：跳碰氣球。瞬發力指最短時間內，產生力量的能力（行政院體委會，1998）。

分站循環訓練心肺耐力的策略

1. 輪流打羽球：羽球拍 8 支，羽球 5 個。
2. 踩上踩下：45 公分高階梯 5 個。
3. 跳繩二跳一迴旋：短繩 6 條。
4. 來回運球上籃：籃球 5 顆。
5. 仰姿騎腳踏車：墊子 5 個。
6. 迎頭趕上：快走、蟹行、猴行、跑跳步、側滑步、前後交叉步。
7. 手撐地，足交換跳。
8. 跑步機。

第四節　運動與健康督導

　　從事各種運動項目，都有其不同的健康督導方式。如游泳要注意水上衛生及安全，快步走路要注意鞋子及路徑，跑步需注意天候及同伴，騎腳踏車應多注意地點及裝備等。

> 重量訓練督導策略：
> 1.安全守則。
> 2.每個動作都做到最大範圍。
> 3.動作先求正確，再加重量。
> 4.各部位應均衡活動。
> 5.老年人及高危險群不宜從事重量訓練。

（黃月嬋，1996）

一、選擇適合自己的運動

(一)撞擊性（impact）

　　高度撞擊性活動如跑、跳，輕度撞擊性活動如游泳。若選擇自運動強度心跳率的下限開始運動，可減少骨骼風險、降低併發症、能持續較長時間。

㈡方便性（convenience）

　　考慮可接受的價錢、季節及地點，在住家或工作場所附近，可行性較高。

㈢技術（skill）

　　如直排輪技術性高，排球技術性中等，槌球技術性低。技術性愈低，愈不需花太多時間學習，可以從事該運動的可行性高。

㈣與學生及社區一起運動

　　如上體育課，打太極拳。

㈤社會因素（social factors）

　　選擇獨自運動或團體運動，團體運動有其優點，因為一群人運動的安全性較高，有專人指導或有同伴更佳。

　　1.與同事慢跑、打球、跳（土風）舞、瑜珈。

　　2.與家人爬山、游泳、打球、騎車。

　　3.加入運動俱樂部：健身房、韻律操。

　　4.自行運動：跳繩、爬樓梯、快走、啞鈴、健身器材。

㈥具備樂趣及愉悅的環境（謝伸裕，2002）

㈦實施原則

　　符合個人興趣與需求（適當的），掌握體能特質（大肌肉活動），確定運動形式（均衡全身，單一或多樣），漸進與超負荷。

二、運動時的自我督導

㈠事前定期評估，了解自己身體健康狀況：從事運動前，應整體評估身體及運動測驗，健康檢查，評估問卷或請問醫師狀況，以了解該項運動可能產生的傷害及所需的體能水準，並調整適合自己的情況（蘇俊賢，2002）。內容如：

　　1.病歷問卷表。

　　2.體檢表。

　　3.運動生理值測驗表。

　　4.醫師同意書。

　　5.心臟疾病危險因子分析表。

　　6.生活型態評估表：有關個人飲食、抽菸、飲酒、運動等之了解。

7. 健康體能檢測表。

8. 安全注意事項等，將每次運動後的反應及身體狀況確實作成紀錄。運動設計必須符合完整的運動程序，包含暖身、主活動及緩和活動（謝伸裕，2002）。

㈡慎選器材、護具及環境：如在草地上跑步優於水泥地，配合氣候狀況隨時補充水分；配合氣候選擇適當的衣著及鞋子、襪子，或者可保暖而透氣的衣服，具吸收衝擊性及柔軟性的鞋子，後跟控制良好，耐磨鞋底，吸震、厚柔的襪子等（李昭慶，2002），且為了持之以恆，應加以克服氣候因素的影響。

㈢初學者勿操之過急，應先學習運動技巧，先由短時間活動開始再逐步延長，而找到一位好的指導員也是督導及執行的重點之一。

㈣注意體能活動之傷害防範（林正常，2002），應先鍛鍊好從事該項運動的相關體能，如跑步前，先練下肢肌力及肌耐力是防範傷害的第一道有力防線；避免運動傷害造成反效果（李昭慶，2002），如骨骼肌的傷害，由於瞬間用力過猛，而造成拉傷、挫傷，如揮棒、跳躍或跨大步。部分項目之運動者與人、器材及地面碰撞容易造成嚴重傷害；以及一些不斷反覆的動作，如慢跑的膝踝易造成慢性傷害（陳俊忠，2002），都應事前預防。而造成運動傷害的原因；包括：環境天候不佳、設施不良、裝備不齊、身體疲憊、動作不正確、體能不足等。預防運動傷害的原則有：保持運動習慣、暖身、重視運動環境、選用適當裝備、學習正確技巧、身體疲憊不運動、對自己的身體敏銳度強、復健。

㈤清楚掌握過度訓練的徵兆及現象（林正常，2002），以長期過度訓練為例，造成的過度疲勞會引起安靜脈搏每分鐘超過 120 次，而協調變差、抽筋、容易受傷、關節疼痛、消化不良、反應差等都是過度訓練的徵兆；一般身體不適的腰酸及疲倦，或呼吸困難、不規律等警訊都應特別注意。

㈥儘量與同伴一同運動。

㈦健康管理

1. 恢復原理（蘇俊賢，2002）：勿過度訓練，休息及飲食皆十分重要。

2. 現代人健康情形是社會經濟的負擔，由於醫療服務成本高，多數疾病與生活型態有關，也與環境有關且可事先預防，如呼吸系統疾病與抽

菸有關，自我調控生活型態、正面生活習慣的養成，可降低社會醫療服務成本（蘇俊賢，2002）。

三、肥胖者從事運動注意事項

㈠運動計畫應配合營養師及心理學家。

㈡全家人的支持與配合：家庭飲食，行為角色，共同休閒生活，情緒支援等之配合。

㈢每週減重不超過一磅。

㈣注意水分的補充。

㈤建議加入團體減重組織較易成功。

㈥重視漸進原則，注意時間及強度的選擇。

㈦恆心（蘇俊賢，2002）。

四、病患從事運動注意事項

㈠在醫師的指示下從事運動。

㈡更重視漸進原則，注意時間及強度的選擇。

㈢避免單獨從事運動，並讓周遭運動夥伴知道你是病患，以備不時之需。

㈣個別注意事項：（以糖尿病患為例）注射胰島素後，在抑制血糖的一段時機（各類胰島素不同）從事運動，注射1小時內不適合運動；熟記低血糖反應徵兆，並學會緊急處理步驟；運動前、中、後都自我監測血糖值，運動後12小時內，每2小時檢測血糖一次，低於80ml/dl，則須補充多醣食物（卓俊辰，2001）。

　　同時對於不同年齡及對象之督導應有所不同，針對老人應注意活動量，針對兒童應注意趣味性，上班族則應重視時間及地點的安排，居家者可強調活動的安全性及同伴。另以行為改變技術方式督導自己日常生活的習慣及型態，有利於運動習慣的養成。

五、安全的考量

　　從事運動時使用的運動場所、設備及器材等環境因素，必須加以考量，以免造成不必要的傷害。首先應檢查空間的安全性、設備的穩固性，以及檢

核器材的品質，最後是活動內容的選擇，考慮是否符合需求及勝任程度，必要時加以修改（黃月嬋，2012）。

第五節　結　語

　　現代人生活步調快速，生活壓力大，運動成為生活中重要的一環。加上坐式生活型態造成的危機，動態生活方式的培養更是刻不容緩。於是政府應積極培養志工及指導員，投入運動指導的行列，設法結合民間產業力量，加強運動環境的建立，有了專業的督導，加上科技化的設施，結合身心靈的活動，重視個別化需求，將是未來在運動與健康推動的策略，非常重要的一環。

摘　要

　　　全人健康是個體追求的重要方向，規律運動乃是提升健康體能的不二法門。為了國人的健康，政府應積極培養志工及指導員、結合民間產業人力及資金，透過專業的督導，以科技化產物結合身心靈活動，將運動與健康之策略個別化設計，作為未來重要趨勢之一，以符合個人的需求。

關鍵詞

強度	持續時間
頻率	特殊性原則
超載原則	漸進原則
策略	

複習問題

1. 訂定運動處方的要素為何？分別說明其原則。
2. 現代人面臨的健康問題為何？如何克服之。

參考文獻

王順正（2002a）。運動的處方。收錄於林正常、王順正主編，*健康運動的方法與保健*，頁 47～50。臺北：師大書苑。

王順正（2002b）。健康體能商。收錄於林正常、王順正主編，*健康運動的方法與保健*，頁 133～138。臺北：師大書苑。

行政院人事行政局編（1998）。公務人員健康管理手冊。臺北：編者。

行政院衛生署國民健康管理局（2002）。www.doh.gov.tw。

行政院體育委員會編（1998）。*國民體能檢測實務手冊*，頁 69～73。臺北：編者。

林正常（2002）。體適能活動的傷害防範。收錄於林正常、王順正主編，*健康運動的方法與保健*，頁 191～194。臺北：師大書苑。

林昭慶（2002）。身體活動之反效果及其防範之道。收錄於林正常、王順正主編，*健康運動的方法與保健*，頁 239～244。臺北：師大書苑。

教育部（2008）。九年一貫課程健康與體育領域綱要。

陳俊忠編譯（2002）。*哈佛經驗——運動與健康*。臺北縣：易利圖書有限公司。

創意力編譯組譯（1997）。*腦內革命2*，頁 228。臺北：創意力文化事業有限公司，（春山茂雄原著）。

黃月嬋（1993）。推廣職業婦女休閒運動應有的作法。*國民體育季刊*，22(4)，頁 46～53。

黃月嬋（1996）。婦女的重量訓練處方。*國民體育季刊*，25(3)，頁 40～47。

謝伸裕譯（2002）。*ACSM 體適能手冊*。臺北：九州圖書文物有限公司。

魏珠恩譯（1996）。*腦內革命*。臺北：創意力文化事業有限公司（春山茂雄原著）。

蘇俊賢（2002）。*運動與健康*，頁 214～224。臺北：品度股份有限公司。

Virgilio, S. J（1997）. *Fitness Education for Children-A Team Approach*, Champaign: Human Kinetics. pp. 39-46.

黃月嬋（2012）。適應體育教學安全措施。載於卓俊伶編，中小學適應體育教學教師手冊，189～198 頁。臺北市：教育部。

張俊一（2013）。活力再現－規劃校園閒置空間爲體育運動空間。學校體育，23(3)，15～26 頁。

教育部體育署（2013）。體適能躍升計畫之 102～103 年度體適能精進計畫。http://www.sa.gov.tw/wSite/ct? xItem=5288&ctNode=288&mp=11

Note

運動健康管理的發展、趨勢與展望

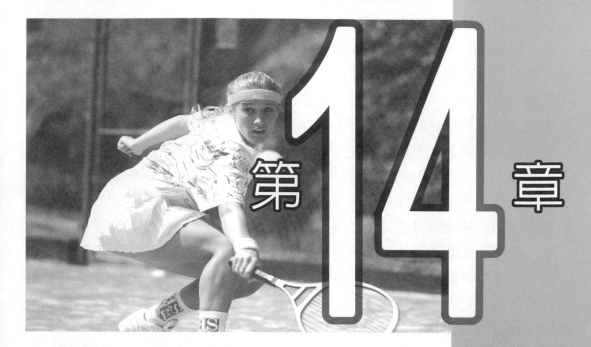

第**14**章

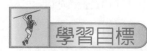

讀完本章，你應該能夠：

1. 認識運動健康管理的過去發展、現在趨勢與未來展望。
2. 體認運動能促進身心健康。
3. 了解特殊族群的健身運動與體重控制。
4. 明白運動健康的管理與評量。
5. 了解適應體育的推展趨勢與展望。
6. 認識運動健康與科技運用。
7. 了解國內體適能發展現況與推動全民運動的瓶頸。
8. 推展全民運動促進健康的策略與展望。

前言

　　隨著時代進步，如何促進健康愈來愈受到重視，因此現代觀念強調人們處在健康狀態時，就應設法尋求有助於維持和增進健康的生活方式，且以增進自我保健的知能及培養自我保健的責任為其中心目標。眾所周知，運動可以增進體適能，強化心血管、骨骼、肌肉與內分泌系統等，也能消耗多餘能量、減少脂肪堆積，並增進人體機能，對預防慢性疾病的發生有很大的助益（黃永任，1998）。依目前流行病學的研究證據顯示，運動對結腸癌、女性乳癌、女性生殖系統癌症、男性攝護腺癌及肺癌等的確有正面的預防效果。因此透過正常規律的運動習慣來改善或保持健康的體適能，甚至於有益個人整體健康之維護，實為健康促進領域中不可或缺的一環。美國於西元 2000 年到 2010 年的國家健康目標中明列「身體健康體適能」為重要目標之一，英國也在其國家健康白皮書中提出促進國民重視運動與體適能之政策，可見重視運動與健康體適能乃世界潮流及時勢所趨。我國近年在教育部努力推動下，亦積極展開國民健康體適能教育的推廣工作，而行政院衛生署更以提升國民健康體適能為國民保健計畫之重點項目之一（卓俊辰，2003），其主要目的就是希望能增加規律運動人口的比例，提高全民的身體素質，以減少家庭及社會的醫療負擔，節約國家的醫療資源。

　　然而令人擔心的是，國內中小學普遍不重視體育教學，且根據調查，大學生沒有規律運動的人口占 70％，有 60.4％的學生自認運動時間不足，加上目前大專課程是由學校自主，多數學校將體育課改為選修，無形中導致學生運動的機率更形縮減。眼見國內各級學生體能每況愈下，實足令人憂心忡忡。

　　青少年是國家未來的棟樑，為了讓新生代更有活力和競爭力，應建立學生健康檢查及健康管理制度。此外，高齡化為社會發展的趨勢，政府、民間團體與個人都應積極解決高齡化所產生的各種問題，才能克服老化現象所造成的障礙，改善高齡者身心健康與生活品質，並針對人口老化所造成的社會現象和經濟體制進行再建構。尤其現代人忙碌緊張的靜態生活型態，往往壓得大家透不過氣來，忙、盲、茫……的迷失更道出了現代人的無奈與無力感，從而產生因壓力和焦慮所累積的身心疾病，所以更應該重新思考如何在

現代生活中自我調適，建立正確理念，以及透過運動等有效途徑管理自己的身心健康。

有鑑於此，體委會自民國 90 年起即推展所謂「運動人口倍增計畫」，該計畫為六年國家建設的一環，結合 25 縣市以及 22 所大學校院和 16 個體育團體與體育場，以每年新增 50 萬運動人口作為計畫目標。其實施特色在於著重資源整合、推動重點項目、以組織代替個人，以及加強理念宣導，以期倍增運動參與人口。

除此之外，教育部從 1999 年起至 2003 年之間，每年亦花費大約 1,500～2,000 萬元推動「學生體適能計畫」，特別針對中小學生體適能表現不佳，大學生體適能差而運動人口比例又少的現象，以及經濟發展後人民生活習慣改變和營養過剩，而缺少身體活動的缺點。以學生為實施對象，進行有系統的體適能推廣，包括網站、護照、獎章制度、研習班和體育實驗班……等等的加強計畫。

無論貧富貴賤每個人只有一個身體，若是沒有適度的規律運動，很容易產生病痛，況且規律運動是最廉價的保健方法，也是最有效避免身體疼痛和預防疾病的方法之一。因此大家都應該保持規律的運動習慣，才能讓自己活得更久、更好。因為經由規律運動不但能獲得較佳肌力、柔軟度、持久力、心血管循環功能和耐力等最佳體適能，也能預防疾病。站在心理健康觀點，它更可以避免憂鬱症和焦慮症，緩和人們工作上的壓力反應，產生樂觀、自信、自尊心以及好心情。在良好的體適能和愉快心情下，個人的工作、學業、事業都會有較佳的表現。沒有錢的人因身體健康，心情愉快，沒有永遠不致富的道理；有錢的人，身體健康，心情愉快，更能享受人生和貢獻社會。總之，規律運動能讓人感到對生活與生命有控制感，提高生活滿意度，和提升生活品質。

第一節　運動與身心健康促進

一、運動生理學的研究貢獻

運動生理學的起源可追溯到古希臘時代，當時的醫生以醫療與預防的觀點，鼓勵民眾多從事運動。而從十九世紀初期開始，運動生理學領域開始被

注意，同時有較多具醫學背景的學者紛紛投入此領域的研究。在二十世紀後運動生理學更是蓬勃發展，有許多文獻在此時期問世，有許多雖與運動無直接關係的研究，卻對於往後的運動科學研究造成不少影響，如表 14-1（林正常，1997；Robergs & Roberts, 1997）。

表 14-1　運動生理學相關研究

學　者	研究、理論及事蹟
丹麥學者 August Krogh	一、研究微血管的血液循環。 二、廣泛的研究運動與環境的生理反應。 三、獲諾貝爾獎。
Douglas & Haldane	一、研究換氣控制下氧氣的角色，其收集氣體的袋子，稱爲 Douglas 袋。 二、氧氣對血液中二氧化碳轉移的影響與換氣控制，稱爲 Haldane 效應。
英國學者 Archibald V Hill	一、研究運動中的攝氧量，密切結合實際運動，首先提出最大攝氧量及氧債的觀念。 二、獲諾貝爾獎。
德國學者 Otte Meyerhof	一、發表碳水化合物分解作用與骨骼肌乳酸產物的發現。 二、獲諾貝爾獎。
丹麥學者 Christian Bohr	一、研究血紅素分離曲線，稱 Bohr 效應。
德國學者 Otte Frank 英國學者 Henry Starling	一、研究動物心臟、發現心室血流的增加會提升心臟搏出血的能力，稱爲 Frank-Starling 定律。

　　由上表可看出，二十世紀，對於運動生理學有重大貢獻的，大都是歐洲學者，更有三名歐洲學者，研究運動與肌肉領域而獲得諾貝爾獎。在美國，對於運動生理學的最大貢獻，莫過於哈佛疲勞實驗室的成立。許多知名學者，包括 August Krogh、E. Asmussen、E. H. Chritensen、M. Nielsen、Peter F. Scholander 和 Rudolpho Margaria 等，都在此實驗室做過實驗。此實驗室對往後的運動生理學發展有著深遠的影響。

　　從過去、現在到未來的發展趨勢，在不同時期，運動生理學領域所關心及探討的範圍不盡相同，如表 14-2 所示（Robergs & Roberts, 1997）。

　　由於運動生理學領域，在所有運動學科中，可說是歷史較久的學科，尤其近幾年來，各國運動生理學會的成立，運動生理學期刊的大量發行，以及運動生理學文獻大量出版，單純的運動生理學研究已難有重大突破。然而，

表 14-2　運動生理學的發展趨勢及其研究主題

歷　史　範　疇	重　要　研　究　主　題	時　期
開端	運動營養的需求 身體對運動的心肺反應 運動中肌肉疲勞的潛在因素 冷、熱環境下運動時的生理反應 骨骼肌和肝臟中化學反應的規律性	？～1960
體育運動的時代	節食和運動對肌肉碳水化合物儲存的影響 不同運動強度所需的肌肉新陳代謝 影響運動表現的運動單位和肌纖維型態之遺傳因子 肌肉和心肺力量與耐力之評估 訓練對心肌和骨骼肌功能的影響 運動訓練之影響 不同環境下運動表現的影響	1960～1980
醫學認知的時代	運動訓練對健康和生活品質的影響 運動訓練對膽固醇的影響 運動訓練對疾病人口之心臟功能的影響 運動訓練對疾病的預防和復健的影響 運動在促進健康方面的角色	1970～現在
體育研究認知現況	運動在維持身體功能方面的角色 運動在心臟疾病的獨立危險因子 運動對身心障礙者、老人、小孩、孕婦等的益處 骨骼肌對運動的分子適應 運動中骨骼肌血液循環的規律性	1990～現在
運動生物化學時期	運動的神經控制 運動對免疫系統的影響 運動對激素調節的影響 運動與基因工程的關係	現在～未來

跨領域的社會來臨，為運動生理學的研究燃起契機，運動生理學的研究不再
只是單一學門的研究，而可與其他學科結合，例如運動生理力學等，有很大
的研究空間，研究操作也從以往的單打獨鬥轉變成團隊研究。未來運動生理
學的領域將會隨跨領域的結合而日漸壯大、延伸，也會在團隊合作的激盪
下，發展出更有貢獻的研究，果真如此，若能有效應用研究成果，必對運動
促進生理健康途徑提供莫大助益。

二、運動傷害與貼紮

　　過去在運動上不小心扭傷了腳，在第一時間，只見傷者將腳踝在地上轉了轉，確定無大礙又繼續比賽。稍嚴重者，就見到傷者坐在地上，迅速將球鞋脫去，希望讓患處放鬆，再呼喚旁人相助。現在還是有許多人做著同樣的錯誤處理方式而不自知。任何人在運動的過程中，難免會有運動傷害的發生，而在發生運動傷害的當時，該如何有效的處理，才能使傷害降到最低，縮短復原的時程，是每個運動者需具備的常識。由於資訊科技的進步，大眾傳播系統的發達，民眾對於運動傷害的防護觀念已較以前進步許多，休息、冰敷、壓迫、抬高（RICE）的緊急處理方式，是目前為止大家所能接受的最佳方式，而有學者認為，預防勝於治療，運動者及運動員除了必須了解運動傷害處理的知識外，也應該有防護的觀念，因此建議在 RICE 前加上一個字母 P，P 是 Protection，就是保護的意思，整個 RICE 轉變成 PRICE，使急救的處理方式更加周全，並建立冷熱療處理時機及方法的正確觀念。運動傷害領域在國內仍然相當式微，雖然運動防護相關學系陸續成立，但仍缺乏完整證照制度，以及運動傷害防護專業人員，在沒有取得專業證照下，無法在工作環境中取得良好的發展及保障，只能紛紛外轉另求發展。例如許多人便進大學或研究所修讀運動生理學領域，取得教育學程，再到教育機構任教，此也為目前運動防護系所學生的最佳選擇之一。

　　在美國，運動防護員是相當熱門的職業，如果得以進入職業運動球隊任職運動防護員，更可稱為名利雙收。在美國有專門運動防護員的公認資格制度，稱為NATA（National Athletic Trainers Association），運動防護員能藉由此制度取得專業的運動防護員證照後，在許多相關產業中，獲得相當不錯的工作。而在日本，現在也有類似 NATA 的相關機構，例如東京衛生學園專門學校，可以讓學生取得相關證照。而在國內，也有相關學者一直以來著力促使此一機構的誕生，但由於政府政策、認證資格等相關因素綁綁，至今未能落實實施。深盼未來相關有力人士能排除萬難，促使此一機構的誕生。運動傷害防護員證照制度的成立，將是未來發展的目標。此外目前缺乏針對體育活動需求的保險制度，運動傷害者往往無法獲得實質上的保障，因此所有有關體育的活動或項目，均應全面獲得保險，不宜限制，避免影響體育活動

之推展（李仁德，1995）。同時政府應全面推廣運動意外傷害的防治教育與危險管理，並且培育運動傷害防護人才，在運動場上安排緊急醫療處理措施，才能減低運動意外傷害發生率和嚴重性。

三、運動與心理健康

運動對心理健康的作用，包括降低焦慮、抗憂鬱、降低壓力反應、提高正面情緒、促進自尊，以及改善認知功能，已獲得大家的支持與認同，鑑於先進國家對於國民健康促進與疾病預防的全面性政策和發展，我國政府相關部會在身體活動的推展上亦不遺餘力。在衛生署方面，民國 80 年代，即推出所謂「國民保健六年計畫（民國 80 年 1 月到民國 85 年 12 月）」，希望透過有系統的公共推廣策略，推動國民對於體適能認知率、規律健身運動率每年各增加 10％ 和 40％ 的目標前進。在民國 88、89 年衛生署各有一系列「社區健康營造計畫」，以及「上班族身心健康操和爬樓梯運動」，目的都是在為了促進民眾身體活動的參與率。

然而，在推出各項公共政策以提升國民健康和體適能之餘，應用健身運動心理學原理和原則，以增加運動行為和持續依附性，是有關單位可以考慮的策略。特別是本書第 6 章部分所提示的策略，如環境工程法、行為增強法、目標設定與認知操弄、決策平衡法和社會支持法，都是在探討如何從個人內部和外部增強運動動機。無論是學校體育教師、健身俱樂部指導教練、政府有關部門行政人員，或者是健身運動者本人，都可以在實地教學或擬定公共政策時參考這些策略。

第二節　特殊族群的運動健康

過去，第二型糖尿病人、老人、氣喘兒及孕婦若非忽視運動，就是不被鼓勵去運動，更有甚者被禁止運動，會有如此偏頗的觀念和作法，與運動醫學在這方面的研究不彰有很大的關係。所幸，近數十年來，世界各地研究人員競相投入運動醫學研究的領域，使得運動對健康的效益逐漸被揭露出來，而透過學校教育、社會教育，運動才逐漸被接納並走進第二型糖尿病人、老人、氣喘兒及孕婦的生活。未來，醫學仍會持續作更深入的病理探討，這是

無庸置疑的，而體育界要做的是，如何積極的將醫學研究報告，透過教育手段，讓國人都知道規律運動對健康的效益，並從小即能實踐。

在許多慢性疾病未被醫學證實與肥胖有關之前，肥胖並不構成問題，甚至被視作福相，當然也就沒有體重控制一事，有的只是隨著當時社會對人體美學的觀點而起舞罷了。近數十年來，隨著心血管疾病、高血壓、第二型糖尿病、癌症……陸續被醫學證實肥胖者罹患風險較高之後，體重控制始被有識之士所重視。未來，由於生活中可以消耗能量的機會將愈來愈少，肥胖的問題將受到更多的重視，體重控制也將成為全民運動。但遺憾的是，藉由「均衡飲食配合運動消耗熱量」的健康體重控制法仍未被廣泛接受，多數人仍追求輕鬆、快速的節食或減肥藥物，這也刺激了藥界對減肥藥物陸續朝向降低副作用的方向研發。因此，如何將均衡飲食配合運動消耗熱量的健康體重控制法，透過教育傳達到大眾乃當務之急。特殊族群的運動尤需重視，糖尿病患者在實施運動訓練時，除了遵照漸進負荷、超載原理、頻數、強度、時間、訓練心跳目標區等基本訓練原理外，最重要的就是隨時監控運動前、中、後的血糖值，以免血糖失衡導致緊急狀況的發生。對於低血糖反應的一些徵兆必須熟記，在發生緊急狀況時，應即終止運動（蘇俊賢，1995）。至於原發性高血壓的運動療法，要注意運動強度、運動時間、運動頻率、運動總量（蔡櫻蘭，1995）。

推展老人運動亦是目前刻不容緩之事。研究發現老人缺乏運動者，得到冠狀心臟病、膽囊疾病、大腸癌及因骨質疏鬆導致骨折的危險會較運動者增加一倍，罹患糖尿病及高血壓的危險性增加 50 %（藍青，2002）。根據研究，運動對提升健康生活品質的效益，包括改善心肺耐力功能、降低慢性病罹患率、維持適當身體組成、改善肌肉適能預防跌倒、增加關節活動範圍和柔軟度、提升精神和心智活動、促進心理的康寧。規律性運動及增加生理活動量不但可預防慢性疾病，還能增進良好人際關係，使老年人活得更健康、更有尊嚴，足以應付現有的生活型態，改善身體機能，進而提升健康生活品質（賴正全、朱嘉華，2002）。若針對老人實施體能測驗，應先依序完成必要措施，以決定能否進行體能測驗，基於老人有其獨特的生理特點，實施體能測驗時，應有若干的特殊考量。

開立運動處方的一般原則，都可適用於老人，但因老人的生理和心理都有特殊之處，仍有必須附加考慮的事項（蔡崇濱，2001）。尤其，運動可能引起糖尿病患者的傷害，包括低血糖症、高血糖症、心臟疾病併發症、視網膜出血、尿蛋白過高、心縮壓高低不定、足部潰爛、體溫突然升高。由於各種慢性疾病發病年齡逐年下降，顯示下一代健康已亮起警訊，胖就是福的觀念已不符合時代潮流，研究顯示肥胖和心血管糖尿病、高血壓等慢性病有密切關聯。由於高熱量的飲食與運動不足導致小胖子日益增多，家長對小孩子們的飲食習慣不可不注意，並應鼓勵小孩多做運動（蘇俊賢，2002）。另外更年期婦女若具有規律運動習慣及良好的體適能，可改善更年期徵候及老化問題，並可增進心理健康。適合更年期婦女的運動包含有氧運動、肌力訓練、柔軟度訓練及骨盆肌肉運動，建議更年期婦女運動時要注意循序漸進的原則，運動強度要從低至高提升，以達到安全的運動計畫。

第三節　運動健康管理與評量

運動組織與管理的模式已經存在有很長的歷史，從幾千年前希臘雅典時代的奧林匹克運動會及 16 世紀中期英國的騎士俱樂部即已開始；而運動行銷的模式，也早在西元 1820 年就開始萌芽了。不過早期的運動管理與行銷理念，大部分是利用商場上成功的理論基礎，但隨著運動組織的蓬勃發展與商業化，也需要一些專業的管理模式來應付日益龐大的資金與複雜的運作。換言之，就是需要專業的運動管理與行銷人才，來符合市場的需求。

美國一向是站在世界上運動舞臺的尖端，自 1950 年開始，便著手於專業運動管理與行銷人員的培養，並且陸陸續續在全美各地開設相關且完整的系所課程。其成果在 1984 年的洛杉磯奧運一併向全世界展現出來，他們將運動管理與行銷的應用發揮得淋漓盡致，使得奧林匹克委員會有史以來第一次「賺錢」。有了此次成功的經驗並受到這股風潮的影響，國內自 1995 年開始有許多大專院校積極規劃成立運動管理相關課程系所，以便培養其專業人才。運動管理領域所包含的專業知能非常地廣泛，舉凡運動社會學、運動心理學、體育史、體育行政到運動法規（令）、運動行銷、運動贊助、運動

財務、運動場館、運動賽會、運動人力資源、公共關係、風險管理等等，依照課程的規劃，可栽培出有不同專長屬性的運動管理人員。

事實上，愈來愈多的體育教師在選擇進修領域時，會將運動管理列入其主要課程之一，因為在學校各項經費短絀的情況下，如何善用學校現有資源經營學校體育等相關事務，便顯得格外重要。而這些運動管理的立論基礎，將有助於學校開發新的資源並開源節流。現今運動與健康的觀念已成功的推展開來，接下來要如何將運動與健康，有效結合管理理念，將會是未來的趨勢。

提到教育測驗或評量總是會勾起對傳統紙筆測驗的刻板印象，尤其在注重升學率的年代，從小學開始，就必須不斷地接受升學考試的訓練，而這種填鴨式的制度，只會創造出考試機器並不能達到學習的效果。事實上，教育的主要功能是在於啟發人的潛能進而善用它，所以，測驗與評量的目的應該是用來提升教與學，而不是來區分等級。

在五育無法均衡的情境下，體育或健康體適能的測驗與評量亦難受到重視，因為所得到的結果，並不影響升學，在這樣的狀況下，只有運動技術的測驗結果，可以提供學校作為選拔運動代表隊的依據，而對於一般身體適能的部分幾乎棄之不用。直到七〇年代，由於社會的變遷與科技的進步，教學設計的日新月異，測量的範圍也因此而增加，其中包含基本體能測驗、運動技能測驗（技能部分）、相關常識測量（認知部分）與運動家精神或上課態度（情意部分）等，甚至連教學課程及行政方面亦為評量的一部分。

二十世紀末期開始，國人漸漸地感受到休閒健康與運動的重要性，而此觀念也慢慢的根深蒂固。教育部體育司亦具有前瞻性，所提出自 91 年至 96 年「學校體育發展中程計畫」的一系列計畫中，幾乎囊括了健全國民體育的部分以及運動技能的培育，其中以「體適能三三三」最廣為大眾周知，並且也建立一套完整的健康體適能量表，可以讓民眾利用這項自我檢測的方式，了解自身的身體健康狀況。由以上可知，「體力即國力」的理念，隨著國家對於運動與健康的重視，正逐漸地推展開來；進而相關的測量方式，也隨著較多元化。因此，在未來運動與健康的測驗與評量，將會傾向於多元化、電腦適性、科技化以及全球化的趨勢。

第四節　適應體育的推展

　　社會對失能學生的態度由排斥到接納，由漠視到提供適應體育服務，其間經歷了數百年。回顧歷史文獻，各國在這個領域的發展，均以盲聾教育為較早，然後才逐漸重視其他各類失能的教育問題。國內適應體育的發展與美國的適應體育發展極為相似，只是我國在起步上稍微遲緩了一些。自從特殊教育開創以來，適應體育即占相當大的比重，這兩者有不可分離的關係。隨著人權的高漲、人性尊嚴的維護與個體需求的滿足，失能者不再是社會的弱勢團體，反而成為國家社會福利發展的重要指標之一。再者，失能學生的體育受教權，也是不容被剝奪的。

　　隨著時代潮流的轉變，特殊教育的理念也逐漸改變，自 1970 年起，各國乃至於全世界，經由立法來保障失能者的權利（Jansam & French, 1994）。美國把 1981 年定為國際殘障年，這階段的重點從隔離式的教育安置，轉為最少限制的教育環境（Least Restrictive Environment, LRE）和融合（inclusion）教育。而此階段融合式體育教學的原則是「個別化教學」，並在「有教無類」、「因材施教」的理念下強調「零失敗」，在教師的精心設計下，讓能力不同的學生從事適合他們程度與興趣的體育課程。

　　近年來，在回歸主流（instructional mainstreaming）與融合式教育的趨勢下，特殊學校服務的對象以重度、極重度及多重失能學生為主，其餘輕度和中度失能的學生，大部分回歸到普通班上課。所謂的回歸主流教學，就是把失能學生與正常學生聚集在一起，共同接受教育。基本上，融合班是普通班而非特別班，融合班最大的特色，就是將普通班的課程加以調整，讓失能學生能在普通班中與正常學生一起互動學習。陳弘烈（1996）指出回歸主流的教學，並非只有針對失能的學生，事實上，在失能學生還未參與時，教師一定要先教導那些正常的學生，如何去認識失能的學生，並且以健康的心態去接納他們。關月清、游添燈（1998）亦指出融合式體育教學的理念要真正落實並不容易，執行成功與否，需靠很多條件來配合，除了新的教材、教學技巧與教學態度外，落實融合式體育教學最大的阻力是來自於教師、父母與行

政人員的態度，如果沒有對此理念真正的認同，願意改變態度，通力合作來支持，則成果不易展現。

　　美國適應體育教育的盛行，受到特殊教育法令影響甚鉅，未來我國要如何訂定適當的法令，讓每個需要接受特殊教育及適應體育的學童，都能得到他們需要的教育，是當今非常重要的工作之一。適應體育的工作需要長時間不斷的耕耘與灌溉，唯有付出愛心與耐心、努力與毅力，才有可能結出豐碩的果實。失能學生需要各界人士更多的關懷，透過修正式的身體活動或運動，使能力程度不同的各類學生，一起學習運動技能，享受運動樂趣，並養成終身運動的好習慣。殘障同胞為社會中的弱勢團體，不應經常被漠視忽略，任其自生自滅，甚至幾乎忘了他們的存在；更不應把他們當作需要完全保護的弱者，剝奪他們自立奮發的權利。我們應該嘗試運用常人運動處方的原理與原則，設計規劃沒有障礙的體能活動，引導殘障者藉由肢體活動與遊戲，增進體適能、擴大交際活動範圍、參與常人的社會互動，不但可使個人生活品質提高，對國家社會而言不僅不是負擔，更是具有生產力的獨立個體（陳俊忠，1993）。

　　如何透過既定「增進適應體育發展方案」，貫策實施目標與策略，加強適應體育活動之推廣，健全適應體育師資之進修與培訓，強化適應體育課程與教學，改善適應體育學習的環境，落實適應體育輔導的機制，都是大家努力的目標。

第五節　運動與健康科技應用

　　科技發展日新月異，精密的科學儀器相繼被研發應用。在運動科學的研究領域中，運動力學可分析各種運動動作技術，應用運動訓練時之動作分析，利用電腦模擬比賽情境，增加經驗或修正錯誤動作，協助教練記錄各個選手體能狀況分析，更利用營養學來幫助選手調配最佳食品。此外，電腦能建立體育教學媒體之資料檔案，並提供適當運動處方。尤其將科技應用於大型運動賽會中更是發展迅速，諸如運動場館之防震設備、球衣球鞋設備之研發等都令人刮目相看。以日本世界盃足球賽來看，最受矚目的一場預賽——英阿之戰在札幌體育場舉行，這是全世界第一座移動式體育場，整個場地分

成34片，每片底下是一個裝有輪子的氣墊，比賽當天一按鈕就組合成草地，球員從頭到腳都穿著高科技裝備，英格蘭球隊球員穿的是橡膠與袋鼠皮做的新型皮鞋，日本隊門將穿的衣服比一般球衣黏性高 40%，可以把球抱得更緊，英格蘭的球衣也具防曬、防潮，而且拉力比四年前法國世界盃穿的球衣高出 10 倍。而為配合日本與南韓的高溫，澳洲科技人員成功研發「冰涼背心」，這種無袖夾克不用時擺在冰箱裡，等要用時往身上一套，真是清涼有勁、暑氣全消。日本電器業為來訪的球迷準備新式的行動電話，有內建相機可以讓球迷把在日本拍的照片 e-mail 回去給朋友，這些都是科技運用的實例。

　　民眾對於運動休閒品質與內容的需求愈來愈高且多元化，但國內的體育運動發展卻並沒有相對地展現其活力，大多停留在過去的傳統模式，無法具體展現運動休閒事業應有的效益與價值。二十世紀末，全球運動科技產業因電腦及網際網路的應用與普及，運動產業生態和經濟模式重新洗牌，新的運動健康商業模式也同時快速的因應而生，衍生出許多商機。國內許多經營團隊將事業體與運作模式重新予以定位及規劃，並且將軟體開發與網路技術作為相關服務的核心，來集中各方面資源，發展運動科技相關的整合型解決方案。

　　透過現代資訊科技工具的應用，除了可以活化體育組織機能，加強各種運動健康事業的行政效率外，亦能提升舉辦活動效益，提供更好、更便捷的服務；而透過運動科技的引進，推廣與導入運動事業資訊化管理機制，將降低其運動健康事業的開發成本，並有效提高運動健康休閒的經濟效益。

　　目前臺灣有幾個重要的運動與健康科技產業，正處於萌芽階段，其發展的重點包括體適能檢測系統、肌力與肌耐力器材、心肺耐力與體重控制器材、運動電腦軟體研發，以及運動與人工智慧之結合，各方面都有很大的研發空間：

一、體適能檢測系統器材的研發：包括自動身高體重計、坐姿體前彎測定器、一分鐘仰臥起坐測定器、三分鐘登階測定器等。

二、肌力與肌耐力器材研發：包括胸部推舉機／蝴蝶機、肩部推舉機／划船訓練機、胸部推舉機／腿步推舉機、背部訓練機／腿部內彎機、腿步外彎機等。

三、心肺耐力與體重控制器材研發：包括跑步機／橢圓機、直立健身車、臥式健身車、踏步機、划船器運動、飛輪、體脂肪計等。

四、健康體適能軟體研發：包括成人健康體適能管理系統、學生體適能管理系統、幼童版體適能管理系統、體重控制與熱量消耗預估系統、壓力管理系統等。

五、運動與人工智慧之結合研發：包括各項目科學選才系統、三度空間人體健身動作模擬系統、各項球類攻防模擬系統、田徑運動跳部及投擲運動模擬系統等。

第六節　體適能與全民運動

　　國民的體能是國力的重要指標，要經濟繁榮必先健全國民的體能才能拼經濟，要拼科技必先培養科技人才的體能才能發展科技；要鞏固國防必先訓練士兵的體能才能捍衛國家，要提升生活品質必先要有體能才能享受休閒生活。基本上一個國民體適能低落的國家，是不可能擁有經濟成長快速，科技發展先進，國防力量強大的，國民亦不可能擁有高品質生活，因此國內體適能發展現況值得我們關注。

一、國人平均壽命增長，人口結構高齡化

　　平均壽命是一個國家或社會的醫療、健保、環境和生活水準高低的重要指標。近年來，由於預防天災措施控制得當、有關醫療科技進步以及衛生保健推廣成效提升，加上經濟迅速發展，使得世人的平均壽命增長，國內也不例外。民國 80 年，男性平均壽命為 71.5 歲，女性為 77 歲，和五十年代相比，男性延長 35 ％，女性則增加 34.3 ％。根據內政部的初步計算，91 年國人平均壽命男性為 73.03 歲，女性為 78.82 歲，較 83 年增加 1.22 及 1.06 歲。就人口年齡層結構的改變來看，近十年來，我國 65 歲以上老人人口大幅增加 52.7 ％，而根據 93 年 7 月 27 日《中國時報》報導，未來二十年老人人口將會增加 1.26 倍。平均壽命增加以及人口結構老化，所伴隨而來的慢性疾病是社會醫療支出的一大部分，因此老年人口之身體與心智之健康若不加以有效維持，可能成為社會一大負擔，影響我國之國際競爭力，反之，若這些老年人口能保持身心健康，除了減少耗費醫療或其他社會資源，及減低家人

負擔外，還能繼續貢獻其豐富經驗於社會，成為社會的資產。所以為了維護老年人健康，使其過著長壽而高品質的生活，老人安養照護及運動健康管理問題相當值得重視。

二、學生體適能及健康水準降低

　　依據 92 學年度教育部對中小學學生體適能的檢測發現，男生在高中前身體質量指數有增加的趨勢，主要原因是體重的增加所導致，13 歲組男生坐姿體前彎呈現退步的現象，男女生的仰臥起坐均有進步，但男生的 1,600 公尺及女生的 800 公尺跑走成績卻明顯退步，主要原因是與缺乏運動有關，顯示學生的心肺功能正逐漸衰退中。整體而言，學生的體適能比以往退步，我國中小學及大專生體適能較美、日、新加坡、大陸差，因此加強學生的體適能應是現階段教育部的重要工作。以學生健康狀況來看，國內學生齲齒、近視與肥胖問題相當嚴重。臺灣地區學童齲齒罹患情形，根據 89 年行政院衛生署的調查國小六年級學童齲齒發生率 66.5 ％，平均每人有 3.31 顆齲齒，目前幼稚園小朋友每二人即有一人「一口爛牙」，學術單位推估現有環境因素將加速兒童齲齒之發生，倘不採取有效策略改善，我國學童齲齒狀況將進入非常嚴重程度。另外，以 92 年為例，我國國小一年級學生近視比率為 24.7 ％，國小六年 48.7 ％，國三學生高達 71.3 ％，學童近視罹患率逐年上升，亦嚴重威脅學童健康。而根據教育部體適能檢測結果也發現，學生的身體質量指數逐年上升，國民小學學生肥胖比例為 15～20 ％，而且比例有逐年上升的趨勢，肥胖兒童比理想體重的兒童有較高的血壓、血糖及三酸甘油脂值，有較低的高密度脂蛋白膽固醇值，這些都是國人健康的隱憂，極待解決。現今國人體適能概念偏差，肇因於宣導教育不足，欲強化國人正確的健康理念，社區及地方單位應廣泛並有效率地加強體適能相關衛教的宣導。

三、國人生活型態改變，未能建立規律運動習慣

　　國內近年來由於政治、經濟、文化以及社會各方面進步快速，造成國人過著缺乏身體活動的坐式生活型態。隨著科技不斷的再進步，只會更加速剝奪人們身體活動的機會，運動不足導致人類罹患機能性退化疾病的機率明顯上升。美食誘因及營養過剩亦會使肥胖人口激增，對國人健康將造成嚴重威脅。尤其現代人的休閒生活型態令人擔憂，根據 89 年行政院主計處的調查，15 歲以上國人自由時間的活動以靜態及室內為主，其中看電視的時間每日

平均花 2.19 小時（占 38.10 %），而運動僅 19 分鐘（占 5.21 %）。而有關青少年休閒活動的研究也顯示，青少年平時最常從事的休閒活動是看電視、閱報、聽廣播、音樂等；假日仍然是以靜態性活動為主，動態性為輔。近年來，國內學生所從事的休閒活動型態更顯著改變，沉迷網路電玩、流行飆車及參加派對，加上課業及升學造成的壓力無法擺脫，充沛體力無法獲得宣洩，恐造成嚴重的社會問題。教育部 91 年曾委託國立臺灣師範大學體育研究與發展中心進行「學校運動團隊及規律運動人口調查」發現，我國各級學校平均每校僅有 4.35 個運動社團，其中以國小最少，學生參加的比例不到 20%。運動代表隊的成立情形比社團還少，大專平均 10.09 隊，小學僅 3.18 隊。此外，衛生署國民健康局在 90 年的國民健康調查結果顯示，民眾有運動的比率為 53.1 %，不運動的比率是 46.9 %，其中青少年組不運動的比率較高，除了睡覺以外，靜態活動的時間為 9.1 小時，20 歲以上約 5 至 6 小時。數據顯示，學生從事運動的時間嚴重不足。我國大專學生僅有 18% 有規律運動習慣，一般國中生規律運動者占 29.3 %，而我國一般民眾則有 25 % 有規律運動習慣，比韓國民眾 38.8 %、日本民眾 60 %、法國民眾 73.7 %、美國民眾 67 %明顯偏低。因此如何倡導學生正當的休閒運動風氣，展現青春活力，促進身心健全發展，以養成規律運動習慣並增進體適能，乃為當務之急。如何促進全民運動蓬勃發展，有賴學校、家庭以及社會各界共同努力。

針對培養健康體能，專家曾提出下列與運動有關的建議：

㈠從日常生活紀錄評估身體活動情形：評估規律性的運動是否不足或者需要再培養，以便開始實施運動行為改變計畫。

㈡建立願意改變的動機與決心：針對每一項造成阻礙的因素規劃好預防措施，以增強改變的動機和信心，且進入改變計畫前，應先學習壓力管理。

㈢找出替代行為並分析改變的阻力和助力：以新行為替代舊行為的方法很多，例如上樓時利用步行樓梯取代乘電梯、休息時間以做伸展操取代吃點心等。

㈣運用技巧提高運動行為改變的成功率，增加運動本身潛藏的趣味性。

㈤行為改變理論運用於運動計畫：運動計畫執行中，需要對行為的變化、運動時的感受，干擾事件以及處理方式等記錄下來。這種有系統而又長期性的追蹤，是根據自我監督理論發展出來的改變技術。紀錄表內包含的項目

原則在於安排特殊的環境，目的為誘導自發性行為的出現。社會支持是讓行為繼續表現的力量，所以計畫執行前應知會並邀請具影響力的人參與，既可增強機動和向心力，同時也具有向他人承認並呼籲運動行為的效果（李蘭，1993）。

四、各級學校體育課未能發揮應有的功能

李遠哲博士曾經指出：「臺灣的教育生病了，學生早出晚歸，在沉重的課業負擔下，消磨掉一生中最珍貴的青少年歲月，強健的體魄未被練就，倒換來鼻樑上的一副眼鏡，學生必須應付重重的聯考，從國小開始就得受盡補習的煎熬，將身心的健康都賠了進去」。學校體育教學就是這種主智主義下的犧牲品，中小學及高中學校體育課無法正常實施，加上目前大專體育課程由各學校自主，多數學校已將體育課改為選修，無形中導致學生參與運動的意願及機會降低，致使國內各級學生體能每況愈下。同時，學校體育既定目標未能落實，尚有體育教師未具備健康體適能之專業知識及素養，僅過分強調興趣及運動技術導向，往往忽略體適能鍛鍊才是運動的本質。因此如何強化學校體育課功能，是刻不容緩之重要課題。

五、我國推展全民運動之困境

目前國內透過各種政策，積極推動全民運動發展，雖已有相當顯著的績效，然而仍有許多問題尚待解決。

㈠國人運動意識不足，參與運動意願低落

國人深受傳統文化影響，對日常藉由運動來充實生活及調適身心，其意識、需求與意願相當薄弱，一般民眾在乎「智力一百」，卻不顧「體力零分」，學生期待的第一願望往往是「功課進步」，其次才會是「身體健康」。

㈡全民運動與競技運動資源分配不均

國內體育政策素來飽受歷史包袱牽制，尤其受傳統國防及外交層面影響，政策取向在表面上雖然強調推展全民運動與培訓優秀選手並重，但從經費分配觀點及執行面來看，主政者往往會以凸顯施政績效考量為主，偏重比較容易彰顯功效之競技運動，全民運動發展自然受到排擠。

㈢全民運動推廣績效指標的錯誤與迷失

國內有關全民運動績效指標，大都強調量的陳述較為具體，其實這都只是短暫的參與人口，與全民運動在提升國民體能、改善生活品質及達成「人

人想運動、時時能運動、處處可運動」的目標仍有很大距離。因此全民運動績效指標除了量的增長外，應朝質的提升方向努力，例如推行「三三三計畫」，力求國人建立規律運動習慣，以提體適能，應滿足運動需求等，唯有質量並重，方能眞實呈現全民運動眞正的績效。

㈣全民運動資源的短缺

發展全民運動應有的資源包括人力、組織、設施、經費及資訊。其中人力資源的短缺包括合格證照制度未能落實、指導人員的缺乏、專業人員運動處方的擬定能力不足、志工制度和訓練的不足。全民運動組織的短失則包括各類運動團體的整合不足。設施資源的短缺係指社區運動場地、設備及器材缺乏，公共運動設施開放不足，使用率偏低及資源浪費。經費的不足大都是由於政府補助及自籌制度未能建立。資訊的不充分包括民眾資訊的取得與互動管道不通，媒體傳播力、解答能力及資訊提供不足等。

㈤弱勢族群的關懷不足

目前社會環境與法律規章對身心障礙國民、婦女、幼兒、原住民、青少年的運動需求並未給予同等的重視，數而推廣成效不彰（劉照金，2002），亦是全民運動推展的重大障礙。

㈥運動環境不足

國內自然綠地常遭破壞、空氣被汙染以及運動場館設施普遍不足，都是阻礙國人參與運動的因素。如何透過運動場館的有效經營管理，以營造優質的運動環境，引發國人從事規律運動動機，相關單位應儘快付諸行動。

㈦缺乏推動健康體適能人才

事業單位缺乏配合推廣健康體能促進活動的人員，基層衛教人員缺乏相關在職訓練，致使各界缺乏推動健康體適能之師資，基層醫療人員無法提供病人適度之運動處方。若能落實證照制度，並加強專業人員運動處方的擬定能力，應有助全民運動目標的達成，對人才之培育亦有莫大助益。此外，更需加強各項相關研究，以作為政策釐訂及建立健康促進推廣模式之參考。尤其，目前對國人健康體能狀況的調查研究缺乏整體規劃，因此雖行之有年，卻仍未建立正確的體能常模，所以建立國人的健康體能常模實為刻不容緩。

第七節　推展全民運動促進健康之策略與展望

　　科技進步的文明社會中，人們身體活動的機會愈來愈少，因體能狀況不佳和運動不足而造成的各種慢性疾病與日遽增，醫學界和運動科學研究人員提出了許多研究報告，再三呼籲人們以鍛鍊身體來保持健康的重要性。有鑑於此，教育部為提升國民的身體健康適能，積極倡導養成規律運動的重要性，已全面推展各項體適能活動。歐美先進國家皆在探索大眾健康促進手段，以提升國民健康與生活品質，提高生產效率以及降低健康維護支出，在這種思維之下，運動被認為是最具成本效益的方法。而運動除了生理效果與社會人際效果外，在心理健康的效果也得到科學上的普遍支持，因此當務之急應該積極推廣全民運動，讓規律運動習慣普及化，大家能親身體驗運動的好處，並使運動成為生活的一部分，推展全民運動策略與未來展望，自然是大家關切的重要課題。

一、落實永續發展的政策與法令，提升績效指標

　　社會快速變遷，經濟發展迅速，體育相關政策法令規章應隨社會進步有所修訂，而體育從業人員亦需充分了解，則政策方得以推展。綜觀國內全民運動推展政策，常因人事異動而搖擺不定，記得幾年前各級學校利用寒暑假實施的「陽光健身計畫」以及各縣市體育場設立的「縣市運動休閒中心」，都曾經風光一時，但最後都因人而廢，甚是可惜！應再經由政策論述過程以訂定我國永續發展的全民運動政策，並專業督導各項體育法令的確實遵守與執行。其中包括「國民體育法」第二條規定：「中華民國國民，依據個人需要，主動參與適當之體育活動，在家庭、學校、社區、機關、團體及企業機構中分別實施，以促進國民體育之均衡發展與普及」。另外依據「各級學校體育實施辦法」第十四條規定：「各校體育主管單位與相關單位應共同籌劃辦理各項措施：
㈠中小學每週應至少實施晨間或課間健身運動三次。
㈡中小學之課外運動可列入彈性課程，必要時得與綜合活動配合實施。
㈢各校應輔導成立各種運動社團，作為推展課外運動之基礎單位，並提供學生參與課外運動之機會。

㈣各校應運用課餘時間或假期,定期舉辦體育育樂營,充分提供學生參與休閒運動之機會。

㈤各校每學年應至少舉辦全校運動會一次、各類運動競賽三次,並酌辦體育表演會;設有游泳池者,應舉辦全校水上運動競賽一次。期望學校法令能被確實遵守,並予以落實,以活絡校園體育活動,增加學生運動機會;現行學校體育法令如:培養活力青少年白皮書、一人一運動一校一團隊計畫、促進中小學國際文化體育交流計畫、學校體育發展中程計畫、培育優秀原住民學生運動人才計畫、增加學生運動時間方案、推動學生水域運動方案、振興學生足球運動方案、推動幼稚園運動遊戲方案、增進適應體育發展方案等均有待落實執行與輔導。

二、提升國人正確認知,追求身心靈合一的健康生命

透過推廣與教育,使每個人加倍重視自己的健康,深切體會健康是絕大多數人的祝福、願景以及期待。健康雖然不是人生唯一追求之目標,但卻為實現其他目標之基石,唯有長壽加上健康,生活品質才會有保障。尤其慢性疾病流行調查,其影響因子以個人生活型態最重要,透過運動增進體適能,是健康促進之重要途徑,健康體能之優劣關係著個人身體健康與生活品質,沒有健康就談不上生活品質,而健康體能的維護即是健康的要素之一,故了解健康體能狀況,應是每一個關心自己健康的人所應重視的(余玉眉,1993)。

體適能不應只是強調軀體適能,更應重視身心適能(Somatic Fitness),強調身心整合的全人教育。除了在軀體層面上包含體適能所能強調之生理層面鍛鍊的客觀指標外,最重要是強調身體內在自我察覺、流動經驗的體會過程,使參與的動機內化,雖然運動的參與有改善心理狀態的功能,但身體動作本身的心理感受和感知能力,以及在心理正面的表達與溝通層面上,對身體使用的控制動作的表現和對環境的應變,都是基本的適應能力。動作是直接有效的情緒表達、人際溝通和心理治療的工具,傳統精神科醫生和心理學家從個別的治療中發現,傳統的心理分析事倍功半,因為往往面臨的精神壓力遠超過我們所能抗壓的能力。於是治療工作者開始嘗試另類的治療,比如舞蹈治療,一種利用動作的心理治療,以促進個人情緒認知和生理的整合歷

程，身體與其動作潛藏著豐富多樣的情緒、語言和思考，善於表達和溝通的人通常也善用其身體與動作。但當我們的心理困擾、衝突、悲傷、憤怒、妄想，甚至疾病糾結在身體某個部位，到處流竄卻在廣大的身體空間中找不到安身立命之處，或將壓抑的情感透過動作的反應卻無法鬆弛宣洩，因而阻礙了積極正面的表達與溝通。舞蹈運動、打拳等活動本身就相當吸引人，當我們能經由這些活動帶來正面的感覺經驗時，就具備醫療性。各類運動如瑜珈、太極、體操、按摩、指壓、肌肉放鬆等的身體感受，透過身心靈的對話及情感的表達與溝通，例如描繪舞蹈治療的輪廓，包括在無技巧、無規則中肢體自然舞動，並接受自己的身體形貌；感覺和情感的覺知；動作的引進具有發展性；藉著接觸建立關係；因語言的介入而達成治療的目的（李宗芹，2001）。

三、各級學校必須發揮應有的功能

㈠培養學生正確運動健康概念

　　學校體育的重要與價值在於促進學生身心發展，培養運動能力與興趣，並發展其社會行為。各級學校體育課程的改革，反映我國已邁入教育改革劃時代的進程。其精神與內涵在落實以學生為中心的教育本質，透過課程的發展，融合多元與智慧的教材，使學生在良好的教學設計與有計畫的學習指導下，身心都得以充分的健全發展。故而學校體育的發展，除落實多元化體育教學，實踐運動教育之理念外，更需推展校園體育活動，並落實各級學校體育訪視制度。尤其國中小「健康與運動」學習領域的實施，應以培養學生具備良好的健康行為、運動技能與體適能為首要目標。課程時間分配應以1比2為原則。綜觀各國體育課實施時間，美國中小學平均每天安排50分鐘體育課；法國小學每週200分鐘，中學250分鐘；中國大陸小學每週150～250分鐘，中學150分鐘；日本小學每週90～135分鐘，中學100分鐘。就體育課授課時數而言，我國明顯不如上述國家，國內大學生更因課程選修減少活動機會。因此學校宜盡量利用學校自主時間及課外時間多安排體能及其他休閒活動，並鼓勵學生參與運動競賽表演和欣賞等活動，以提升學生體適能水準，培養學生健康休閒活動的觀念。

㈡建立學生養成規律運動習慣

　　89 年 8 月 24 日《自立晚報》曾報導：國內 50 所大專院校兩萬名學生的運動時間嚴重不足，有將近三成者不滿意自己的體能，一成七大專生不滿意本身的健康狀況，同時統計發現我國大專生的體能除了嚴重落後美國、日本及大陸外，體能狀況連高中生都比這些大專生強，尤其是心肺功能方面的能力。如果國家再不未雨綢繆，為未來的主人翁提早做些體適能規劃，那未來國家在世界上的競爭力將會很低，國家潛在的各種無形威脅也會因而產生。

　　目前國內各級學校升學，雖已採取多元入學方案，但大多數學生下課後與假日仍參加課業補習與才藝學習，休閒運動時間相對的減少。學校在許可的情況下，應在晨間、課間與課餘時段舉辦活動，讓學生從事身體活動和休閒活動，增加運動的機會，相信必能提高學習和讀書的效率，還給孩子快樂學習的權利。為了 e 世代的健康，台北市教育局於 92 年 8 月市政會議通過未來四年施政十大目標。其中規劃國小體育課至少每週三節，國、高中至少二節，以增加學生運動的時間，讓學生在校平均每天運動一小時以上。此外，政府、學校和父母也應在假日，舉辦相關的動態休閒活動，並鼓勵孩子參加該活動以培養學生參與休閒活動的良好習慣。學校體育的發展，除落實完備多元化的體育教學，實踐運動教育之理念外，更需推展校園體育活動，使學生透過相同興趣與需要的結合，形成一全面具有開放、建設性及教育性的活動，以彌補課程上的不足。因此，了解國內目前課外運動推展的瓶頸，以及如何透過有效率的課外運動策略推展，活絡校園體育活動，拓展學生運動機會，應是刻不容緩之重要課題。

㈢成立體適能教室，確實實施「體適能三三三計畫」

　　目前教育部公布「體適能護照計畫」，極力宣揚「體適能三三三計畫」，希望每週能運動 3 天，每次至少能運動 30 分鐘，運動時心跳率達到每分鐘130 下左右。這個理想固然神聖，但最重要的還是在於落實執行。個人護照的建立，可運用在許多方面，多元入學管道中，學校可以依學生體適能來作為入學的參考標準，個人為生命財產保險時，保險業者也可以按照體適能指標，作為保險金額的參考；職場徵才時亦可以將個人體適能列入錄取標準；健保局可考慮依照體適能狀況，作為設定健保費的參考；及其他個人權益的參考。如果沒有這些配套措施，「體適能護照計畫」，「體適能三三三計畫」的推展將會遭遇困難。

有鑑於此，國內各級學校有必要成立「體適能教室」，「體適能教室」一旦成立，除了配合教育部推廣校區附近居民、社會各界人士參與體適能檢測，而且各個學校能有完善的場所推展「體適能護照計畫」「體適能三三三計畫」，進而提升全校教職員工與學生的體適能，養成規律的運動習慣。因此各級學校成立「體適能教室」，對學生與全民體適能護照計畫推展，以及提升國民體適能將有絕對性的正面意義。

㈣創新體育課程與教學，提升教學品質

　　長期以來，學校體育素為社會體育的搖籃。因此，學校體育課程系統化、體育教學正常化、體育活動多元化與體育師資培育制度化等目標，已經成為學校體育亟待努力與探討的課題。一般而言，課程設計能力與教學策略的運用，是各級教師共同的困擾，因此，有關單位應積極研發體育教材，創新體育教學，建立體育教學資訊網等。並隨社會變遷趨勢，定期舉辦教師在職進修與訓練，以充實教學內容。尤其大專體育課程的規劃與九年一貫健康與體育的實施，均應顧慮教學品質的提升，目前大專院校的體育課程面臨極大的衝擊，由必修改為選修，更值得我們從新思考體育課程定位問題。各級學校體育課程除了強調學習運動技能層面外，也應設計學生自我挑戰與超越的相關教材，培養具備欣賞運動比賽的情意，研發多樣性的教學法，使學生喜歡上體育課，如此學生在課餘時間才能自動自發去運動，達成養成規律運動習慣的終極目標。

四、研發電腦科技並與運動技術相互結合

㈠利用運動並透過相關的科技產品，達到健康的效果

　　近幾十年來，電腦科技的推陳出新，深深地影響、甚至改變人類的生活習慣。任何的領域，都逐漸的與電腦科技結合，廣泛地運用科技的設計、發展、應用、管理及評鑑的理論與實務，而達到其最大的效益（林明宏、黃美華，2003）。在運動與健康管理方面，不論軟硬體的開發與應用，確實是成功的結合電腦科技，例如3D人體生物力學分析儀、計步器、身體組成分析儀等，加上與電腦連接後，利用完整的相關分析軟體，可立即得到詳細的資料。事實上，高科技已經創造出更高成就的運動表現，大至運動場館、運動設施、精密測驗儀器等，小至專業競賽服、競賽鞋等，運動專業科技團隊日

以繼夜的研發，就是希望能夠突破人類的極限。所以，在有限的空間與時間上，只要懂得利用相關的運動科技產品，就能達到健康的效果。

㈡整合社區、學校及職場資源，推動全民運動網路

　　社區、學校及職場均有其豐碩資源，只要能善加運用，必能發揮其效用，對全民運動的推展有相當的優勢與潛力。目前由於電子科技高度的發展，未來的學習管道必須透過更多元化、更具體化的媒介來學習新的經驗與事物，有效率的經營運動專屬網頁自然顯得額外重要。因為媒體是社會公器，理論上有教化觀眾的責任與功能，應多運用數位化傳播技術與觀眾互動，尤其資訊不斷創新，網際網路日益普及，如何藉由網路服務的功能，推動臺灣運動產業的發展，完整提供國人正確運動健康的相關資訊，進而養成運動習慣，使運動網站漸漸進入一般民眾家庭，讓運動成為生活中的一部分，使終生運動的學習，更加落實與方便，也是建構社會支持運動體系的重要環節。

五、透過行銷策略運用，增進媒體宣導與溝通，強化活動開發與推廣

　　活動成功與否，參與人數是重要指標，為吸引更多人參加體育活動，實有必要加強體育活動的發展，透過行銷包裝，形成潮流，增加運動人口。此外，活動有一半的因素係於推廣方法的得當。活動的推廣，除傳統的方法之外，宜因應時代的趨勢，結合社區、家庭及企業，共同舉辦各種校際競賽、民俗體育、育樂營、親子運動等，以達到宣導推廣目標。在增進媒體宣導與溝通方面：大眾傳播媒體是促成社會改變的重要工具，不僅將社會發展的訊息快速傳達給民眾，亦可透過社會意見的整合，達到改變社會的目的。倘能主動邀請大眾傳播、媒體參與各項體育活動規劃，靈活運用資訊網路，聘請運動明星代言及製作宣傳品等，多方宣導，溝通彼此意見，對體育政策之推展必有所助益。

六、擴充相關人力

㈠積極培養志工及指導員

　　體育志工在現今多元體育運動的推展，已是不可或缺的角色，活動推動的過程中，如何結合體育志工的資源，貫徹政策的執行及活動的推展，以達到節省人力提高行政效率，及增加活動效益，成為體育行政單位重要課題。

政府單位及民間團體均應擴大志工的招募及培訓，藉由志工的投入，解決經費短缺及人力不足的窘境。在體育志工的應用上，應多了解志願服務與志工意義、參與動機、參與因素與服務影響等，重視志工之人力資源管理，方能達到積極性、活力性及策略性的人力規劃，採取晉用、培訓、激勵方式，維持動態的運作方式，讓志工貢獻其最大效能。如何善用行銷觀念，滿足不同潛在志工族群的特性與需求，建立完善志工制度與組織文化，都是志工人力資源的重要政策（劉照金，2003）。

㈡運動及休閒活動專業人才的培訓

　　體育、運動、休閒、觀光各項產業，彼此有其密切的關聯性，如能有效整合發揮與推廣，以最小的投資得到最大的報酬效率，必能符合成本效益，所以應該搭配相關配套措施，其中專業人才的培育即是重要之一環。因此，政府如何整合學校與民間休閒遊憩機構，培養運動及休閒活動專業人才，並建立野外休閒運動經營管理制度等都是重要課題。另外，體育相關事業的經營，亦須從策略規劃觀點，提出短、中、長期人力資源需求教育訓練計畫。尤其近年來健康休閒觀光管理系所紛紛成立，已衝擊到傳統體育人力市場結構，如何從高等教育的角度，有效區隔體育人力需求屬性，並進行系所及體育院校的整合和定位，成為體育相關專業教育規劃的重要課題。針對整合人力資源培訓部分，體育專業人力資源的培育、運用、供需與管理規劃，都是國家推動體育政策與建設的重要指標。因此，體育主管機關應就學校行政主管及體育志工，建立培訓制度，並與現有體育運動及休閒相關科系結合，俾求理論與實際相互配合。若能進一步整合，建立人才資料庫，並定期定向實施人才儲訓，相信體育人力資源不足的問題，將可獲得解決。若再配合基層衛生醫護人員培訓，使其有能力提供民眾有關運動頻數、持續時間、運動強度的諮詢與評價，則必事半功倍，績效更為卓越。因為以往基層衛生醫護人員僅會主動勸導民眾多參與運動，確無法針對民眾個人需求，提供較具體之運動處方，結果運動一詞對民眾而言，猶如一「代名詞」，而無實質輔助效果。此外，若能經由國民保健六年計畫的推動，亦能使民眾得到更具體的醫療服務品質。未來培育之國民體能指導員主要是幫助國民提高體適能水準，養成健康的生活方式，因此這些國民體能指導員必須具備運動有關的各方面知識與實務經驗，例如運動體能測驗、設計與執行運動計畫、領導運動、體

適能設施的組織與運作，期盼由專業的學術教育養成專業技能之後，再投入提升國民體能的行列，為我國國民謀取幸福（龍田種，1995）。

七、營造優質運動環境

　　所謂優質的運動場地，應該指以「愛的教育」為觀點出發，非常用心去做好整體的規劃，以滿足生活化、人性化及多元化的需求，並建立一個能展現活動力的優良運動空間之歷程，更應能具備安全、適切、效率及舒適等特性，並符合充實場地設施、強調運動安全、兼顧不同族群、規劃場地開放及考量未來發展的理念。若能夠營造優質的運動空間，一方面可讓老師在教學上充分運用，一方面透過場地的開放提供社區人士使用，強化運動場館與休閒設備的統整與行銷，以營造優質運動環境。各級學校已建設完成的現有運動、休閒場地設備，是否均能有效發揮效益，實需從行銷角度加以稽核或評估，尤其是如何透過有效的行銷策略，吸引學生願意去使用運動場館，確實是關鍵之所在。另一方面，未來大型室內多功能體育場館的興建，應優先考慮合乎不同族群需求的休閒設施，並鼓勵民間參與投資。尤其改善運動環境與制度，更應增加使用的時間與空間，藉以解決學生從事運動時的種種困難。目前國內許多運動場地與設備，因為缺乏經營管理、人力資源或經費等因素，致使無法發揮應有功能，相關單位應加強輔導，落實學校運動場地的開放，並培育體育場館經營管理人手，加強與民間運動場所合作，及實施學校體育場館代收、代付或 BOT 制度，在安全因素考量下，讓國人更方便使用，也樂意花更多休閒時間在運動上，提高運動參與率指日可待。

八、全民運動推展應重視個別化原則

㈠不同族群應訂定不同之階段目標
　　1. 國小以喜歡運動為目標：誘導運動、培養運動樂趣及開發運動人口。
　　2. 國中以學習運動為目標：啟發運動知能、學習運動技巧及培養運動習慣。
　　3. 高中以熱愛運動為目標：增長運動時間、鼓勵參與比賽及建立運動習慣。

4. 大專以享受運動為目標：人人參與運動、增進健康體能及培養終生規律運動習慣（吳仁宇，2001）。

㈡各年齡層分級，發揮不同階段的運動特色

每個人一生的發展過程中，將經歷兒童期、青年期、壯年期、老年期，因此每個階段出現或改變時，運動所扮演的角色將會影響到各期身體的發展與促進。因此在每個階段，運動將會發揮不同的功能和益處，而在建立終身運動的觀念時，不同階段的運動特色是有所差異的。如兒童期藉由運動協助其生理與心理之正常成長，老年則可藉由運動改善老化心智，維護老人身心健康，提升老年人生活品質、降低健康維護支出。

㈢重視不同族群體能之個別差異

「水能載舟，亦能覆舟」，每個人的身體條件不同，特殊族群的活動、適應體育之推廣，均應注意其特殊之策略，尤其每個個體有其不同的運動處方與運動方法，應強調特殊案例之輔導與追蹤，否則萬一導致運動傷害發生，甚而造成意外猝死悲劇，都是相當遺憾之事。

「運動一生、健康一世」

「人生唯一不能輸的就是健康」

「年輕時拼命用健康賺錢，年老時又努力花錢買回健康，只是不知
　道來得及否？」

「人人運動、時時運動、處處運動」

「身體健康，人生是彩色的；身體不健康，人生是黑白的。」

「讓運動成為你生活中的一部分」

「運動的小孩不會變壞」

「活動、活動，要活就要運動」

問候的用語：希望以「今天運動了沒？」，

代替昔日的「吃飽了沒？」

本章分七大部分敘述性說明運動健康管理的趨勢與展望：

1. 敘述運動與身心健康：包括運動生理學發展的趨勢與展望、運動傷害與貼紮以及運動與心理健康。

2. 簡介特殊族群包括糖尿病病人、老人、氣喘兒、孕婦、更年期的運動處方，以及體重控制的問題。

3. 簡介運動健康管理的過去發展、現在趨勢與未來展望。

4. 說明適應體育推展的過去狀況、現在趨勢與未來展望。

5. 說明科技運用在運動健康的過去情況、現在趨勢與未來展望。

6. 簡介國內體適能發展現況以及全民運動推展發生的瓶頸。

7. 說明推展全民運動增進國人體適能之策略與展望。

關鍵詞	
運動健康管理	運動健康管理與評量
身心健康促進	適應體育
特殊族群健身運動	運動健康科技
體重控制	全民運動

複習問題

1. 簡述運動生理學的過去發展、現在趨勢與未來展望。
2. 簡述運動傷害緊急處理方式。
3. 簡述運動對心理健康的作用。
4. 簡述開立糖尿病病人、老人、氣喘兒、更年期、肥胖者運動處方的原則。
5. 簡介運動健康管理的過去發展、現在趨勢與未來展望。
6. 說明適應體育推展的過去狀況、現在趨勢與未來展望。
7. 說明科技運用在運動健康的過去情況、現在趨勢與未來展望。
8. 簡介國內體適能發展現況以及全民運動推展發生的瓶頸。
9. 說明推展全民運動增進國人體適能之策略與展望。

參考文獻

余玉眉（1993）。衛生署國民健康體能計畫實施概況與展望。國民體育季刊，第 22 卷第 2 期，頁 50。

吳仁宇（2001）。教育部教師體適能護照說明會手冊，頁 8。教育部。

李　蘭（1993）。運動行為改變理論。國民體育季刊，第 22 卷第 2 期，頁 347。

李仁德（1995）。運動意外傷害保險規劃概況。國民體育季刊，第 24 卷第 4 期，頁 35。

李宗芹（2001）。傾聽身體之歌——舞蹈治療的發展與內涵，頁 2～50。心靈工坊文化出版社發行。

卓俊辰（2003）。運動體適能與健康。教育部 92 年度體適能教學策略研討會手冊，頁 66～75，教育部。

林正常（1997）。運動生理學。臺北：師大書苑。

林明宏、黃美華（2003）。電腦多媒體輔助教學與體育。興大體育，第 7 期，頁 113～119。

陳弘烈（1996）。特殊體育教學原理。特殊體育教師研習會報告書，頁 124～133。臺北：國立臺灣師範大學學校體育研究與發展中心。

陳俊忠（1993）。殘障者的體適能。國民體育季刊，第 22 卷第 2 期，頁 30。

黃永任（1998）。運動、體適能與疾病預防。國民體育季刊，第 27 卷第 2 期，頁 51。

劉照金（2002）。我國當前推展全民運動的問題及解決之道。國民體育季刊，第 31 卷第 2 期，頁 387。

劉照金（2003）。志工在體育運動推展的運用。國民體育季刊，第 32 卷第 4 期，頁 17。

蔡崇濱（2001）。擬訂老人運動處方的特殊考量。中華體育，第 15 卷第 3 期，頁 30。

蔡櫻蘭（1995）。高血壓的運動療法。國民體育季刊，第 24 卷第 4 期，頁 89。

賴正全、朱嘉華（2002）。老年人的營養、身體活動與生活品質。大專體育，第 62 期，頁 122～128。

龍田種（1995）。體適能的教育意義。國民體育季刊，第 24 卷第 1 期，頁 40。

藍　青（2002）。長壽的祕方——運動。健康世界，第 194 期，頁 49～53。

闕月清、游添燈（1998）。適應體育導論，頁 3～51。載於國立臺灣師範大學學校體育研究與發展中心（主編）。臺北：教育部。

蘇俊賢（1995）。糖尿病與運動安全。國民體育季刊，第 24 卷第 4 期，頁 61。

蘇俊賢（2002）。運動與健康，頁 34～37。運動與體育叢書 1。品度圖書公司。

Jansma, P., & French, R. (1994). *Special physical education* (4th ed.). New York: Macmillan College Publishing Company, Inc.

Robergs, R. A., & Roberts, S. O. (1997). Exercise physiology— exercise, performance, and clinical applicafion. St Louis: Mosby.

U.S. Department of Health and Human Services (1996). Physical activity and health: a report of the Surgeon General. Atlanta, GA: U.S. Department of Health and Human Services, Centers for Disease Control and Prevention, National Center for Chronic Disease Prevention and Health Promotion.

國家圖書館出版品預行編目(CIP)資料

運動健康管理 / 張妙瑛等編著. -- 五版. -- 新北市：
全華圖書, 2015.08
　面；　公分
ISBN 978-986-463-006-6(平裝)
1.運動健康
411.7　　　　　　　　　　　　104015795

運動健康管理

作　　　者	張妙瑛　呂香珠　盧俊宏　闕月清
	黃月嬋　邱靖華　林明宏　黃憲鐘
發 行 人	陳本源
執行編輯	游智帆
封面設計	蕭暄蓉
出 版 者	全華圖書股份有限公司
郵政帳號	0100836-1號
印 刷 者	宏懋打字印刷股份有限公司
圖書編號	0803604
五版一刷	2015年9月
定　　　價	新臺幣460元
I S B N	978-986-463-006-6

全華圖書 / www.chwa.com.tw

全華網路書店Open Tech / www.opentech.com.tw

若您對書籍內容、排版印刷有任何問題，歡迎來信指導book@chwa.com.tw

臺北總公司（北區營業處）
地址：23671新北市土城區忠義路21號
電話：(02) 2262-5666
傳真：(02) 6637-3695、6637-3696

南區營業處
地址：80769高雄市三民區應安街12號
電話：(07) 381-1377
傳真：(07) 862-5562

中區營業處
地址：40256臺中市南區樹義一巷26號
電話：(04) 2261-8485
傳真：(04) 3600-9806

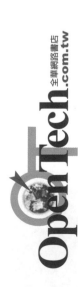

親愛的讀者：

感謝您對全華圖書的支持與愛護，雖然我們很慎重的處理每一本書，但恐仍有疏漏之處，若您發現本書有任何錯誤，請填寫於勘誤表內寄回，我們將於再版時修正，您的批評與指教是我們進步的原動力，謝謝！

全華圖書 敬上

勘　誤　表

書　號	頁　數	行　數	書　名		作　者
			錯誤或不當之詞句		建議修改之詞句

我有話要說：（其它之批評與建議，如封面、編排、內容、印刷品質等‧‧‧）